用药心得十讲

第3版

焦树德　著

人民卫生出版社

图书在版编目(CIP)数据

用药心得十讲/焦树德著. —3版. —北京:
人民卫生出版社,2004.8
ISBN 978-7-117-06342-5

Ⅰ.用…　Ⅱ.焦…　Ⅲ.中药疗法　Ⅳ.R243

中国版本图书馆CIP数据核字(2004)第078760号

用药心得十讲
第 3 版

著　　者: 焦树德
出版发行: 人民卫生出版社 (中继线 010-59780011)
地　　址: 北京市朝阳区潘家园南里19号
邮　　编: 100021
E-mail: pmph @ pmph.com
购书热线: 010-59787592　010-59787584　010-65264830
印　　刷: 三河市君旺印务有限公司
经　　销: 新华书店
开　　本: 850×1168　1/32　　印张: 15
字　　数: 366千字
版　　次: 1977年6月第1版　2025年12月第3版第41次印刷
标准书号: ISBN 978-7-117-06342-5/R·6343
定　　价: 25.00元

出版者的话

《用药心得十讲》是全国著名中医专家、中日友好医院焦树德教授在临床用药方面的心得体会。本书文稿曾在《赤脚医生杂志》(现为《中国临床医生》)上以讲座形式连续发表,受到许多读者特别是广大基层医生的欢迎。应读者要求,1977年我社把它汇编成册出版,供基层医生参考。出版前,作者对全书内容做了必要的增删,希望它能对基层医生和学过中医的读者在掌握中医基本理论之后进一步灵活用药有所帮助。出版后很受欢迎,屡次加印,2001年时因原版磨损较大不能再印而重新排印第2版。

这一版的修订工作,改正了上一版的错误;补充了作者最新用药心得;结合当今中医药和出版方面的政策、法规、标准等对上一版原文中个别内容做了适当调整;书末对第2至9讲各类药物运用心得分别用表格做了归纳,既能清晰地反映出作者的认识与用药经验,也非常有助于学生记忆、复习、比较书中涉及的300多味中药的性味、主要功能、主治、配伍应用、剂量、使用注意等。以表格形式总结名老中医用药经验,提高了本书的使用功能,是为满足当代读者更高需求的一种尝试。

人民卫生出版社

2004年12月

目录

第1讲 用药需注意什么

注意辨证论治与理法方药的一致性

中医学几千年来逐步形成了“辨证论治”的医疗体系，它的内容包括理、法、方、药四个方面。临床用“药”要组织处方，组织处方要符合治疗“法”则的要求，治疗法则的确立，有赖于辨证论治的“理”论指导。所以理、法、方、药是紧密联系在一起的。要正确地运用辨证论治，应掌握一定的中医药理论知识。

在临床用药方面，前人积累了丰富的经验。举例来说，同是热性药，附子的热与干姜的热不同；同是寒性药，石膏的寒与黄连的寒不同；同是发散药，桂枝的发散与麻黄的发散不同；同是滋阴药，麦冬的滋阴与地黄的滋阴不同；同是补肾药，熟地黄补肾阴，肉桂补肾阳；同是一味柴胡，在甲方中是取它的发散、和解功能，在乙方中则利用它的升提功能；同是一味大黄，在不同的药方中，又可利用对它的配伍或炮制以及用量大小的变化而改变其治疗作用，等等。我们必须学习和运用这些宝贵的经验和理论，以帮助提高医疗效果。

近些年的动物实验也表明，在中医药理论指导下认识病机、辨证、立法、遣方、用药，对提高疗效确有帮助。例如：用滋阴潜阳药治疗动物神经源性高血压有良效，但如将滋阴药、潜阳药分开试验，则降压效果均差，用桂附八味汤则完全无效；对肾性高血压，用桂附八味汤效果良好，单用滋阴的六味地黄汤也很好，而单用肉桂、附子则基本无效。再如，用四物汤和八珍汤所做动物实验证明，二方对急性贫血状态下的动物，有促进其红细胞增生的作用，而八珍汤的效果尤为显著，说明了“气血双补”、“阳生阴长”的合理性。还有人用补中益气汤做实验，证明对子宫及其周围组织有选择性收缩作用，并能调整小肠蠕动及肠肌张力恢复的作用，促进营养吸收，这与中医理论“补中益气”是相吻合的。

所以，要想避免那种不分药性寒热，不注意药量大小和配伍变化，不根据证候虚实寒热、转化传变等而呆板硬套的用药方法，就应注意结合辨证论治的理论去运用中药。

注意配伍变化和用量大小的变化

中药的配伍变化很多。药方中药物配伍得恰当与否，直接影响着治疗效果。例如麻黄本为发汗药，但如配用适当量的生石膏，则可减弱它的发汗作用而发挥其宣肺平喘、开肺利水等功能；荆芥为解表药，如配防风、苏叶则为辛温解表药，如配薄荷、菊花则为辛凉解表药；防风可以治头痛，如配白芷则偏于治前头痛，配羌活则偏于治后头痛，配川芎、蔓荆子则偏于治两侧头痛。再如黄连配肉桂可治心肾不交的失眠；半夏配秫米可治胃中不和的失眠；大黄配甘草可治刚吃完饭即吐的呕吐。药方的组织，也常因一二味药的加减而增强治疗作用。例如四君子汤（参、术、苓、草）为健脾补气的方剂，但脾的运化功能差者服用此方后容易产生胸闷胃满的副反应，宋代名医钱乙在这个药方中，加入了一味陈皮以理气和中，名“五味异功散”，而成为临床上常用的著名方剂。再如用补中益气汤所做动物实验证明，其中升麻和柴胡在药方中对其他药有明显的协同作用，并能增强这些药物的作用强度，尤其在肠蠕动方面；如去掉这两药，该方对肠蠕动的作用即现减弱；若单用这两药，则无以上各作用。也有人对茵陈蒿汤做了动物实验，发现把茵陈、栀子、大黄三药分开单味投药时，没有明显利胆作用，只有把这三药合起来使用（即茵陈蒿汤）时，才见到胆汁排泄大量增加，并且是量与质的排泄同时增多。再如有单位对55个含有黄连的复方进行了实验和临床观察等研究，结果表明，配伍适宜的黄连复方，确可减少抗药性的形成，提高抑菌效果，增强解毒能力，减低单味药的毒性和副作用。可见药物的配伍变化非常重要。

药物的用量对疗效也有很大关系。例如桂枝汤中，桂枝和白芍的用量相等，就有和营卫解肌的；桂枝加芍药汤中，白芍的用量比桂枝多一倍，就成为治太阳病误下，转属太阴，因而腹满时痛的方子；小建中汤中，白芍比桂枝的用量多一倍，又配用饴糖，就成为温建中焦、止腹中痛的方剂了。厚朴三物汤、小承气汤、厚朴大黄汤三个方剂都是厚朴、枳实、大黄三味药组成，因三药的用量在各方不同，治证也就不同。再如清瘟败毒饮原方指出：“生石膏大剂六两至八两，中剂二两至四两，小剂八钱至一两二钱；小生地大剂六钱至一两，中剂三钱至五钱，小剂二钱至四钱；川黄连大剂四钱至六钱，中剂二钱至四钱，小剂一钱至一钱半。”并指出：“六脉沉细而数者即用大剂，沉而数者即用中剂，浮大而数者用小剂”。可见用量的变化，在处方中，占有重要的地位。

另外，药物的用量也与年龄的大小、患者的体重、病邪的猖衰、身体的强弱、气候的冷暖等，都有着密切的关系。

临床用药如果不注意配伍变化和药量大小的变化，即使是立法和处方的大原则基本上是对的，也往往效果不理想，甚或无效。

注意药物炮制与生用的不同

中药的炮制约有两千年的历史，随着历史的发展，在方法上也不断改进，积累了丰富的炮制与使用经验。中药的炮制虽然已由专门技术人员进行加工，但是临床医生也必须掌握炮制对药效的影响，以便于处方时选择应用。例如：生姜发散风寒，和中止呕；干姜则暖脾胃，回阳救逆；炮姜则温经止血，祛肚脐小腹部寒邪；煨姜则主要用于和中止呕，较之生姜则不散，较之干姜则不燥。再如：当归用酒洗后适用于行血活血，炒炭后则适用于止血；石膏生用则清热泻火，熟用则敛疮止痒；地黄生用甘寒凉血，养阴清热，熟用则甘温补肾，滋阴填精；薏苡仁生用偏于利湿，炒用则偏于健脾；大黄生用泻力最大，适于急下存阴，蒸熟则泻力缓，适于年老、体衰须用大黄者，大黄炭则泻力很小，但却能止大便下血；荆芥生用为散风解表药，炒炭则成为治产后血晕及子宫出血的有效药物；牡蛎生用平肝潜阳，软坚散结，消瘰疬，煅用则敛汗、涩精、止白带。由此可见，同一药物的生用与制熟用，或同一药物的不同炮制方法，使得药物在效能有所区别。在处方选药时，要注意根据具体情况灵活选用具有不同效能的药物。

注意药方的随证加减

前人在长期医疗实践中，不但在每味药物的性味功能方面积累了丰富的经验，并且还创造了许许多多有效的方剂，从而提高了疗效。这些方剂的内容、理论和组织方法，是中医学中极为宝贵的遗产，我们一定要继承和发扬它。但是在使用前人的方剂时，也要注意随证加减，不可拘泥刻板地生搬硬套，原方照抄。例如有的同志开了一张四物汤用来调月经，原方中的药物一味也不敢增减。对月经提前并且血量过多者，也不敢减少川芎的用量，或去掉川芎、加入艾炭等；对月经错后甚至二个多月才来一次的，也不敢加重川芎或更加入红花等；对血分有些虚热的，也不敢把熟地黄换为生地黄。还有的人开八正散，对大黄的用量不敢增减，更不敢去掉，以致造成病人淋病未愈而又变成了泄泻。甚至有的人开方连生姜三片、大枣四枚，都不敢动一动，等等。这样的药方疗效是不会理想的。前人批评这种情况叫做“有方无药”，意思是说你虽然找到了前人的一个有效方剂，但你没有根据病人的具体情况去加减药物，所以效果不会好。

也有另一种情况，有的同志在开方时不去借鉴前人有效的方剂和组方原则，而是对头痛开上川芎、菊花；脚痛开上牛膝、木瓜；病人还有些眼花，再开上草决明、石决明；病人还有些消化不好，再开上焦三仙；还有点肚子胀，再开上木香、槟榔……根据症状现象，开上十味、八味药，药与药之间缺乏有机的联系，没有主药、辅助药的分别，没有药物的配伍变化，没有使药物相辅相成的组织，也没有使它们互纠其偏的配合，未曾辨证立法，缺乏理论上的连贯性。这样的处方，效果也不会理想。前人批评这样的情况叫做“有药无方”，意思是说只有头痛医头、脚痛医脚的各种药物，没有方剂的组织原则或前人有效方剂的借鉴，疗效也不会好。

最好是按照辨证、立法的要求，选好一张比较有效的处方，然后根据病人具体情况，再对方中的药味加以分析，如有不符合目前病情治疗要求的，就把它减去，如需要再加入一两味药的，就选一二味符合辨证、立法要求的，能在这个方剂中起到互相配合、相辅相成、增强治疗效果的，不会影响本方总体治疗要求的药物，加进来以提高疗效。前人的经验认为这种情况叫做“有方有药”，意思是说你开的药方，既符合辨证、立法的要求，又有前人有效方剂的借鉴，或是按照方剂组织的原则，根据理、法的要求，组织成了方剂，选用了比较恰当的药物，药与药之间有着有机的联系，这样的药方就能收到满意的效果。例如辨证为少阳证，立法是和解少阳，选用方是小柴胡汤加减，在开方时要考虑到如病人口渴明显，就去掉半夏，加入天花粉以生津液；如胸中烦热而不呕的，就去掉半夏、人参，加瓜蒌以荡郁热；如腹中痛的，就减黄芩，加白芍以益中祛痛；如口不渴，外有微热的，去掉人参，加桂枝以解肌表；病情较重的，用量要稍大些，病情较轻的，用量可稍小些，生姜夏季可略少，冬季可略多，等等，但总的药方组织没有脱离和解少阳以退半表半里之邪的立法要求。

综上所述，运用中药，要组成方剂，方剂组织是有一定原则的，而方剂的运用又是极其灵活的，需要随证加减变化。当然，这种灵活变化，也不能漫无边际，必须符合辨证、立法的要求。同时疾病的过程在不断地变化，这一阶段需加减这些药，另一阶段则又需加减另一些药。所以运用中药时，要注意方剂的变化，药物的随证加减，这对提高疗效是有很大帮助的。

注意结合运用现代科研成果

事物在发展，历史在前进，用现代科学方法对中药进行研究的丰硕成果，越来越多。我们要及时将这些成果运用于临床，赋予辨证论治以新内容，促进中西医结合，提高医疗水平。例如：金银花、连翘、鱼腥草、蒲公英、紫花地丁、黄连、栀子、黄柏等，均有明显的抗菌作用；黄芪有强壮保肝等作用；鹿茸含有雄性激素为全身强壮药；白芍、马齿苋对痢疾杆菌有较强的抗菌作用；北五加皮有类似毒毛旋花子素的作用；人参、五味子具有“适应原”（注：“适应原”样作用系增强机体非特异性的防御能力，这种作用是向着对机体有利的方向进行的），等等。我们在组织药方时，可根据病情，结合这些药理研究成果而选择用药，以进一步提高疗效。同时还要注意，应尽量在中医辨证论治的原则指导下选择应用或配伍具有某种药理作用的中药，不宜偏离辨证论治而中药西用。例如对中医的虚寒痢，单用黄连、白芍、马齿苋等去抑制痢疾杆菌，往往效果不理想，如同时结合中医对“虚寒”证的治疗原则，加用干姜、吴茱萸、附子、白术、党参等温补脾肾药则容易取得效果。再如服用五味子粉剂，可使肝炎患者升高的转氨酶下降至正常，但停药二三周后多又上升；如结合辨证论治，随应证的汤药冲服，则疗效巩固，多不再回升。

所以，我们既要积极运用现代科研成果，又要注意掌握中医辨证论治的方法，将中西医各自的长处结合起来，才能提高疗效，把辨证论治提高到崭新的阶段，促进中医学的发展提高。

尽量能认识中药饮片

中药经过加工能放在药斗中配药方的叫做“饮片”。对这些饮片，临床医生应尽量能辨认出一二百种（或更多）。在学习辨认饮片的过程中，能加强对药物性状、炮制、质地、气味等的进一步了解，这对临床处方选药也有很大的帮助。过去，曾有的人因为对中药性状、质地等不甚了解，而出过一些偏差。例如在汤药方中开蛤蚧一对；有的开羚羊角一支或一对，也有的开10～15g；有的认为乌贼骨是骨头，一定体质很重，一开就是30～60g；对赭石不知其重，对海浮石不知其轻，用量开不准确；甚至把胡芦巴（本来是一种植物的种子）当作葫芦的蒂巴；把破故纸（补骨脂）当做破旧窗户纸，让病家去找等等。说明能认识中药饮片，确对临床用药有很大的帮助。

注意煎服方法

前人在煎药、服药的方法方面，也积累了不少经验，我们也要注意吸取这些宝贵经验。例如《伤寒论》中桂枝汤的煎服法：……取药一剂用水七杯，微火煎取三杯，除去药渣，温服一杯，约过半小时，再喝热稀粥一杯，以助药力，盖上被睡卧约二小时，令遍身潮润出微汗为最好，不可令大汗淋漓，如大汗，病必不除。若服这一杯药，病全好了，就停服其余的两杯。若服一杯没有出微汗，就缩短服药的间隔时间，再照前法服一杯，约在半天多的时间内可连服三杯。若病情较重，则可不分昼夜连续服用。若服完一剂病证仍有，可再煎服一剂。遇汗难出者，可连服二三剂。大承气汤的煎服法：用清水十茶杯，先煮枳实、厚朴，取五杯，去掉药渣，放入大黄，再煎到两杯时，去掉药渣，放入芒硝，更上微火煮一二沸，分成两次服，服药取得大便泻下后，其余的药就停服。《金匮要略》中大半夏汤（半夏、人参、白蜜）的煎服法：以水十杯左右和蜜，用勺扬二百四十遍，用此蜜水煮药，取二杯半，温服一杯，其余的一杯半分成两次服。大乌头煎的煎服法：大乌头五枚，以水三杯，煎取一杯，去掉药渣，加入蜂蜜两杯，再煎至水气尽，得两杯，壮人服多半杯，弱人服半杯，如不效，明日再服，不可一日服两次。再举《温病条辨》中银翘散的煎服法为例：……杵为散，每次服六钱，用鲜苇根汤煎药，闻到药味大出，就取下，不可煮得时间太长。病重的，约四小时服一次，白天服三次，夜间服一次。病不解者，原方再服。还有的药方如“鸡鸣散”，则要求在清晨4时左右服用才有效果。等等。

从以上例子中可以看出，煎药方法、服药方法，都对治疗效果有很大的影响。所以不但要注意药物的性味、功能、炮制、配伍、药理作用以及方药的组织等，还必须注意药物的煎服方法，才能取得良好的效果。概括起来说：解表药宜急火，煎的时间不要太长（约15～20分钟），约2～4小时服药一次，病好了则停服；补益药宜慢火久煎（约30～40分钟），每日早晚各服一次，可比较长期地服用；攻下药宜空腹服；治上焦病的药宜饭后服，治下焦病的药宜饭前服，治中焦病的药宜在两顿饭之间服；急救服药，以快速为主不必拘泥时间。这是仅就一般而言的，具体到每个人而言还应根据病证的具体情况确定煎服方法。总之，我们必须仔细分析病情，根据自己处方中药物组织的要求，详细嘱告病人家属，怎样煎药，哪些先煎，哪些后下，饭前服还是饭后服，约几小时服一次，共服几次……，绝不可不根据病情及药方组织要求如何，都死板地照常规煎服汤药，不管外感、内伤一律早晚各服一次，这样常常发生药方开的虽然符合病情，但由于煎、服方法不对而影响疗效。医生遇此情况，如不究其由，而另开一方，则将耽搁病程。

总之，事物是互相关联着的，所以医生临床用药，并不是只开完药方就可以取得理想的疗效，还必须注意各方面的配合，抓好各个环节，才能收到较好的疗效。今愿提出以上几点，与大家共同注意。

第2讲
发 散 药

本讲介绍具有发汗、解散表邪的药物，这些药多为辛味药，因为“辛”能发散，可使表邪发散从汗出而解。发散药不宜久煎，一般煎15~20分钟即可。

麻 黄

麻黄的主要功能有四：①发汗散寒；②宣肺平喘；③行水消肿；④散阴疽，消癥结。由于临床上最常用为辛温发汗药，所以一般都归在发散风寒药中。

麻黄除了辛温发汗、解表散寒以外，并有明显的宣肺平喘作用。凡是风寒外侵、毛窍束闭而致肺气不得宣通的外感喘咳，都可用麻黄治疗。即使是表证已解，但仍喘咳的，还可以继续用麻黄治疗，这时可改用炙麻黄。生麻黄发汗解表的效力大，炙麻黄发汗力小而平喘止咳的效果较好。

用麻黄治疗喘咳，最好配上杏仁。麻黄宣通肺气以平喘止咳，杏仁降气化痰以平喘止咳；麻黄性刚烈，杏仁性柔润，二药合用，可以增强平喘止咳的效果，所以临床上有“麻黄以杏仁为臂助”的说法。

喘咳的病人，如出现肺热的证候（痰黄稠、喉燥咽干、口鼻气热、遇热则喘咳加重、苔黄、脉数等），则需加入生石膏，或黄芩、知母等，以清肺热而平喘。常用方剂如麻杏石甘汤、定喘汤等，可资参考。

麻黄除了解表平喘之外，还可行水消肿，主要用于上半身水肿明显的，或头面四肢水肿，或急性水肿兼有表证的治疗。麻黄可以温宣肺气、开发腠理、助上焦水气宣化而达到行水消肿的作用。用麻黄治水肿，可能出现以下情况：①水从汗解而消肿；②小便增多而消肿；③大便水泻而消肿；④身有微汗、小便明显增多而消肿。这可以用“肺主皮毛”、“肺布津液下输膀胱”、“肺与大肠相表里”、“水肿病其本在肾，其标在肺”等中医理论解释。近些年来，根据这些经验，用越婢加术汤（麻黄、生石膏、苍术、甘草、生姜、大枣）加减治疗肾炎病的水肿，也取得了一定的效果。

麻黄配熟地黄、白芥子、当归等可以散阴疽，消癥结。麻黄温通发散，气味轻清，外可宣透皮毛腠理，内可深入积痰凝血，《神农本草经》对其有“破癥坚积聚”的记载。《外科全生集》的阳和汤（麻黄、熟地黄、白芥子、鹿角胶、炮姜炭、肉桂、甘草），就是把麻黄（五分）、熟地黄（一两）同用来消散阴疽、痰核、流注结块的最好例子。通过实践摸出了“麻黄得熟地则通络而不发表，熟地得麻黄则补血而不腻膈”的经验。

根据这些经验，我曾用麻黄、熟地黄、白芥子、桂枝、红花、鹿角霜、炙山甲等随证加减，治疗过肢端动脉痉挛病、闭塞性脉管炎等病，确能取得一定的疗效，仅供参考。

麻黄配干姜，还可以祛除深入肌腠中的风寒之邪，我常在治疗风寒痹证肢体疼痛时使用。

麻黄的用量一般为2～9g之间。治疗水肿时常比一般用量较大，可由10g渐加至15g，个别情况下还用到20～25g，这时要配用生石膏25～45g（生石膏与麻黄之比约为3∶1），以减少麻黄的发汗作用而达到宣肺利尿的作用。

注意：肺虚作喘、外感风热、单臌胀、痈、疖等证，均不可用麻黄。

桂　枝

桂枝性味辛温，功能散寒解表。常配合麻黄治疗无汗的风寒感冒，有助麻黄发汗解表的作用。配合白芍治疗有汗的风寒感冒，有调和营卫，解肌止汗的作用。

桂枝还能温经、祛风寒、活血通络。可配合当归、赤白芍、川芎、红花、桃仁等，治疗月经后期或经闭不潮以及行经腹痛、腹部癥块等；配合片姜黄、防风治疗因风寒阻络、气血不畅所致的肩臂疼痛；配合赤芍、红花、伸筋草等治疗骨节拘挛难伸、肢体疼痛等；配合羌活、独活、防风、威灵仙、当归、附片等，可治疗风、寒、湿所引起的关节疼痛、四肢疼痛。常用于治疗风湿性关节炎等病。

桂枝还有助心阳和温化水饮的功能。常配茯苓、猪苓、白术、泽泻、紫苏子、桑白皮、炙甘草，治疗水饮凌心的心悸、怔忡、浮肿等；配瓜蒌、薤白、红花、五灵脂，治疗心阳不振而致的胸痹心痛。近些年来，根据这些经验，常用于治疗心功能不全、心绞痛、心肌梗死等病。但要注意辨证论治，不可用于有热证的病例。

桂枝有横通肢节的特点，能引诸药横行至肩、臂、手指，故又为上肢病的引经药。

桂枝配合片姜黄，可治肩臂疼痛。我常这样配伍，用于治疗风寒痹证肩臂疼痛明显者。

用量一般为 3 ~9g，特殊情况下也可用 15 ~30g。

注意：阴血虚乏，素有出血，身无寒邪，阳气内盛者，皆不宜使用桂枝。

荆芥（附：荆芥穗、荆芥炭、芥穗炭）

荆芥味辛，性微温。功能发汗解表。配防风、紫苏叶，用于辛温解表；配薄荷、金银花、桑叶，用于辛凉解表；配防风、当归、川芎、紫苏梗，用于产后受风。荆芥与其他辛温解表药不同的是风寒、风热的表证，都可以应用。

荆芥还可以透疹、止痒、治皮肤病。配发汗解表的蝉蜕、葛根、薄荷等，可治麻疹不易透出；配赤芍、苍术、黄柏、白鲜皮、苦参等，可治风疹、湿疹、疥、癣等。

荆芥兼能清血分伏热，有理血止血作用。配地榆、槐花炭，可用于治疗便血；配藕节、焦栀子、白茅根，可治衄血；配当归、益母草、棕榈炭、川续断炭，可治月经过多、崩漏、产后失血；配红花，可行恶血等。用于止血时，须炒炭用。

本品茎、穗同切生用，称荆芥；只用其穗称荆芥穗；炒炭用时，称荆芥炭、芥穗炭。荆芥适用于散全身的风邪；荆芥穗适用于散头部的风邪；荆芥炭和芥穗炭适用于止血，并可治疗产后失血过多和血晕症。需选用哪一种，处方时要写清楚。

荆芥能祛血中之风，故为风病、血病、疮病、产后病的常用药。

荆芥善治皮里膜外及血脉之风邪，防风善治骨肉之风邪。

荆芥穗有引药入脑的作用，我在治疗脑血管病时常加入此药。仅供参考。

用量一般为 3～9g。治产后失血而血晕时，可用芥穗炭30g，单味水煎服。

服用荆芥时，不要食鱼、蟹、河豚、驴肉。

防　风

防风是最常用的辛温发汗剂。配荆芥、紫苏叶，治疗感冒风寒的表证。防风祛风解表治全身疼痛的效果比荆芥好，荆芥祛风解表发汗的作用比防风明显，临床上常常是荆芥、防风同用。

防风有祛经络筋骨中风湿的作用，可用于治疗风寒湿痹、周身骨节疼痛、脊痛项强、四肢挛急等症。这时常与羌活、独活、当归、薏苡仁、威灵仙、伸筋草、鸡血藤等配合应用。

防风还有明显的祛风解痉作用，可用于治疗肝风内动、风痰上扰、破伤风等引起的咬牙、吊眼、四肢抽搐、角弓反张等症。这时要与全蝎同用，防风能增强全蝎祛风止痉的作用。还可随证配用钩藤、蜈蚣、僵蚕等。

防风还能入肝经气分，故可用于肝郁伤脾而致腹痛、腹泻的治疗。常配合白术、白芍等同用，例如痛泻要方（防风、白术、白芍、陈皮），就是治疗这类疾病常用的方剂。

防风还有治疗肠风便血的特殊作用。反复发作、日久不愈的大便下血，前人经验认为是大肠有风邪，可在对症药方中，加入防风，每收良好的效果。常配合地榆炭、槐角炭、炒槐花等同用。

在前人的本草书中有防风“杀附子毒”的记载，故防风与附子同用可减小附子的毒性；防风与黄芪同用，可增强黄芪的作用。

用量一般为6～9g。有时可用至12g。

阴虚火动头痛患者不宜用本品。

紫苏（附：紫苏梗、紫苏子）

紫苏性味辛温，其气芳香，主要用于解表散寒，但兼有芳香理气、和胃止呕的功能。常用它治疗兼有胸闷、呕吐、胃部不适的风寒感冒（即俗话说的“停食着凉”）。常与藿香、荆芥、防风、陈皮、神曲等配合应用，例如藿香正气散。从近些年的临床经验来看，本药常用于急性胃肠炎的治疗。

解表散寒用紫苏叶，行气宽中用紫苏梗，和胃止呕用紫苏

（梗、叶同用），降气消痰用紫苏子（要略炒捣碎用）。

紫苏梗还有理气安胎的作用，常用于妊娠呕吐、妊娠腹胀等的治疗。

紫苏有香气，能芳香辟秽，祛暑化浊，解鱼蟹毒，所以也常用于暑湿秽浊、鱼蟹中毒而致的胸闷、呕吐、腹痛等的治疗。

紫苏子下气消痰的作用比较明显，善治肺气喘逆、痰嗽等症，但脾胃气虚常有泄泻者忌用。

紫苏配独活、苍术、槟榔、牛膝，可用于脚气病；配生石膏、白芷，可用于口臭病；配香附、麻黄，可用于发汗解表。

用量一般为6～9g。用紫苏叶时，一般要写明“后下”。

羌 活

羌活味辛、苦，性温。主要功能有三：①辛温解表；②祛风胜湿；③升太阳经和督脉经的阳气。

羌活常用于治疗风寒感冒表证，对身冷无汗、头痛明显的有显效。由于羌活兼有胜湿的作用，所以对夹有湿邪的感冒（恶寒、发热、身体沉重、骨节疼痛、嗜卧、不愿转动翻身）具有特效。

羌活除用为辛温解表药外，“祛风湿”也是它的一大特点，对治疗风湿相搏而致的全身骨节疼痛、颈项疼痛、脊背强痛、脊柱骨节疼痛等，有良好作用。根据这种经验，近些年来多用它治疗风湿性关节炎、风湿热、类风湿性关节炎等，也都取得一定的效果。常与独活、桂枝、赤芍、红花、威灵仙、防风、附子、知母、薏苡仁、松节等同用。

羌活祛风湿与独活不同。羌活偏于祛上半身的风湿，善治脊、项、头、背的疼痛；独活偏于祛下半身风湿，善治腰、腿、足、胫的疼痛。

羌活与桂枝都能祛风散寒，但羌活善于祛散头项脊背部的风寒，而桂枝则善于祛散肩臂手指的风寒。

羌活配片姜黄、桂枝，可治肩、臂、手等部位的风湿疼痛；配荆芥、防风，治风寒感冒、头痛、无汗，尤其对后头部疼痛明显的，效果更好；配苍术，治头痛如裹；配菊花、白蒺藜、蔓荆子，治受风目赤。

羌活又常用为治疗上半身疼痛和后头部疼痛的引经药。

羌活有治疗“督脉为病，脊强而厥”的特点，所以我在治疗脊柱病时，常加用此药。

用量一般为3～10g。

本品辛温燥烈，由于血虚而致全身空痛、虚弱乏力者禁用。

独　活

独活味辛性温，也有辛温发散的功能，可用于治疗风寒感冒所引起的头痛、恶寒、发热、身体疼痛、腰腿酸痛等症。但由于独活祛风胜湿的作用较为明显，故临床上，常把它用为祛风湿、治痹痛的药。可与威灵仙、防风、秦艽、豨莶草、松节、透骨草等同用。我常用它配合桑寄生、川断、补骨脂、威灵仙、牛膝、泽兰、红花、附片等，治疗风湿性关节炎偏于虚寒性者，效果较好，尤其是对腰痛、腿痛，效果更为明显。一般用法是：上半身疼痛明显者用羌活；下半身疼痛明显者用独活；全身疼痛者，羌活、独活同用。独活发散解表的力量不如羌活。近代经动物实验研究，证明独活有镇痛、抗关节炎的作用。

独活配细辛能治疗少阴头痛（头痛、目眩、痛连齿颊部，或见风即痛）；配牛膝、木瓜、苍术、地龙、五加皮、川续断，可治两脚风湿疼痛、软弱、难于行走；配黄柏炭、川断炭、桑寄生，还可用于子宫出血。

用量一般为6～9g；个别体壮而病重者，可用12g；外用于风湿痛、骨节痛的熏洗剂时，可用15～30g，并常与桂枝、透骨草、乌头、当归、红花、防风、生艾叶等配合使用。

血虚头痛，肾虚腰痛，阴津不足等证，均不宜用本品。

白 芷

白芷性味辛温，有散风、除湿、通窍、排脓、止痛五大功能。

1. 散风　白芷辛温发散，能治疗风寒感冒，尤其是头痛重的，更为有效。还能治风疹瘙痒，时起时落。

2. 除湿　白芷气味芳香燥烈，燥可胜湿，有除湿作用。可用于寒湿下注所致的白带，常配合苍术、炒薏苡仁、茯苓、樗白皮、白鸡冠花等同用。对脾虚湿盛所致的久泻，也有治疗作用，可与肉豆蔻、诃子、茯苓、芡实等同用。

3. 通窍　白芷辛香走窜，有芳香开窍的作用。常用于通鼻窍，治疗鼻塞不通，鼻流腥臭脓涕（鼻渊）等，常与细辛、苍耳子、辛夷、薄荷等配合应用。临床上常用这些药随证加减治疗各种急慢性鼻窦炎、鼻炎等，每收良效。

4. 排脓　白芷还有消毒排脓，生肌长肉，去腐生新的效能。可配用牡丹皮、冬瓜仁、败酱草、红藤、生大黄等，治疗肠痈（包括急性阑尾炎）。配瓜蒌可治乳痈。配赤芍、红花、蒲公英、紫花地丁、野菊花、金银花等，治疗痈肿疮疡。例如外科常用名方仙方活命饮（金银花、防风、赤芍、贝母、穿山甲、天花粉、甘草、乳香、白芷、没药、皂角刺、当归尾、陈皮）中就有白芷。

5. 止痛　白芷善治各种头痛，尤其是对前头痛或眉棱骨处疼痛，有显著效果。除能治头痛外，还可用来治牙痛、胃痛、疮疡痛。但要注意辨证论治随证加减药物，配合使用。

白芷与细辛都能止牙痛，但细辛偏治齿髓疼痛或夜间牙痛，白芷偏治齿龈连面颊部肿痛的牙痛。

近些年来，有的使用白芷治疗溃疡病的胃痛，除白芷的止痛作用外，它的生肌长肉、去腐生新的作用，是否对本病也有一定的影响，尚待进一步研究观察。

据近代研究，本品有抑制细菌和抗真菌的作用。使用小量有兴奋延髓和脊髓神经的作用。

用量一般为 3 ~9g。

血虚有热或阴虚火旺者忌用本品；痈疽已溃者也宜少用，以免耗伤气血。

藁　本

藁本也有辛温发散的作用，主用于治疗风寒感冒引起的头顶疼痛。

头巅顶处为督脉经所过之处，藁本散督脉经风寒，善治头顶痛；羌活散太阳经风寒，善治后头痛；白芷散阳明经风寒，善治前头痛；川芎搜少阳经风邪，解少阳经血郁，善治两侧头痛。

藁本能直走头顶部，故又为治头顶部疾病的引经药。又因督脉经与肾经相连，故本品也能治风寒侵入腰部而致的腰脊冷痛。

用量一般为 1.5 ~10g。

细　辛

细辛味辛性温，有发散风寒的功能，可用于风寒感冒引起的头痛、恶寒、发热、全身骨节疼痛。常与荆芥、防风、羌活、紫苏叶等配伍应用。本品有升浮之性，故又可用于头面部诸风百疾。

细辛的主要特点是有窜透开滞的效能。辛味能开通，可用它开胸中滞气，通肺窍，疏通关节，而治疗咳逆上气，寒痰喘嗽，眼风流泪，鼻塞不闻香臭，风寒痹痛等证。因能辛通肺气，故亦有“利水道”的作用。

细辛可入心、肾、肺、肝四经，故与桂枝、薤白、当归、丹参同用，可治胸痹心痛；与独活、桑寄生、川断、乌药、当归同用，可治腰、膝、腹部疼痛；与干姜、五味子、半夏、麻黄、杏仁同用，可治寒饮犯肺的咳喘；与当归、赤芍、川芎、红花、白芷、瓜蒌同用，可治妇人乳结痛胀，经血不行；与草决明、石决明、羊肝、木贼草、夏枯草同用，可治目痛、目痒、流泪等。

蚕砂也能通凝滞，但偏用于祛风湿滞于肌肉而致的肌肉疼痛；细辛主要是搜风湿寒邪滞于肝肾而致的筋骨疼痛。对经久不愈的疼痛，在应证汤药中加入本品，常常取得好效果。

独活善搜肾经气分伏风，细辛善搜肝肾血分风寒。

用量一般为1～3g，不超过3.2g。前人有“细辛不过钱”的说法，但这是指单服细辛而言。在与其他药物配伍应用时，可视具体情况而定，临床上也有在处方中用1.5g、6g甚至9g的。但须仔细分析，根据病情需要而定，不可贸然地使用大量。

辛 夷

辛夷味辛性温，有祛风通窍的功能，尤善于通鼻，以散风寒，故常用于通鼻窍，为治鼻病的要药。例如：治风寒感冒的鼻塞不通，可配合细辛、荆芥、防风、苍耳子同用；治鼻炎、鼻窦炎，可配合白芷、细辛、苍耳子、川芎、菊花、金银花同用。临床上遇有鼻渊（鼻塞、流腥臭脓涕）、鼻鼽（qiú 音求，鼻流清水涕）、鼻窒（鼻中生肉，窒塞鼻孔）、鼻疮、鼻塞流涕等，都可随证配伍应用。

苍耳子也能治鼻病，但偏于散头部风湿，兼治头风头痛；辛夷则偏于散上焦风寒，开宣肺窍。

细辛也有辛通走窜的作用，可通全身之气，但偏于入心肾两经；辛夷则以通上焦之气为主，但配合桑枝、桂枝、松节、红花等也可通利关节。

白芷也能芳香通窍，但主要散头面的风寒而治前头痛、鼻塞；辛夷则善于散上焦风寒，宣肺而通鼻窍。

辛夷配鹅不食草、苍耳子、白芷、薄荷、梅片为细末，用少许搐鼻用，可治鼻塞不闻香臭、鼻炎、鼻窦炎等。

内服用量一般为6~10g。

阴虚火旺者忌用本品。

苍耳子

苍耳子味甘性温，有祛风、通窍、散结等功能。临床上常用于以下三种情况：

1. 祛风湿　用于治疗风湿所致的周痹（全身疼痛），四肢拘挛，常配羌活、透骨草、威灵仙、薏苡仁等同用。本品善通顶脑，故治风湿头痛也有良效。

2. 通肺窍　用于治疗鼻塞不通、鼻炎、鼻窦炎、鼻流涕不止等，常配辛夷、白芷、细辛、川芎、菊花等同用。

3. 治皮肤病　苍耳子有祛风止痒散结的作用，用于治疗各种癣、疥、痒疹及麻风等。

另外，秋季采新鲜苍耳子，连茎带叶切碎，加水煮，取汁熬膏，摊于布上，贴肚脐及囟门处，可治小儿疳疾、肚大黄瘦、两目少神、消化不良等症；也可用此膏贴瘰疬、疖疮肿毒，有消瘰疬、肿块（如淋巴结核等）、疮毒的作用。

用量一般为6~9g。本药有小毒，不宜使用太大量。

香薷

香薷味辛性微温，功能解表祛暑化湿，利水消肿。主治夏季感冒暑湿的表证，症见恶寒发热、头痛、无汗、身痛或腹痛、吐泻等。常与荷叶、扁豆、佩兰、藿香等同用。并可用于治疗水湿浮肿，小便不利者（如急性肾炎浮肿等），常与白术同用。

扁豆健脾化湿而消暑；荷叶升达清气而消暑；香薷散风利湿浊而祛暑。

冬季伤寒的表证，解表用麻黄；夏季伤暑的表证，解表用香薷。

用量一般为3～6g，体壮病重者也可用9g。

体弱易出虚汗者忌用本品。

生　　姜

生姜味辛性微温，常用于解表发汗、发散风寒的方剂中，以治风寒感冒。可配伍麻黄、荆芥、桂枝、紫苏叶等同用。也可单用生姜一味，切碎，加红糖适量煮汤饮服，治风寒感冒。前人经验中有"行阳分而发表散寒，宣肺气而解郁调中，畅胃口而开痰下食"的记载，可资参考。

生姜配半夏有明显的和胃止呕作用，并可解半夏毒。生姜也可解南星毒。

生姜与大枣同用，能益脾胃元气，温中祛湿；与白芍同用能制白芍之寒而温经止痛。

生姜汁可化痰止呕，用于治风痰口噤不语，风痰阻滞经络半身不遂等证。这时常配竹沥汁同用。一般用法是：竹沥汁31g兑入生姜汁六七滴，分两次服。

干姜温中祛寒，温肺化饮；炮姜温经止血；生姜发散风寒，并能止呕；煨姜治胃寒腹痛，和中止呕，比干姜而不燥，比生姜而不散。要注意根据病情，分别选用。

生姜皮有行水气、消浮肿的作用，可配冬瓜皮、大腹皮、桑白皮、猪苓、茯苓等同用。

生姜的用量一般为二三片，或3～9g。干姜、煨姜、炮姜一般用量为1.5～6g，特别情况可用9～12g。生姜皮用量一般为1～4.5g。生姜用量不宜过大，用量太大，可刺激肾脏发炎。

薄　荷

薄荷主要用为辛凉解表药，有辛凉发汗的功能，常用它治疗风热感冒、头晕头痛、咽喉肿痛等，多与荆芥、金银花、桑叶、菊花等同用。

薄荷有发散风热的作用，故可用于由风热引起的风疹、皮肤痒疹、麻疹等。这种情况常与连翘、赤芍、白鲜皮、苦参、蝉蜕等同用。

薄荷尚能清肝明目，用于肝郁化火之目赤肿痛、视物模糊、头痛头晕等证，常配菊花、霜桑叶等同用。

对于薄荷的用途，大家多注意它发散风热、清肝明目的作用，常不注意它能消食下气、消胀、除霍乱吐泻的作用。这种情况常与木香、槟榔、大腹皮、焦三仙、草豆蔻等同用。

薄荷配地骨皮、银柴胡、秦艽，能退骨蒸痨热；配桑白皮，能泻肺热；配四物汤（地黄、当归、白芍、川芎）能调经顺气，例如逍遥散（柴胡、白术、茯苓、当归、白芍、炙甘草、陈皮、薄荷、煨姜）中，也用薄荷以助散郁调气之力。

桑叶、薄荷都常用为疏风清热药，但桑叶偏于凉血清热，疏风明目，薄荷则偏入气分，富有辛凉解散的作用。

久病、大病之后，不可用薄荷，以免出汗不止。

用量一般为1.5～6g，病较重者也可用9g。入汤药时，要写明“后下”。

菊　花

菊花味辛、甘、苦而性微寒，有疏风散热的功能。常用于治疗风温初起之风热感冒、头痛、目赤等。菊花也是眼科常用的药物，主用于治疗肝经风热、目赤肿痛、两目昏花、见风流泪、目生云翳等，有清利头目的作用，常配伍黄芩、密蒙花、草决明、青葙子、木贼草、桑叶、蝉蜕等同用。对肝阳上亢、肝风上扰所致的头晕、头痛，也有治疗作用，常与生石决明、白蒺藜、生地黄、白芍、蔓荆子等同用。

菊花、薄荷都能散风热、清头目，但薄荷偏于发散，辛凉发汗的力量大于菊花。菊花则偏于清肝热，祛肝风，并有养肝明目的作用，可以常用。薄荷则没有养肝之效，不能久服。

菊花还有清热解毒治疗肿疮毒的作用，为外科常用药。一般常与金银花、连翘、蒲公英、紫花地丁等同用。这种情况常用野菊花。后者有很好的解毒作用，与菊花不同。

用量一般为6～9g，特殊情况也可用12～15g。

牛 蒡 子

牛蒡子味辛、苦性凉，功能为散风除热，宣肺透疹，清热解毒。

牛蒡子配桑叶、菊花、金银花、薄荷，可以治疗风热感冒及温病初起的表证，对兼有咳嗽、喉痛、咽痒的，尤为有效。

小儿麻疹时，如果肺经郁热，咳嗽、咽喉红痛、麻疹出不透，这时可用牛蒡子宣肺透疹，常与荆芥、芦根、黄芩、蝉蜕、葛根、桔梗、薄荷等同用。

牛蒡子有清热解毒作用，常用于咽喉红肿疼痛，如急性扁桃体炎、喉炎、咽炎等。常与山豆根、玄参、桔梗、甘草、黄芩等同用。也可配合金银花、连翘、苦参、当归尾、赤芍等治疗疮疡肿毒，并能促进痈结的部分消散。

牛蒡子还有“利腰膝凝滞之气”的作用，故以本品配川断、牛膝等，可用于腰膝气滞串走疼痛。

用量一般为3～9g。

脾胃虚寒、经常泄泻的人，不可用本品。

蔓荆子

蔓荆子味辛、苦性凉，主要用于散风清热、凉肝明目、治头痛。

蔓荆子配荆芥、薄荷、菊花、牛蒡子等，治疗感受风热所致的头痛、发热、目痛、面肿等症，具有辛凉散热的功能。

本药能散上部风热，所以凡因风热上犯而致的头痛、目赤、目昏，均可用本品配合桑叶、菊花、草决明、青葙子、薄荷等进行治疗。

蔓荆子最大的特点是能散头部风热而治头痛。尤其是对发于头部两侧近太阳穴处的头痛，临床上常与荆芥、防风、菊花、白蒺藜等同用。单用蔓荆子泡酒饮服，也可以治疗慢性头痛。配养血祛风药，如当归、川芎、白芍、熟地黄、羌活、防风等，也可用于治疗头风头痛。

藁本常用于治风寒头痛；白芷常用于治风湿头痛；蔓荆子常用于治风热头痛。

白蒺藜偏用于肝风上扰而致的眩晕头痛。蔓荆子偏用于风热上攻而致的头沉昏闷、头痛。

用量一般为4.5～9g。

对于血虚而致的头痛、目痛，均忌用本品。

浮萍

浮萍为辛凉发汗药，本品轻浮升散，可用于风热表证，症见发热、头痛、无汗、口渴、咽痛、脉浮数等，用一般辛凉解表剂不能发汗者。可配薄荷、黄芩、荆芥、杏仁、淡豆豉等同用。因本品疏风散热、善达肌表，故常用于治疗热邪郁于肌表而致麻疹不透者。可与牛蒡子、蝉蜕、薄荷、葛根等同用。也可用于治疗风热瘾疹（荨麻疹等）。

浮萍除辛寒发汗而散热外，还有宣肺利水而消水肿的作用，适用于全身水肿而兼发热者（如急性肾炎水肿等）。

用量一般为1.5～6g，重症可用到9g，鲜品可用9～15g，入汤药煎服（后下）。

体虚自汗者忌用本品。

蝉 蜕

蝉蜕性味咸寒，有四大功能：

1. 发散风热　适用于外感风热、温病初起等证，常与金银花、连翘、薄荷、菊花等同用；对兼有音哑、咽痛者，效果更好，常与桔梗、胖大海、射干等同用。

2. 透发麻疹　适用于小儿麻疹发热而疹出不透者，用蝉蜕散热透疹，可防热毒内陷。常与牛蒡子、金银花、薄荷、芦根、葛根等同用。配防风、荆芥、浮萍、白鲜皮、赤芍等，也可用于治疗风疹（荨麻疹等）。

3. 祛风解痉　适用于破伤风、高热惊厥、颜面神经麻痹等，有祛风止抽、缓解痉挛的作用。常与全蝎、钩藤、蜈蚣、僵蚕等同用。也常用于中风失音，可加入祛风、活络、开窍剂中应用。

4. 退翳明目　适用于风热攻目之目赤目昏、目生云翳之证。常与菊花、木贼草、桑叶、草决明、蔓荆子等同用。

蝉蜕善于散风热、退翳、透疹、祛风解痉；蛇蜕有小毒，善于除风邪，亦善退翳膜，多用于治疗皮肤疥癣、瘙痒等皮肤病。

本品还有“止小儿夜啼”的作用。我常在和胃、消食、清热的汤药中加蝉蜕1.5～6g，用于治小儿夜啼不止，往往收效，仅供参考。

用量一般为2.5～6g，体壮邪盛者可用至10g。治破伤风时可用25～30g，或更多些。

虚证、孕妇及无风热者，不用。

柴　胡

柴胡味苦、性平，有发表和里、退热升阳、和解少阳、疏肝解郁等功能。常用于以下情况：

1. 和解少阳　柴胡能使外感侵入于半表半里之邪，由半表半里出表而解。将这种作用称之为“和解少阳”（少阳即属于半表半里）或“发表和里”。邪在半表半里的典型症状主要是寒热往来（病人自觉冷一阵、热一阵，交替发作）和胸胁苦满，口苦咽干，食欲不振，心烦欲呕，舌苔薄白，脉象弦等。见到此证即可用本品配黄芩、半夏、党参、甘草、生姜、大枣（即小柴胡汤）等同用。口渴者，去半夏加天花粉；体壮、病日不多、正气不虚者，可去党参；咳嗽者，去党参，酌加五味子、干姜；口舌干燥少津者，加生石膏。等等。我对急性发热性疾病，例如流行性感冒、急性泌尿系感染、急性扁桃体炎、大叶性肺炎等，临床辨证见有寒热往来，胸胁苦满，口苦咽干，心烦喜呕，脉弦等症者，常以小柴胡汤随证加减，例如治流感可去党参，加荆芥、薄荷、金银花等；治急性泌尿系感染可去党参、生姜、大枣，加黄柏、猪苓、泽泻、川木通等；治急性扁桃体炎可去党参、半夏、大枣，加山豆根、射干、薄荷、金银花、锦灯笼、玄参等；治大叶性肺炎去党参，加荆芥、薄荷、金银花、连翘、苏子霜等。每收良效，仅供参考。

2. 疏肝解郁　肝气郁结，人体阴阳、气血不得正常升降流行，则可上致头痛、胸胀、胁疼；下致腹疼、脐痛、腹中结气、经闭等症。本品能入手足少阳、厥阴（肝、胆、心包、三焦）诸经，在经主气以达阳气，在脏主血以达阴气，宣畅气血，旋转枢机，畅郁阳而化滞阴乃能疏肝解郁。此时常配合当归、白芍、白术、茯苓、薄荷、香附、川芎、枳壳等同用。例如逍遥散（柴胡、当归、白芍、白术、茯苓、甘草、生姜、薄荷)、柴胡疏肝散(柴胡、白芍、枳壳、甘草、川芎、香附)等。

3. 升举阳气 本品能引清气上行而治疗脾胃虚弱、清阳下陷所致的气短腹坠、泻痢久久难愈、肛门下坠、腰腹沉重、月经过多、小便频数、脏器下垂、子宫脱垂等症。常配合炙黄芪、白术、升麻、防风、葛根、党参等同用。例如补中益气汤(炙黄芪、党参、甘草、白术、陈皮、当归、柴胡、升麻)、升阳益胃汤(炙黄芪、半夏、甘草、党参、白芍、羌活、独活、防风、陈皮、白术、茯苓、泽泻、柴胡、黄连、生姜、大枣)、升提汤(熟地黄、山茱萸、巴戟天、枸杞子、白术、党参、黄芪、柴胡)等。柴胡用于升阳时,用量宜小。

4. 治热入血室 妇女患外感发热期间遇到月经来潮,外邪传入血室,或适遇月经刚完,外邪乘血室空虚而侵入,致寒热发作。有时,甚至出现入夜高热谵语等症,病属热入血室。这时可在应证汤药中加柴胡以开热邪内闭,提邪气由血分出气分,从内而外。或用小柴胡汤随证加减。我在临床遇有此证,都是以小柴胡汤随证加减,确有良效。供参考。

5. 治疟疾 疟疾多有“寒热往来”的症状,故前人治疟也主张和解少阳,多以柴胡剂随证加减。例如先寒后热,寒热定时发作者,可用小柴胡汤随证加减。发时寒多热少,或发时但寒不热者,可用小柴胡汤合桂枝汤同用,随证加减。发时热多寒少或但热不寒者,可以小柴胡汤合白虎汤同用,随证加减。我多在上述方剂中再加入常山、草果、槟榔等同用,常获良效。据近代研究证明柴胡有抗疟作用,可以抑制及杀死疟原虫。但中医所说的疟疾,不一定都是疟原虫阳性,只要证候符合,治之即有效果。

柴胡能入肝胆,疏达气血。我常用柴胡 9~15g 配黄芩 12g、炒川楝子 9~12g、半夏 10g、红花 9g、皂角刺 3~5g、白蒺藜 9~12g、片姜黄 9g、刘寄奴 9g、泽泻 9~12g、焦四仙各

10g、炒莱菔子10g，舌苔白厚者可再加草豆蔻10g（暂名“燮枢汤”），随证加减，用于慢性肝炎表现有右胁隐痛（或两胁均痛），脘闷迟消，腹胀，尿黄，大便欠爽，食欲不振，舌上有苔，或白或黄，脉象弦滑等症，肝功能化验比较长时间不正常者，往往有效。仅供参考。据近代研究报道，柴胡对大白鼠的实验性肝损伤，有抗肝损伤的作用。

柴胡配黄芩可清散肝胆气分结热，配黄连可清散心经血分郁热，配白芍、当归可和血调经、治腹痛。

南柴胡药力比较柔和，适用于疏肝解郁。银柴胡性较凉，适用于退虚热、治骨蒸。竹叶柴胡（北柴胡的嫩枝、叶、茎及根，一起横切入药者）药力最薄，只适用于气郁轻症。北柴胡主用于和解少阳，退热升阳，疏肝，治疟。药方上只写柴胡时，药房即付给北柴胡。

柴胡先降而后升，宣气散结而开郁调经；前胡先升而后降，下气降火而化痰止咳。

用量一般为0.9～9g，重症有时可用至30g。退热及治疟时可用10～15g。

阴虚内热、阳气易升动者忌用。

本讲药物小结见书末表1（第300页）。

第3讲
泻 利 药

本讲介绍的内容，包括泻下药、利水渗湿药、通利治淋药、利达关节药和逐水药。至于寒性泻火药，则放在以后“寒凉药”中讲述。

大 黄

大黄味苦性寒，有泻血分实热，下肠胃积滞，推陈致新的功能，故临床上常用它通便泻热，消痈散肿，清热燥湿，活血通经。但最常用于泻下。

急性热性病人，如五六天或七八天不大便，证见高热不退，下午热重，阵阵汗出，晚间神昏谵语，循衣摸床，腹部胀满且痞硬拒按，舌苔黄厚或黄褐焦黑，脉象重按有力，此为化热之邪积结于肠胃之证。这时可急用生大黄、芒硝、厚朴、枳实攻下泻火。患者泻下一二次稀便，常可热退症除。

胃火炽盛的人，口舌生疮，口渴咽燥，齿龈肿痛，大便秘结，或衄血、吐血者，可取生大黄3~6g，用开水浸泡20~30分钟，取汁饮服，每日一次，连用二三日，可通便泻火而使病愈。凡大便干秘，数日不行的实证，需用通便者，都可用此法。

热痢初起，由于肠胃湿热积滞而里急后重、大便不爽，可用生大黄配黄连、木香、槟榔等，泻除肠胃积滞，其痢可止。此即“通因通用”之法。

大黄还有散肿消痈的作用。凡痈肿热痛不消，可用大黄内泻毒热、推荡壅滞而使痈消肿散。这时常与赤芍、当归尾、金银花、连翘、牡丹皮等配合应用。例如：大黄配白芷为丸内服，可治头背部的痈毒；配牡丹皮、桃仁、芒硝、冬瓜子、赤芍等，可治肠痈（阑尾炎）。近些年来，用大黄牡丹皮汤加减治疗急性阑尾炎，已收到良好效果。

大黄还可用以清热除湿。例如治疗黄疸（阳黄）时，除用茵陈、栀子、车前子、黄柏等药外，再适当配入大黄，则可加速清热除湿和退黄疸的效果；再如用大黄粉外撒，可治疗黄水疮、湿疹等。

女子由于内有瘀血而导致月经闭止不来，肌肤干燥失荣，瘦弱少食，小腹满，目珠青黯，盗汗等症（俗称干血痨），可用大黄䗪虫丸治疗，每服1丸，每日2次〔大黄䗪虫丸是前人的经验方，市上有成药出售，以大黄、黄芩、甘草、桃仁、杏仁、赤芍、生地黄、干漆、虻虫、水蛭、蛴螬（金龟子的幼虫）、䗪虫（即地鳖）等组成〕。大黄能入血分，其性沉降下行，故妇女因血瘀而月经闭止不行者，可在调经药中加入大黄以活血通经。

另外，大黄配甘草还有止吐的作用。我曾用生大黄配生甘草（大黄甘草汤），结合生赭石、旋覆花、半夏、党参、槟榔等治疗神经性呕吐，取得了满意的效果，仅供参考。

黑白丑泻下，有小毒，主要是攻逐腹部积水；大黄泻下，主要是推荡肠胃积滞、热结。

巴豆、大黄均为峻泻药，但巴豆性热，大黄性寒。

大黄生用则泻下的力量猛烈（所以攻下的方剂中，常用生大黄，且往往注明“后下”）；酒炒（或酒浸、酒洗）则能达身体上部而驱热下行，酒洗并能助其泻力（目赤、牙痛、口疮、胸中焚热者适用）；蒸熟则泻力和缓，适用于老年人及体弱者；炒炭可用于大肠有积滞的大便下血，有止血作用。

大黄合芒硝同用,可使泻下之力增强而且快速;配黄芩、栀子泻肺火;配黄连泻心火;配龙胆草泻肝火;配生石膏泻胃火。

用量一般为1.5～9g，个别病例有时可用12～15g。

元气不足，胃虚血弱，病在气分及阴虚便燥者，均不宜用。

遇有怵（chù，音触，恐惧之意）服汤药、每喝汤药即吐者，把汤药煎好后，可先用大黄1g、甘草1g，煎水一小杯，慢慢喝下，服后约过15～20分钟如不吐，则赶紧服汤药，即可不吐。已试多人，有效，附此供参考。（此法是我常用的方法，不必怀疑。）

芒硝（附：玄明粉）

芒硝味苦、咸，性寒，为盐类泻下剂。主用于治疗热邪炽盛所致的大便秘结，常与大黄同用。本品使肠中水分增多，软坚润燥，大黄推荡积滞，二药合用，泻力可以增强，攻下的效果可以加速。

本品除泻下外，尚有软坚破血的作用，可配合当归、红花、桃仁、川芎等，治疗妇女血瘀经闭；配苍术、白术、三棱、莪术、牡蛎、郁金、丹参、山楂核等，治疗腹中癥瘕积块。

芒硝煎水可作为外洗剂，用于治疗目赤、痔疮等；配硼砂、冰片等研为细粉，可外用治疗口舌生疮，或吹喉用于治疗咽喉肿痛。

芒硝与莱菔子同煎，过滤，冷却后析出结晶，经过风干而成为白色粉末，叫作“玄明粉”（因避讳又称为“元明粉”）。玄明粉的泻下作用比芒硝缓和，治疗作用大致相同。多用于热较轻体较弱者。

一般用量：芒硝一次3～6g，玄明粉一次3～9g，均可用汤药冲服。

无热邪结滞者及年老体衰者，忌用本品。

番泻叶

番泻叶味甘、苦性寒，是一种使用方便的泻下药。治疗火热内结的便秘，可取本品5～7g，用开水浸泡约半小时，取汁分两次饮服，隔4～5小时服一次（服第一次如即泻下，第二次可停服）。习惯性便秘者，可于每日睡前（或早晨）服一次。

本品小量使用可清除胃内宿食而开胃进食，适量应用可泻下通便，过量服用会引起恶心，甚或呕吐。通便泻下一般用3～7g,用水泡服或入汤药煎服。

番泻叶的泻下作用，可通过乳汁引起母乳喂养的小儿泻肚；本品还有使身体下部充血的作用。故哺乳者忌用；妇女月经期、孕妇及有痔疮者都不适用。

芦荟

芦荟味苦性寒，有泻下功能，并能凉肝明目，消疳积，清热杀虫。

芦荟能入肝经血分，有通月经的作用，可配合当归、川芎、熟地黄、茜草、红花等治疗妇女经闭；并能凉肝明目，配草决明、青葙子、生地黄、白芍、夜明砂、石斛等，可治血热目昏。

芦荟配合胡黄连、焦三仙、使君子、苍术、白术、鸡内金、茯苓、槟榔、黄芩、党参等为丸剂服用，可治疗小儿疳积、虫积所致的面黄消瘦、肚大青筋、下午低热等症。

前人经验认为芦荟引药入肝的效力最快，曾用芦荟0.3g

左右，为末，装胶囊中，随汤药（柴胡、黄芩、半夏、焦三仙、槟榔、白蒺藜、皂角刺、红花、草豆蔻、炒莱菔子等）吞服，治疗慢性肝炎，对恢复肝功能及消除症状均有一定作用。对儿童肝炎，肝功能长时期不恢复者，也可用本品配合胡黄连、柴胡、黄芩、黄连、焦三仙、苍术、槟榔、炒鸡内金、红花、茜草、半夏、枳实等，作为蜜丸服用两三个月，可渐见好转。以上体会，仅供参考。

芦荟作为泻下剂治疗热结肠胃时，每用0.6～1.5g即可致泻。也有个别的人，用0.3g即泻，使用时须视具体情况而斟酌。作为通经、凉血、消疳、杀虫剂时，每次用0.2g左右即可。小儿用量更要酌减。因本品味极苦，故常把它研为细粉，装入胶囊中，随汤药吞服。一般不入汤剂煎服。小儿一般多入丸药中使用。

芦荟有破血作用，孕妇忌用。

巴豆（附：巴豆霜）

巴豆味辛性热有毒，泻寒积，逐痰澼，为峻泻猛剂。用于肠胃中有寒痰积聚、食积胀满、腹中有痞癖癥结等，须用泻法从大便消除者。

内服时，多用巴豆霜（巴豆经过制作而去油者）加入丸、散剂中应用。每次0.06～0.25g即可，不可多服。如服巴豆霜后泻肚不止，赶紧服冷稀粥或饮冷开水可得缓解。注意此时不要喝热粥或热水，越喝热的越助泻力。

巴豆除泻下作用外，还有消除腹中癥结积块的作用。我曾用巴豆霜1.5～2.5g，加入黄连24g、厚朴18g、吴茱萸9g、泽泻9g、白术9g、枳实12g、黄芩9g、茵陈9g、干姜4.5g、砂仁6g、党参9g、茯苓9g、川乌9g、川椒9g、桃仁9g、红花9g、香附12g、三棱9g、莪术9g、皂角刺3g、生牡蛎12g、炙穿山甲6g、昆布12g、乌贼骨6g、山楂核9g、桂枝9g的细末中研匀，炼蜜为丸，每丸3g，每日服2次，每次半丸至二丸（以大便微泄为度），温开水送下，治疗早期肝硬化的肝脾肿大，从几个病例来看，对肝大有一定的效果。有的服一料即可见效，有的须服三四料才见效。巴豆霜的量及其他药物均可随症增减。因治疗例数太少，仅供参考。

巴豆霜是用量很小即可致泻的泻下药，并有消痞化积的作用，所以小儿科的丸散中常用之，市售的保赤散等儿科中成药中，都含有巴豆霜。

巴豆（去壳）配胡桃仁、大风子、水银等，捣如泥膏状，外擦，可治疥疮。注意巴豆有毒，摸过巴豆的手，不可揉眼，误揉之，可使眼睑肿胀。

火 麻 仁

火麻仁味甘性平，含有脂肪油，为滋润滑肠的通便药。适用于老年人、热性病后、产后等由于津液不足所致的大便燥结。常与郁李仁、桃仁、瓜蒌仁、熟大黄、蜂蜜等同用。

黑芝麻、火麻仁均可滋润通便，但黑芝麻偏于滋补肝肾、养血益精而润燥，火麻仁则偏于缓脾生津、增液润肠而通便。

用量一般为9～15g，燥结重者也可用20～25或30g。

郁 李 仁

郁李仁味辛、苦，性平。能开幽门之结气，润大肠之燥涩而行气、润燥、通肠，并有利水消肿作用。

火麻仁偏入脾与大肠血分，生津润燥、增液缓脾而滑肠通便。郁李仁偏入脾与大肠气分，通幽散结、行大肠气而导滞润肠。

郁李仁配火麻仁、全瓜蒌、番泻叶，为末蜜丸，每个10g，每服1～2丸，可用于治疗习惯性便秘。

郁李仁兼有行气利水作用，可用于腹水兼有便秘者。

另外，因受惊而失眠，经服一般安眠剂无效者，可在辨证论治的基础上加入酒煮郁李仁（把郁李仁用黄酒煮十分钟，去酒）10～15g，往往有效。

用量一般为6～12g，特殊情况下可用至30g。

蜂 蜜

蜂蜜味甘性凉，为润肠通便药。多用于老人、虚人、津液不足、肠道涩滞而致的大便燥结。可用蜂蜜1～3羹匙，开水冲服，每日2～3次。

蜂蜜煎熟后则不太凉而补中，是很好的滋养品，可用于病后调养。

饴糖、蜂蜜、大枣均味甘补中，但饴糖性微温主入脾，能缓急止腹痛，滋润滑肠之力不如蜂蜜；蜂蜜兼能润肺治疗肺燥咳嗽；大枣甘温补中，但专补脾胃，无润肠通便之力。

川 木 通

川木通味苦性寒，有利水通淋、导热下行、通经下乳等功能。临床上最常用为利尿治淋药。

川木通能降泻心火，导心经湿热由小便而出。配生地黄、竹叶、生甘草梢（名导赤散），可治疗心火盛、湿热下注所引起的小便不利、尿道作痛、舌尖红等症。川木通有明显的利水清热作用，可用于治疗膀胱结热而致的热淋、血淋等，常配合车前子、栀子、瞿麦、萹蓄、滑石、大黄等同用。以这些药随证加减，可用于治疗急性泌尿系感染。

川木通还能宣通血脉、下乳、利关节。配川芎、当归、红花、赤芍、桃仁等，可治妇女经闭；合猪蹄熬汤饮服，可治产后乳少；配合桑枝、防己、松节、威灵仙、羌活、独活等，可治关节不利、筋骨疼痛。

川木通与泽泻都为利尿祛湿药，但泽泻偏于泻利肝肾经之湿热，川木通偏于泻利心与小肠经之湿热。

川木通与其他利尿药不同，不但能通利小便并且能兼通大便，这也是川木通的一个特点。

据近代报道，木通有显著的利尿和强心作用。故配合茯苓、猪苓、桑白皮、紫苏子、泽泻等，可用于治疗心功能不全所致的小便不利、两足浮肿、全身浮肿、烦闷喘促等症。但应随时注意在辨证论治的基础上加减配合药物。

由于近代用药与古代不同，医生在处方笺上写“木通”时，药肆则投与“关木通”，近些年证明关木通含有马兜铃酸类有毒物质，能够伤害人肾，所以应写药典中的名称“川木通”以免伤肾。古代医家是不用关木通的，古人一般写“细木通”。

用量一般为3～9g。

内无湿热，滑精，气弱者及孕妇均忌用本品。

通　草

通草味甘、淡，性微寒。功能利小便，下乳汁，泻肺热，舒胃气。

本品质轻柔。味淡能渗湿利尿，性寒能清热降火。配防己、茯苓、猪苓、大腹皮等，治水肿小便不利。配川木通、瞿麦、连翘、淡竹叶等，治热淋小便不利；配杏仁、紫蔻仁、薏苡仁、滑石、厚朴、半夏、竹叶等，治湿热内蕴而身重疼痛、舌苔白厚、口不渴、胸闷不饥、午后身热、小便不利等症。

配杏仁、黄芩、薏苡仁、桑叶、豆卷等，治疗表证兼湿而致的肺热咳嗽、烦渴、小便不利等症；配穿山甲、川芎、甘草、猪蹄等煎汤饮服，能通乳汁而治乳少。

川木通与通草不同点是：川木通降心火引热下行而利水，其性降中兼通（通血脉、通大便、通利关节）；通草泻肺热助气下降而利水，其性降中兼升（使胃气上达而下乳汁）。

灯心草清心热，引热气下行而利水；通草降肺气，渗湿清热而利水。

王不留行、川木通主要是行血脉、通瘀滞而下乳汁。通草则主要是使胃气上达而下乳汁。

用量一般为 3 ~9g，但在有的下乳方中可用 15 ~ 18g 或 30g。

孕妇忌用本品。

茯苓（附：茯苓皮、茯神、茯神木）

茯苓味甘、淡，性平。主要功能为利水除湿，宁心安神，益脾止泄。

茯苓淡渗利湿，能利尿消水。凡五脏六腑身体各部出现水湿停留的证候，皆可用茯苓治疗。例如配党参、白术、半夏、陈皮、猪苓、泽泻、桑白皮、冬瓜皮等，可治脾虚湿停而全身浮肿；配党参、白术、枳实、橘皮、生姜（《外台》茯苓饮），可治胃和胸部有停痰宿水而致满闷不食；配瓜蒌、川椒目、桑白皮、紫苏子、葶苈子、橘红、桂枝、猪苓、泽泻、白蒺藜等，可治胸胁部停水（悬饮）。

茯苓味甘益脾，能助脾运化水湿而达到健脾的作用。例如配党参、白术、猪苓、泽泻、藿香、车前子、炒芡实、伏龙肝等，可治脾虚湿盛引起的水泻。配党参、白术、甘草，可治脾虚气弱等证。

用苓桂术甘汤（茯苓、桂枝、白术、甘草）加炒白芍、木香、吴茱萸、肉豆蔻等，治疗肠功能紊乱（出现脾虚、中焦水湿不化而致消化不良、大便不整者），能取得一定的疗效。

茯苓有宁心安神作用可治失眠健忘。主用于心脾两虚、心神不宁、失眠健忘之证。常配合当归、白术、柏子仁、远志、酸枣仁、朱砂（0.6 ~0.9g 冲服）等同用。

猪苓利水之力大于茯苓，但无补益之性，多用于祛邪，不用于补正；茯苓淡渗利湿、益脾宁心，兼有补益之性，祛邪、扶正均可使用，多用于补益剂中。

茯苓一般指白茯苓而言。其色淡红者，称赤茯苓，偏于清热利湿；抱松根而生者，称茯神，偏于宁心安神；茯神中之松根称茯神木，偏于舒筋止挛；茯苓外面的皮质部分称茯苓皮，偏于利水消肿。茯神木可治心掣痛、神惊、健忘，并可平肝祛风，治疗冠心病心绞痛时，在宽胸、通阳、活血、开窍剂中加入茯神木 15～30g，有时可收到止痛的效果。

用量一般为 9 ～ 12g。茯苓皮可用 15 ～ 30g，茯神木可用15～30g。

阴虚津液枯乏者不宜用本品，滑精者亦须慎用。

猪　苓

猪苓味甘、淡，性平。主要功能为利水渗湿。各种水肿、尿少、湿盛泄泻、淋浊、黄疸等症，皆可使用。例如配白术、茯苓，可治水泻尿少；配苍术、白术、厚朴、砂仁、陈皮、茯苓，可治脾湿肿满、中脘闷胀等症；配萹蓄、瞿麦、川木通、黄柏、滑石等，可治热淋、小便疼痛不利；配茵陈、车前子、黄柏、栀子、大黄等，可治黄疸（阳黄）；配泽泻、滑石、阿胶（名猪苓汤），可治发热、口渴、小便不利、脉浮等症。

猪苓与泽泻合用，能增强利水的效果。

车前子利水而不伤阴，兼能清热；猪苓专主利水。

用量一般为 6～12g，特殊情况时也可用 20～25g 或 30g。

阴虚目昏或无湿而渴者，皆忌用本品。

泽　泻

泽泻味甘、淡、微咸，性寒。主要功能为泻肝、肾二经之火，逐膀胱、三焦之水。临床上主要用为利尿祛湿清热药。例如配合车前子、通草、桑白皮、猪苓等，治疗水肿胀满、小便不利；配合茯苓、海金沙、滑石、萆薢等，治疗小便浑浊如膏；配合生地黄、川木通、猪苓、黄柏、石韦等，治疗热淋尿痛、小便不利；配桑白皮、枳壳、桑寄生、茯苓、大腹皮等，治疗妊娠水肿；配合海金沙、金钱草、牛膝、泽兰、冬葵子、猪苓、茯苓、赤芍等，治疗泌尿系结石；配龙胆草、黄芩、柴胡、茵陈、青黛、车前子等，能清利肝胆湿热，治目赤、胁痛、呕恶少食、黄疸、尿赤等症。

临床上常在补肾药中，佐用一些泽泻，以防补药生热而致产生肾火。治疗肾、膀胱或肝、肾有火邪、湿热时，泽泻是首选药物。

泽泻配白术（泽泻汤），可治支饮及胃内停饮而致的头目眩晕。

泽泻利尿消水，适用于消水臌之腹水。泽兰行血消水，适用于消血臌之腹水。

用量一般为6～9g，病情需要时也可用15～18g或30g。

阴虚无湿热及肾虚目昏者忌用本品。

车 前 子

车前子味甘性寒。功能利水清热，通淋，益肝肾，明目。常用于以下几种情况：

1. 消水肿　车前子有利水消肿作用，常配合茯苓、泽泻、冬瓜皮等，用于治疗各种水肿。

2. 通淋闭　车前子甘寒滑利，性善降泄，能利湿清热。可用于因湿热下注，热结于膀胱、小肠而致的小便淋涩不畅，欲尿不出，不尿自滴，尿道疼痛，甚或小便癃闭，点滴难下。常与茯苓、泽泻、滑石、川木通、瞿麦、黄柏、萹蓄等同用。

3. 疗目疾　本品甘寒能清热明目，可用于肝火上升所致目红、目肿、目痛等急性眼病。常与清火、散风热的药同用，如菊花、桑叶、草决明、黄连、黄芩、蔓荆子、金银花、密蒙花等。

车前子还有养阴滋益肝肾的作用，可用于因肝肾阴虚而致的两目昏暗、视力减退。常与滋补肝肾药如生地黄、熟地黄、菟丝子、石斛、枸杞子等同用。

4. 止泄泻　治疗因湿盛引起的水泄，常用“分利”止泻法，即用利尿药引导水湿从小便排出而达止泻目的。可将车前子与猪苓、茯苓、薏苡仁、竹叶、白术、炒扁豆、炒山药等同用。夏季小儿腹泻、大便如稀水状、多日不止者，可用五味异功散（党参、白术、甘草、茯苓、陈皮）加车前子3~9g、桔梗0.9~1.5g，往往收到比较满意的效果。

车前子利水清热、明目止泻；车前草利湿清热兼能凉血止血，可用于尿血、吐血、衄血。

滑石与车前子均能利水，但滑石兼能祛暑，车前子兼能益肝肾明目。

据近些年实验证明，车前子确有显著利尿作用，不仅增加水分的排泄，而且使尿素、尿酸、氯化钠的排泄量也同时增加。另外，也有一定的降血压作用，可用于高血压兼目昏、目赤、尿黄、尿少者。

车前子多入汤药煎服，因其含有多量的黏液质，故须用纱布包后入煎。

用量一般为3~9g，特殊情况也可用15~30g。

滑　石

滑石味甘、淡，性寒。功能为利水祛湿，通淋滑窍（滑利尿道），清暑止渴。常用于治疗热淋、血淋、砂淋等所致的尿道疼痛、小便不利等，可与猪苓、泽泻、车前子、瞿麦、海金沙、冬葵子、萹蓄等同用。

滑石淡可渗湿、寒能清热，适用于暑热病（身热烦渴、小便不利、自汗、脉濡滑等）与湿温病（身热不很高但多日难退，身重嗜卧，神情淡漠，食欲不振，舌苔白厚而腻，脉滑缓）。治暑热病常与甘草（如六一散）、扁豆、扁豆花、竹叶、荷叶、绿豆衣等同用。治湿温病常与薏苡仁、通草、佩兰、白豆蔻、大豆卷等同用。治疗中暑呕吐、泻利等症，可与藿香、佩兰、竹茹、半夏曲、茯苓等同用。

滑石粉外用有滑润皮肤、清热祛湿的作用。可用于痱子、湿疹、脚趾湿痒等病。可以单用，也可以与石膏、枯矾、薄荷等同用。

冬葵子与滑石都能利尿滑窍，但冬葵子兼能通乳汁，滑石兼能清暑热。

通草、川木通、滑石皆能利小便，但通草能引肺热下行而利小便；川木通能导心火下行而利小便；滑石能除膀胱湿热而利小便。同中有异，异中有同。

用量一般为9～30g。

脾胃虚寒、滑精、小便多者忌用本品。

石 韦

石韦味苦性微寒。主要功能为清肺经气分之热，利膀胱湿热而利水通淋。可用于肺气不清和膀胱湿热所致的尿癃闭和热淋、血淋、砂石淋。常配合滑石、瞿麦、萹蓄、川木通、海金沙等同用；配小蓟、仙鹤草、白茅根等，可治尿血；配槟榔、知母等，可用于肺气热所致的咳嗽。

海金沙与石韦都能清利膀胱湿热而治淋，但海金沙偏入血分，石韦偏入气分；海金沙多用于砂石淋，石韦多用于湿热淋。

据近代实验研究，本品对因化学疗法或放射疗法所致的白细胞下降，有使白细胞升高的作用。可资临床参考使用。

用量一般为6～9g，特殊情况也可用15～30g。

萹　蓄

萹蓄味苦性平。功能清利膀胱湿热，主要用于治疗热淋、小便不利。常与猪苓、茯苓、泽泻、川木通、滑石、瞿麦等同用。

本品有利湿清热的作用，故有时也用于治疗湿热郁蕴而致的黄疸（阳黄），可与茵陈、车前子、黄芩、黄柏等配合应用；与苍术、黄柏、白鲜皮、苦参等同用，可用于治疗皮肤湿疹。

根据本品主治热淋的作用特点，近些年来常配合黄柏、川木通、茯苓、泽泻、瞿麦、石韦等，用于治疗急性泌尿系感染，有一定效果。据实验报道，本品对金黄色葡萄球菌、痢疾杆菌、绿脓杆菌、伤寒杆菌及皮肤霉菌有抑制作用。

萹蓄醋炒有治蛔虫的作用，可用于蛔虫所致的上腹部疼痛。可与乌梅、川椒、黄连、使君子、大黄、吴茱萸等配伍使用。

用量一般为6～15g。

瞿　麦

瞿麦味苦性寒。功能为清心热，利小肠、膀胱湿热。主要用于热淋、血淋、砂淋、尿血、小便不利等。常与泽泻、滑石、川木通、萹蓄、猪苓、茯苓等同用。

本品的特点是能入血分、清血热，故治血淋、尿血时常用。一般多与炒栀子、黄柏炭、海金沙、白茅根、灯心炭等同用。并有活血祛瘀的作用，配合当归、川芎、红花、桃仁、牛膝等，可用于治疗经闭、月经有紫黑块等。

瞿麦的穗部利尿作用比茎部效果好，故用于利尿时常选用瞿麦穗。

据近代报道，本品治疗血吸虫病腹水有效。

本品与萹蓄、石韦比较：萹蓄清利膀胱湿热为主，兼治黄疸、湿疹；石韦清肺与膀胱湿热为主，偏入气分，多用于湿热淋。本品清心与小肠、膀胱湿热为主，偏入血分，多用于血淋。

用量一般为4.5～10g。

孕妇不宜用本品。

海 金 沙

海金沙味甘、淡，性寒，有利尿功能，能清利小肠与膀胱湿热，主要用于各种淋病。例如：配石韦、萹蓄、川木通、猪苓、茯苓、泽泻、黄柏等，用于热淋；配冬葵子、金钱草、滑石、车前子、猪苓、石韦等，用于砂石淋；配黄柏炭、白茅根、泽泻、瞿麦等，用于血淋。

根据近些年来的经验，用海金沙配合冬葵子、牛膝、金钱草、泽泻、泽兰、赤芍、槟榔（或沉香）、王不留行等，治疗泌尿系结石，有时可收到比较理想的效果。腰痛明显的可配用桑寄生、续断、狗脊、杜仲、乳香、没药等。

瞿麦、萆薢、海金沙皆用于治淋，但瞿麦多用于治血淋，萆薢多用于治膏淋，海金沙多用于治石淋。

用量一般为3～9g，单用本品时可用15～30g。

体虚尿频、无湿热者忌用本品。

金 钱 草

金钱草味甘、苦，性微寒。有利水排石功能，能清利肝、胆、膀胱、肾经湿热。主要用于利尿通淋（石淋）和排除结石（胆结石、肾结石、输尿管结石、膀胱结石）。

本品配柴胡、黄芩、半夏、枳实、槟榔、大黄、玄明粉、茵陈等，可用于胆结石；配猪苓、茯苓、冬葵子、滑石、牛膝、槟榔、海金沙、泽兰、泽泻等，可用于泌尿系结石。但要同时注意辨证论治，根据证候的虚实寒热，随证加减用药。例如胆结石患者出现肝郁气滞证（胁肋胀痛、胸闷、脘堵、精神抑郁、喜长吁）者，应配合木香、香附、炒川楝子、郁金等疏肝理气之品；如胁痛或右上腹痛，痛处固定不移、舌上有瘀斑者，又应配合五灵脂、生蒲黄、延胡索、乳香、没药、丹参、红花等活血化瘀之品；大便经常秘结者，又应重用大黄和玄明粉；泌尿系结石如出现肾虚腰痛、膝软乏力等症者，则应配用桑寄生、川续断、枸杞子、沙苑蒺藜等益肾之品；如少腹疼痛喜暖或波及睾丸、会阴等处者，则应配合炒川楝子、炒小茴香、吴茱萸、乌药、荔枝核等暖肝肾行气之品；如小便赤涩、尿道疼痛甚或尿血者，则应配合黄柏、川木通、瞿麦、生地黄、萹蓄等。总之注意随证加减，疗效就能相应提高。

用量一般为30g，单味使用可用60~90g。

冬葵子

冬葵子味甘性寒滑利，功能利尿、滑肠、通乳。配车前子、猪苓、茯苓、瞿麦、萹蓄、滑石，可用于小便淋痛、尿少、尿频兼有大便燥结之症；配通草、王不留行、炙穿山甲等，可用于乳汁不通；配漏芦、瓜蒌、白芷、赤芍等，可用于乳痈初起。近些年来，曾利用本品有滑利通窍的作用，配合金钱草、海金沙、牛膝、泽兰、泽泻等，用于泌尿系结石，有一定帮助。例如一患者，两天来右下腹部剧痛，疼痛向腰部及尿道放射，尿短赤而痛，大便干。舌苔黄，脉滑数。诊断为湿热淋兼砂石淋。西医诊断为泌尿系结石。经用：冬葵子15g、牛膝15g、泽兰、黄柏各12g、泽泻9g、猪茯苓各15g、金钱草30g、萹蓄12g、生大黄6g、乌药6g、瞿麦12g、黄芩10g，水煎服，共两剂，在排尿时，排出黑褐色结石两小块（小些的如大米粒大小）而痊愈出院。仅供参考。

车前子清利湿热而通淋，兼能利湿止泻；冬葵子滑利达窍而通淋，兼能滑肠通便。

王不留行通行血脉而下乳，冬葵子滑利除滞而通乳。

用量一般为6~9g，特殊情况也可用15~30g。

本品为滑利通达之品，故孕妇及无实邪者不宜用。

薏 苡 仁

薏苡仁味甘、淡，性微寒。主要功能有四：利湿；健脾；排脓；舒筋。生用利湿、排脓、舒筋，炒用健脾胃。

1. 利湿　生薏苡仁有利水祛湿的作用，常配合车前子、猪苓、茯苓、泽泻等，用于水肿、小便不利。配木瓜、牛膝、防己、紫苏、槟榔等，用于足膝肿痛、湿脚气。

2. 健脾　炒薏苡仁有健脾除湿的功能。常配合白术、茯苓、炒山药、炒扁豆、芡实米等，用于脾虚泄泻。对于脾虚湿盛者，常生、熟薏苡仁同用，可收健脾利湿之效。

3. 排脓　生薏苡仁不但能利湿，并有清热排脓的效果。例如配冬瓜子、桃仁、芦根等，用于肺痈（肺脓肿）；配桔梗、白及等，用于肺痈已溃、吐大量脓血者，有帮助排脓的作用；配金银花、当归、生地黄、玄参、生地榆、黄芩、甘草、生大黄、牡丹皮等，用于急性阑尾炎；配附子、败酱草等，用于阑尾炎已化脓穿孔形成脓肿多日不愈者。

4. 舒筋　生薏苡仁还有舒筋、利关节及缓解痹痛的作用。配威灵仙、防己、羌活、独活、桑枝、赤芍、当归、附片等，用于风湿痹痛、筋急拘挛、肢体不能屈伸等症。对由于风湿久痹，筋急拘挛而关节、肢体变形者，除重用薏苡仁配合上述祛风湿之品外，还可同时选配骨碎补、伸筋草、炙穿山甲、红花、地龙、续断、木瓜等活血通络、舒筋壮骨之品。这时可以生、熟薏苡仁同用，既利湿舒筋又健脾益胃。

木瓜、薏苡仁均能舒筋，但木瓜偏于治湿寒所致的筋脉拘急和腿肚转筋；薏苡仁偏于治湿热所致的筋急拘挛、肢体难伸。

扁豆、薏苡仁均能健脾，但扁豆偏于消暑除湿以健脾；薏苡仁偏于淡渗利湿以健脾。

用量一般为10~20g。但本品味淡力缓，病重者常须重用（30~60g）和久服。

滑精及小便多者不宜用本品。孕妇忌用。

防　己

防己味苦、辛，性寒。功能利水、祛风，通行经络，泻下焦血分湿热。

本品配黄芪、桂枝、白术、茯苓等，用于风水（头面、四肢浮肿，兼有恶风、骨节疼痛，脉浮）、皮水（四肢水肿明显）证。例如防己黄芪汤（防己、黄芪、白术、甘草、生姜、大枣）、防己茯苓汤（防己、黄芪、茯苓、桂枝、甘草）等。这时可适当加用麻黄、桑白皮、冬瓜皮等兼以宣肺利水。配威灵仙、薏苡仁、羌活、独活、红花、赤芍等，可用于风湿痹证的关节肿痛、肢体挛急等症。配木瓜、薏苡仁、地龙、牛膝、槟榔、茯苓等，可用于湿热郁滞而致的下肢浮肿、疼痛、脚肿，湿脚气等症。配川木通、泽泻、猪苓等，可用于膀胱湿热、小便不利等症。

防己有汉防己和木防己两种，作用大致相同。但仔细分析，也微有不同，一般说汉防己偏于祛湿利水，治下焦湿热、下半身水肿、湿脚气时适用；木防己偏于祛风通络、止痛，治上半身水肿及风湿疼痛时适用。若处方上只写防己，药店一般习惯即给“汉防己”，如须选用木防己时，药方上一定要写明“木防己”。

通草甘淡，祛气分之湿热；防己苦寒，泻血分之湿热。

木瓜酸温，化湿兼能舒筋活络，善治筋挛、足痿；防己苦寒，利水兼能通络泻热，善治水肿、脚气。

据近代报道，木防己有治各种神经痛的作用，可用于肋间神经痛、结核胸痛、各种肌肉痛、肩周炎、闪挫、胃痛、月经痛等。

用量一般为3～9g。本品大苦大寒，不宜大量使用，恐害胃伤中。近代报道汉防己用小剂量可使尿量增加，用大剂量反使尿量减少。

本品性善行，阴虚及无湿热实邪者忌用；热在气分者也不宜用。

木　瓜

木瓜味酸性温。主要功能为利湿理脾，舒筋活络。

1. 利湿理脾　本品能利湿温脾胃，可用于中焦湿盛所致的吐泻、腹胀，常与紫苏、吴茱萸、茴香、佩兰、甘草等同用；又常用于湿邪流注于小腿、足跗而致的湿脚气（两脚浮肿胀痛、沉重、麻木、妨碍行走），常与紫苏、吴茱萸、桔梗、槟榔、橘皮、生姜（如鸡鸣散）等同用。

2. 舒筋活络　本品主治筋病，筋急者能缓，筋缓者能利。临床用于：①因暑湿伤中，发生吐泻不止而致的两腿腓肠肌痉挛（古书名霍乱转筋），常与藿香、佩兰、扁豆、党参、吴茱萸、白芍、甘草等配伍同用；②因湿邪侵袭，经络不和，筋软关节不利，肿胀沉痛（湿痹），常与牛膝、五加皮、当归、川芎、川乌、威灵仙、海风藤等配伍应用。

白芍治筋病，主要是柔肝缓急而养筋；木瓜治筋病，主要是利湿温肝而舒筋。

用量一般为6～12g。

本品味酸，单独使用，可有收涩作用，故筋骨关节不利而兼有小便不畅者，不宜单用，须配合利水之品同用。

五 加 皮

五加皮味辛、苦，性温。功能为祛风除湿，利水消肿，强腰膝，壮筋骨。可用于风湿痹痛，脚软无力，腰膝酸痛，下肢浮肿等，常与牛膝、薏苡仁、萆薢、木瓜、独活等同用。

本品配木瓜、牛膝，研末服用，可用于小儿脚软不能行走。据近代研究证明南五加皮含有丰富的维生素甲、乙挥发油（五加皮油），故可用于缺乏维生素甲、乙引起的诸种疾病。配茯苓皮、桑白皮、冬瓜皮、陈皮、麻黄等，可用于急性肾炎腰痛水肿；配茯苓、猪苓、泽泻、桂枝等，可用于心功能不全所致的下肢浮肿。据实验报道，北五加皮有类似毒毛旋花子苷K样作用，可作为强心药。在辨证论治的基础上结合近人的发明，配伍应用，可进一步提高疗效。

用本品泡酒，名五加皮酒，有祛风湿、壮筋骨、强腰膝的功能，可随证饮用。

本品还可以外用。例如配黄柏、蛇床子、防风、苦参等，煎水外洗，可用于阴囊湿痒，皮肤湿疹等病。

五加皮有南五加皮、北五加皮两种，功能大致相同。但仔细分辨，也有不同之处。北五加皮多用于利湿治水肿，南五加皮多用于强筋骨治脚软无力。

用量一般为3～9g。

用北五加皮时，如发现脉搏减慢（一分钟低于60次），则需停用。

冬瓜皮（附：冬瓜子）

冬瓜皮味甘性寒，有利尿功能，主要用于治疗各种水肿、小便不利。常与桑白皮、茯苓皮、猪苓、泽泻、车前子等同用。因其性寒，常配用一些生姜、陈皮等，以防其寒。

冬瓜子味甘微寒，功能排脓利湿，降痰清肺，润燥导滞。

可用于肺痈，肠痈，肺热痰多的咳嗽和大便干燥。治肺痈（肺脓肿）常配合桃仁、桔梗、生薏苡仁、芦根等同用；治肠痈（阑尾炎）常与生大黄、牡丹皮、薏苡仁、连翘、赤芍、败酱草等同用；治肺热痰多，常与知母、贝母、瓜蒌、杏仁等同用。

用量：冬瓜皮一般为15～30g，病重者也可用到60g。

冬瓜子一般为9～15g，治肠痈、肺痈有时可用到30g。

脾胃虚寒，大便溏软者不宜用本品。

茵 陈

茵陈味苦性微寒。功能清热利湿，退黄疸。配栀子、黄柏、大黄、车前子等，用于阳黄（湿热性黄疸），配附子、干姜、白术、茯苓、泽泻等，用于阴黄（寒湿性黄疸），表有湿者能微发其汗，里有湿者能利尿祛湿，故阳黄、阴黄、表湿、里湿皆可用之。近些年来治疗黄疸型传染性肝炎（阳黄证较多），常以茵陈、栀子、黄柏、车前子、柴胡、黄芩、大黄等随证加减应用，对于退黄疸有明显效果。

本品也可用于湿温、暑温初起，症见往来寒热、口苦、胸闷、干呕、头眩、胁痛、不思饮食、或听觉不灵者，常与黄芩、竹茹、陈皮、半夏、枳壳、白豆蔻、薏苡仁等同用。

茵陈有利胆的功能并有抑菌作用，配金银花、连翘、枳实、柴胡、焦三仙、槟榔、赤芍、莱菔子等，可用于胆道感染；配苦楝子（或苦楝皮）、乌梅、使君子、槟榔、川椒、大黄、延胡索等，可用于胆道蛔虫。

用量一般为9～15g，病重者也可用25～30g，个别情况还可用到60g左右。

玉 米 须

玉米须味甘性平。功能利尿消水肿。配桑白皮、茯苓皮、陈皮等，可用于肾炎水肿。配茵陈、黄柏、栀子等，可用于黄疸型传染性肝炎。但最常用于治疗各种水肿，也可单味煎水内服。

据近代实验研究，本品有利胆及降血压作用。可与茵陈、金钱草、延胡索、芦根等同用，治疗胆囊炎及胆结石（泥沙状或小块结石）。

单味煎服也可用于高血压及糖尿病的治疗。

用量一般为15～30g，单味使用时可用45～60g。

抽　葫　芦

抽葫芦性味甘平。功能利尿消肿，可用于治疗水臌（腹水）和水肿。可单味应用，也可放入利尿方剂中使用。例如配大腹皮、茯苓皮、车前子、车前草等，用于腹水。配白术、茯苓、黄芪皮、冬瓜皮等，用于全身浮肿。

我曾用本品配合柴胡、黄芩、茯苓、泽泻、冬瓜皮、大腹皮、车前子、炒莱菔子、白蒺藜、水红花子、沉香等，用于肝硬化腹水，有几例收到满意效果，请参考试用。

入汤剂用量一般为12～30g。单味煎水服用时可用30～60g。也可用本品焙研为细末，每次9g，温开水送服，每日3次，连用10天左右。

甘　　遂

甘遂味苦性寒有毒。功能泻逐水饮，是逐水猛剂。可用于重症腹水、胸水、水肿的实证。例如配黄芩、木香、砂仁等，用于水臌（肝硬化腹水、血吸虫病腹水等）；配芫花、葶苈子、杏仁等，用于水饮停聚胸胁（胸水）；配芒硝、大黄，用于外感邪热与内蓄水饮结聚于胸胁脘腹之间（结胸）；配牵牛子，用于水肿腹满（肾性水肿）等。

本品入肺、脾、肾三经，能逐泻上中下三焦之水邪痰饮，使水从大便泻出。可以单用，也可以与他药配伍应用。

本品所含的有效成分不溶于水，故多作为散剂或丸剂使用。

生甘遂作用较强，毒性也较大；煨甘遂泻下作用较弱，毒性也较小；用醋炙后，可减缓其泻下作用和降低其毒性。本品反甘草，与甘草同用则毒性增强。

一般用量：生甘遂为0.3～1g；煨甘遂、醋炙甘遂为1.5～3g。宜先从小量开始，根据情况渐渐加量。

本品为逐水峻泻剂，泻力猛烈，故虚证、体弱者及孕妇忌用。

大　戟

大戟性味苦性寒有毒。功能攻泻水饮，为逐水猛剂。可应用于重症的水肿胀满、胸腹积水，肝硬化腹水等。据近代报道也可用于晚期血吸虫病腹水。可单用，也可以与他药配伍应用。例如配芫花、甘遂、大枣（十枣汤），用于胸胁积水（胸腔积液）；配甘遂、白芥子（控涎丹），用于因痰浊水饮积蓄所致的胸脘痞闷、恶水不欲饮、心悸、气短等症；配甘遂、葶苈子，用于晚期血吸虫病腹水等。

大戟与甘遂不同之点：大戟能泻逐上、中、下三焦脏腑之水，甘遂能泻逐上、中、下三焦经隧之水。两药常同时配伍应用，使停蓄在脏腑、经隧的水邪都能被逐出。大戟还有消肿散结、治痈肿疮毒的作用，如“紫金锭”（又名玉枢丹）中即有本品。

用量一般为0.6～1.5g，特殊情况可稍增多。制成散剂或丸剂应用。

本品有毒，有峻泻作用，体弱者和孕妇忌用。服用中如出现咽部肿胀、呕吐，或眩晕、痉挛等，为中毒的症状，应停药。本药反甘草，不能与甘草同用。

芫花

芫花味辛、苦，性温，有大毒。功能峻下逐水，兼除痰饮而止咳。配甘遂、大戟、牵牛子、槟榔、轻粉、橘红、青皮、木香为丸（舟车丸），常用于形气俱实的重度水肿、腹水、胸水。配大黄、葶苈子等，也可用于痰浊水饮引起的咳逆喘满。

本品常与大戟、甘遂同用。三药比较起来，芫花毒性最大，甘遂次之，大戟又次之。用醋炙后可减轻其毒性。三药均反甘草，与甘草同用毒性增大。

据近些年的报道，本品可用于肝硬化腹水、晚期血吸虫病腹水和胸腔积液等病。

用量一般为0.5~1.5g，病重体壮者量可稍增大。

体弱者及孕妇忌用本品。

商陆

商陆味苦性寒有毒。主要功能为利尿逐水，兼有清热降气作用。但临床上主要用为逐水药治疗各种重症水肿。例如配鲤鱼煎服（鲤鱼汤），可用于各种水肿（肾炎水肿、心脏性水肿等），有利尿消肿的作用；配槟榔、大腹皮、茯苓皮、川椒目、赤小豆、川木通、泽泻、杜仲等，用于水肿、水臌（肝硬变腹水）、腹胀、二便不利等。

本品对胃肠有刺激作用，饭后服较合适。

本品为末水调（或加些醋）外敷，可用于痈肿疮毒，有消肿拔毒作用。

用量一般为1.5~4.5g（入汤药剂量）；如单味药研末服用为0.4~1.5g。本品有毒，用量不宜过大，大量可引起中毒，反致尿量减少。曾遇一例服本品后，尿量未见增加，尿检查出现了“管型”，是否与肾毒性有关，供参考。

身体虚弱者及孕妇忌用本品。

牵 牛 子

牵牛子又名黑白丑，味苦性寒有小毒。功能为下气、通二便、逐水消肿。常用于水肿并有腹水、便秘（湿热郁结而致）、喘胀等症。治腹水胀满（如肝硬化腹水），常配大戟、芫花、甘遂、青皮、陈皮、轻粉等同用（例如舟车丸），可通过泻下作用而逐水、下气、消胀。配枳实、槟榔、焦三仙、木香等，可用于三焦气滞，湿热郁结，肠胃积滞的便秘、腹胀。配大黄、槟榔、雄黄、使君子等，可用于虫积腹痛、腹胀、大便干秘。

单用本品3～9g，一半生用，一半炒用，为细末，每次用1～2.5g，温开水送服，每日一次或隔一两日一次（视体质强弱而定），能泻水兼利小便，可用于水肿、腹水等症。

本品常入丸剂、散剂服用，很少入汤剂煎服。在逐水丸剂中除前述舟车丸外，现再介绍一个叫“消水丹”的经验方，供参考使用。牵牛子250g，沉香60g，琥珀30g，甘遂250g，共为细末，水丸如绿豆大。身体较弱者每服10～20丸，体壮者每服30～60丸，白水送下。隔日服一次或隔两三日服一次。起初宜用小量，以后渐渐增大，可连用20～30天。每次服后要泻稀水便数次，尿也可见增多。水肿消退后，应吃容易消化、富于营养、低盐的饮食，好好休养些天，以使身体恢复。

本品泻下逐水，兼能利尿，并有下气、消积、杀虫作用。与上述逐水药又有所不同。

用量一般为2～4.5g。视具体情况而定。要先从小量开始。

体虚者及孕妇忌用。

甘遂、大戟、芫花、商陆、牵牛子这类逐水药物，虽然有逐水消肿的作用，但毕竟是攻逐峻泻之剂，只可用于体壮邪盛者，并要注意不可用之过多过久，以免伤正。这些药物是治标之品，水邪退后，要注意扶正。

另外，川木通、薏苡仁、通草、防己、木瓜、五加皮等，除有利尿祛湿作用外，还有舒筋通利关节的作用，这是与一般利尿祛湿药不同之处。至于祛风湿治关节疼痛的药，以后再谈。

本讲药物小结见书末表2（第311页）。

第4讲
补 益 药

本讲内容除包括补益药外，由于分类及篇幅所限，也将对人体正气具有（和不具有）一定补益作用的、针对（和不仅针对）虚证的安神药、固涩药等，一并放在本讲内介绍。基本顺序为补益药（补气、补血、补阴、补阳）、安神药（养心安神、重镇安神、平肝潜阳）、固涩药（固表止汗、固精缩尿止带、敛肺涩肠）。

人参（附：太子参、人参芦）

人参味甘、微苦，生者性平，熟则性温。功能补五脏，安精神，健脾补肺，益气生津，大补人体元气。常用于以下几种情况：

1. 抢救虚脱　凡久病气虚，或大量失血，或急性暴病所致的突然气微欲绝，四肢厥冷，虚汗淋漓，神昏不语，脉象微、散似有似无等气脱危证，急用人参15～30g，煎水灌服（名独参汤），可大补元气，挽救虚脱。四肢冰冷明显者，可配附片9～12g（名参附汤）以增强回阳救逆的作用。出虚汗较甚者，可加用麦冬、五味子（名生脉散）以益气养阴、止汗固脱。近些年来，常用独参汤或参附汤、生脉散、生脉注射液、参附注射液等抢救各种休克，取得了比较满意的效果。

2. 治疗气虚　脾为后天之本，为人体生气之源。肺主一身之气，为人体真气之海。脾肺气虚则气短懒言，说话声低，四肢倦怠，食欲不振，面色㿠白，精神委靡，动作气喘，脉虚无力。可用本品补脾肺之气以治气虚，常与白术、茯苓、甘草、黄芪、山药、五味子等配合使用，例如四君子汤（人参、白术、茯苓、炙甘草）、补肺汤（人参、黄芪、熟地黄、五味子、紫菀、桑白皮）等。由于“气之根在肾”，故对肺肾气虚所致气短而喘、吸气困难、咳而无力等症，可与蛤蚧同用（参蚧散）。

3. 扶正祛邪　人参能补益正气，增强抗病能力，故对正气虚而邪气盛的证候，在祛邪的药方中，加用人参，可起到扶正祛邪的作用。例如配紫苏、前胡、桔梗、枳壳等（参苏饮）可治体弱气虚之人患感冒咳嗽等症；配生石膏、知母、粳米等（人参白虎汤），可治气分高热，热邪伤正，正虚热盛之证。

在一般情况下，常用党参来代替本品（参阅“党参”条）。在抢救急症（如虚脱、休克等）时及治疗重病时，以用人参为宜。

目前市售的人参，有野生的和人工栽培的两种。野生的称野山参或老山参。人工栽培的又分为红人参、白人参和生晒参。产于朝鲜的又称高丽参。

红人参补气之中带有刚健温燥之性，能振奋阳气，适用于急救回阳。生晒参性较和平不温不燥，既可补气又能生津，适用于扶正祛邪。白人参（也叫糖参）性最平和，但效力也相对较小，适用于健脾益肺。高丽参也有红、白、生晒之分，效力与用法同上所述。野山参大补元气，无温燥之性，补气之中兼能滋养阴津，但货源较少，价较昂贵，故一般比较少用。

太子参味甘、苦性平，功能益气健脾，但补力小，适用于气血不足、病后虚弱、津乏口干等症。

人参芦味苦，性上升，可致吐。身体虚弱而需用吐法者，可以用之代替瓜蒂。另外，虚人脱肛者，在应证的方剂中加人参芦0.3~0.6g，有升提的作用。

用量一般为1.5~9g。独参汤等救急时，可用9~30g。

凡肺气壅滞、胸闷憋气、表邪未解及一切实证、热证均忌用。

本品反藜芦，畏五灵脂。

如服人参后腹胀太甚者，可用莱菔子或山楂解之。

现代研究表明，人参能增强大脑皮质兴奋过程的强度和灵活性，提高对复合刺激的分析能力，从而增强条件反射；有强壮作用，使身体对多种致病因子的抗病力增强，改善食欲和睡眠，增加体重，减少疲劳；并有强心和促进男女性腺功能的作用；还有降低血糖、抗毒素、提高对缺氧的耐受性等作用。可结合辨证论治参考应用。

党 参

党参性味甘平。主要功能为补气健脾。常作为人参的代用品以治疗气虚证。

临床上常用于以下几种情况：

1. 健脾胃　脾胃之气不足，可出现四肢困倦、短气乏力、食欲不振、大便溏软等症。本品能增强脾胃功能而益气，可配合白术、茯苓、甘草、陈皮（五味异功散）或白术、山药、扁豆、芡实、莲子肉、薏苡仁、茯苓（参苓白术散）等同用。

2. 益气补血　气血两虚的证候（气短、懒倦、面白、舌淡，甚或虚胖、脉细弱等），可用本品配合白术、茯苓、甘草、当归、熟地黄、白芍、川芎等同用（如八珍汤），以达气血双补的作用。再者，前人经验认为益气可以促进补血，健脾可以帮助生血，所以在治疗血虚证时，也常配用党参益气、健脾而帮助补血。例如配白术、茯苓、甘草、当归、熟地黄、白芍、远志、五味子、陈皮等为人参养荣汤（党参代人参）；配黄芪、白术、当归、白芍、陈皮、龙眼肉、木香、远志等为归脾汤，都是常用的益气补血的方剂。据近代实验证明本品能通过脾脏刺激增加血红蛋白和红细胞。近些年来常以本品配合当归、白芍、生地黄、熟地黄等，治疗各种贫血。

3. 治疗气虚咳喘　肺为气之主，肺虚则气无所主而发生短气喘促、语言无力、咳声低弱、自汗恶风、易患感冒、咯痰无力等症。对气虚咳喘常以本品配合麦冬、五味子、黄芪、干姜、贝母、甘草等同用。

4. 代替独参汤　急救虚脱时，一般多用人参（独参汤），如一时找不到人参，可用党参 30 ~ 90g，加附子 6 ~ 9g、生白术 15 ~ 30g，急煎服，能代替独参汤使用。

黄芪补气，既能升补脾气，又能益肺固表；党参补气，只能健脾补气，无固表之力，但党参还能益气生津，黄芪则无生津之效。黄芪兼能利水，党参无利水作用。

白术补气主要是补脾气，并能健脾燥湿。党参补气，脾肺俱补，但燥湿之力不如白术。

黄精补气兼能润心肺、填精髓、助筋骨，但其性质平和，其效缓慢，久服才能见效；党参补气，其效迅速。

因产地不同，党参有“台党参”（台参）和潞党参两种，药效差不多。目前药房已无此分别。

用量一般为 3 ~ 9g。重病或急病时，也可用 15 ~ 30g，或更多些。

禁忌和注意事项同人参。

据现代研究，本品有强壮作用，能增强身体抵抗力；能使红细胞增加，白细胞减少；能使周围血管扩张，降低血压，并能抑制肾上腺素的升压作用。可根据辨证论治的精神结合使用。

黄 芪

黄芪味甘性微温。功能助卫气，固皮表，补中气，升清气，托疮毒，利小便。临床上常用于以下几种情况：

1. 固表止汗　平素体弱的人，或久病重病之后，表虚卫气不固，常有自汗、易受风寒感冒等情况。治疗表虚自汗，可用黄芪固表止汗。常配合浮小麦、麻黄根、五味子、煅龙骨、煅牡蛎等同用。对于卫气虚、易出汗，经常易患感冒的，可用黄芪助卫气、固皮表。常配合白术、防风（玉屏风散）、桂枝、白芍等同用。

2. 补中益气　脾胃虚弱、中气不足而出现体倦、懒言、食欲不振、大便久溏、面黄气短，或兼腰腹重坠，或兼脱肛者，可用本品补益中气，升提清气。常配合党参、白术、当归、陈皮、升麻、柴胡等同用（例如补中益气汤）。配党参（或人参）、升麻、白术、甘草（举元煎），可治疗脾阳虚、中气下陷而致气短、腹沉坠、久泄、脱肛、崩漏等症。

3. 消水肿　黄芪还有利尿作用。常用于治疗头面、四肢水肿，可配合防己、白术（或苍术）、甘草、姜皮等同用（例如防己黄芪汤）。或配茯苓、桂枝、甘草、防己（防己茯苓汤），用于全身皮肤及四肢皆水肿，并感觉恶风的。据现代报道，用本品单味（每日60～90g）浓煎服，可对消除肾炎水肿有效，并对消除尿中蛋白也有一定帮助。也可配合党参、茯苓、萆薢、山药、薏苡仁等同用。配北五加皮、桂枝、猪苓、茯苓等，对心脏性水肿也有效。但应随时注意结合辨证论治。据实验研究报道，用于利尿时，用量不可过大，以9g左右为宜，可资参考。

4. 补气生血　气血互根，如骤然大失血而血虚气脱，出现面白、出汗、气短、脉细而快等症，可用黄芪60～120g、当归9～15g，急煎服，以补气而生血。如出现四肢厥冷、全身凉汗、血压急剧下降者，还可配人参、附子、麦冬、五味子等急煎，进行抢救。

5. 托毒排脓　气血虚弱之人患疮疡，因正气不足，不能托毒外出，而致脓如稀水，疮口久不收口，可用生黄芪配合党参、白芷、防风、当归、川芎、桂心、厚朴、桔梗、五味子、甘草等同用（例如托里十补散、托里黄芪散）。据现代研究，黄芪可加强毛细血管抵抗力，扩张血管，改善血行，使久坏之肌细胞恢复活力，故可治慢性溃疡痈疽。

黄芪生用偏于走表，能固表止汗、托里排脓、敛疮收口；炙用重在走里，能补中益气、升提中焦清气、补气生血、利尿。

黄芪皮功能同黄芪，但善于走表，偏用于固表止汗及治疗气虚水肿。

用量一般为 3～10g，重病或需要时，可用 30～120g。

胸闷胃满、表实邪旺、气实多怒者勿用。

据现代报道，黄芪有保肝、强心、降压、抑菌等作用，并有类生殖激素的作用，可供参考。

白　术

白术味甘、苦，性微温。功能健脾燥湿，益气生血，和中安胎。是常用的补气药，但与补血药同用，也可以补血（中焦运化旺盛，则气血自生）。

1. 健脾燥湿　脾胃虚弱，中焦运化不健，消化不良，水湿不化，食欲不振，则易出现胃脘闷、腹胀、大便溏软、呕恶、泛水、四肢倦怠等脾虚湿浊不化的症状。这时可用本品健脾燥湿以助中焦运化。常配合党参、茯苓、陈皮、半夏、木香、草豆蔻等同用。如脾虚运化失职，中焦湿盛，也可产生脾虚泄泻。这时可用本品配合党参、茯苓、猪苓、车前子、炒山药、炒芡实、炒扁豆等同用，以健脾止泄。

2. 益气生血　脾胃为后天之本，是人体气血生化之源。本品最能健脾益气，培补中焦，故能益气生血。常配合党参、茯苓、甘草、当归、白芍、熟地黄、川芎等同用，例如八珍汤、人参养荣汤等。近些年来，根据这些经验和理论，常用它治疗各种贫血。

3. 和中安胎　妊娠以后，需要更多的血液养胎，血液来源于中焦，故增加了中焦脾胃的负担，有时可导致中焦运化失常，如胃失和降、胃气上逆而为呕逆、眩晕、胸闷、不食等，名为“恶阻”。可用本品健脾化湿，和中安胎。常配合陈皮、竹茹、苏梗、茯苓、藿香、生姜等同用；兼有胎热者（脉数、烦热、苔黄、思冷饮食等），可配合黄芩、栀子、白芍等同用；兼血虚者（面色萎黄、唇舌色淡、心慌、气短、脉细等），可配合当归、白芍、生地黄等同用；肾虚胎元不固者（腰酸腹坠，腿软无力，容易滑胎、小产，尺脉弱等），可配合桑寄生、续断、山药、山萸肉、熟地黄、五味子、黄芪、党参等同用。中气健壮，肝肾气血充足，胎元自然安固。

本品除用于上述诸病证外，还可配合猪苓、茯苓皮、冬瓜皮、车前子、桂枝等，用于治疗脾虚水肿；配合黄芪、防风、浮小麦等，用于气虚自汗；配合枳实、莪术、神曲、麦芽、山楂核、生牡蛎、桃仁、丹参等，用于腹中癥结癖块等。

党参、人参补气，偏于补脾肺元气，适用于补虚救急。白术补气，偏于健脾、补中焦以生气，适用于生气血以治虚。

苍术、白术均能健脾燥湿，但苍术芳香苦温，其性燥烈，兼能升阳散郁，燥湿、升散之力优于白术，而健脾、补气生血之力则不如白术。

生白术适用于益气生血；炒白术适用于健脾燥湿；焦白术适用于助消化、开胃口，散癥癖；土炒白术适用于补健脾胃而止泄泻。

据现代实验研究，本品可使胃肠分泌旺盛，蠕动增速；入血可使血循环增快；还有降低血糖和利尿作用。

用量一般为 4.5 ~ 9g，重病或需要时，也可用 15 ~ 30g（例如抢救虚脱需用独参汤时，一时得不到人参，可急用生白术 20 ~ 45g、党参 30 ~ 80g、附片 9 ~ 12g，急煎服）。

脾胃阴虚者慎用。

山　　药

山药味甘性温。功能补脾胃、益肺气、强肾固精、治带下。

1. 补脾胃　配白术、党参、茯苓、扁豆、莲子肉、炒芡实等，常用于脾胃虚而大便虚泄难愈、四肢疲乏无力、脉虚等症。本品有补脾胃而止泄泻的作用。

2. 益肺气　本品有补脾胃以益肺气的作用。常配合党参、五味子、黄芪、陈皮、白术等，用于肺气虚而致的气短乏力、懒言声低、自感胸中气少、右寸脉虚等症。

3. 强肾固精　山药有强肾固精的作用。常配合生地黄、熟地黄、山萸肉、五味子、锁阳、金樱子等用于肾虚而滑精、遗精等症。

本品生用能补肾生精、益肺肾之阴而治消渴。上消明显者（口渴甚、饮水不能解渴、消瘦、尿多、自汗等），可配伍天花粉、麦冬、知母、黄芩、五味子、沙参、生石膏、乌梅等同用；中消明显者（饮食倍增，易饥饿，多饮多食，人体消瘦，四肢乏力等），可配伍生石膏、知母、葛根、黄精、黄芩、天花粉、生大黄、生地黄等同用；下消较甚者（尿频数，尿量多，口渴，腰酸痛，膝腿乏力，阳痿等），可配伍生地黄、熟地黄、山萸肉、五味子、泽泻、牡丹皮、茯苓、肉桂（少量）等同用。近些年来根据以上经验和理论，随证加减变化，用以治疗糖尿病、尿崩症、甲状腺功能亢进症等（表现为消渴证者），取得一定效果。

4. 治带下 脾肾两虚、湿邪注于下焦可发为带下病。湿寒重者多为“白带”，湿热重者多为“黄带”或“赤带”。山药既能补脾胃以化湿邪，又能固肾气以止带下。治白带常与白术、苍术、茯苓、龙骨、乌贼骨、吴茱萸、乌药及车前子等同用；治黄带常与黄芩、黄柏、白果、车前子、芡实、薏苡仁等同用；治赤带常与黄柏炭、茜草炭、续断炭、桑寄生、茯苓、当归炭、白术、白芍等同用。

补脾胃、益肺气、治带下用炒山药，强肾生精、治消渴用生山药。

白术燥湿健脾、益气生血之力大于山药，山药补肾强精之力大于白术。

炒薏苡仁、炒山药均能健脾止泻，但薏苡仁偏于利湿以燥脾，山药偏于补脾肾而固涩。

对于阴虚火旺而导致脾虚泄泻者，如只用白术、薏苡仁之类治疗，易致肾阴受伤，在这种情况下，最好是用山药配莲子、芡实等以实脾，则补脾而不妨于肾。

用山药后，有人可产生气壅、腹中胀闷、食欲不振等不适，若配用一些陈皮，可预防之。

用量一般为9～25g，必要时也可用到30g以上。

腹胀、中焦满闷者不宜用本品。

白 扁 豆

白扁豆味甘性微温。功能健脾养胃，消暑祛湿。常用于调补脾胃的方剂中。本品补脾不腻，化湿不燥，对脾胃虚弱或大病后，初用补剂时，先用扁豆，最为合适，能调养正气而无饱闷之弊。

配炒山药、白术、党参、茯苓、炒芡实等可用于脾虚泄泻。配天花粉治消渴多饮。

本品有解暑祛湿的作用。夏季感受暑湿之邪而致呕吐、泻利、烦渴、头昏、胸闷者，可以本品配合藿香、佩兰、荷叶、赤小豆、厚朴、白蔻仁等同用。

白扁豆生用消暑祛湿，炒用健脾养胃。

扁豆花解散暑邪之力大于扁豆；扁豆健脾祛湿之力大于扁豆花；扁豆衣清暑热、利暑湿之力优于扁豆，但健脾扶正之力则大不如扁豆。

绿豆性凉，能消心胃之暑，兼能利湿、解毒；扁豆性微温，能消脾胃之暑，并能健脾扶正。

荷叶升清气而消暑，扁豆降湿浊而消暑。

用量一般为4.5～12g。扁豆花、扁豆衣质轻，可适当减少些。

大　枣

大枣味甘性温。功能补脾和胃，强健脾胃，有止泻、生津、补养强壮等作用，并能缓和药性、解毒、保护脾胃。例如十枣汤、葶苈大枣泻肺汤中，都使用大枣以缓和药性、解毒、保护脾胃。

本品配甘草、小麦，名甘麦大枣汤，可用于妇女脏躁（情绪抑郁不乐、悲伤欲哭等）。常配合香附、柴胡、生龙骨、生牡蛎、白芍、郁金、胆南星等随证加减应用。

大枣的核，炒焦，泡水代茶饮，能使人安睡。对失眠的人，除服药治疗外，晚间可用此法，辅助治疗。服药不便者，也可用此法治之。

龙眼肉、大枣都能益脾，但龙眼肉偏于养心补血、治心虚，大枣偏于补脾和胃、治脾虚。

饴糖味甘益脾，偏于缓急和中，治中虚作痛；大枣味甘益脾，偏于益气养血，兼能养心，治脾虚心慌如悬。

用量一般为3～10枚。

胃胀满、有痰热者，不宜用本品。

甘　草

甘草味甘性平。主要功能为补脾、清热、解毒、缓急、润肺及调和药性之药。

1. 补脾　体虚或久病而致中焦气虚（四肢无力、气短、少言、饮食不香、消化不良、大便溏泄等）者，常用本品配合党参、白术、茯苓、扁豆、陈皮等以健脾益气。

2. 清热解毒　甘草生用有清热解毒作用。常用于痈疽疮疡的治疗。例如对痈疡（红肿疼痛，如火炙），常与金银花、连翘、赤芍、牡丹皮、紫花地丁、蒲公英等同用；对各种阴疽（患处不红、坚硬、色黯），常与熟地黄、麻黄、肉桂、鹿角胶、白芥子、桂枝等同用，也有解毒作用。现代研究证明，甘草对番木鳖、水合氯醛、白喉毒素、破伤风毒素、河豚毒、蛇毒等，有解毒作用。前人经验中也有甘草“解百毒”的记载。

3. 缓急　“急”含有紧张、痉挛、收缩等义。前人经验认为“甘能缓急”，甘草味甘有缓急作用。对腹中“急”痛者，常配白芍、饴糖、桂枝、大枣、生姜等同用（如小建中汤，适用于虚寒腹痛）。现代研究证明，甘草有缓解胃肠平滑肌痉挛的作用，证明了甘草确有缓急之效。再如配白芍同用，名“芍甘草汤”，可用于因误用汗法伤及阴血而出现厥逆（肢体末梢部发凉）、脚挛急不伸等症。

4. 润肺　生甘草兼能润肺，用于肺热所致的咽痛、咳嗽等有效。例如配杏仁、贝母、枇杷叶、瓜蒌、知母、黄芩等，用于肺热咳嗽；配桔梗、射干、牛蒡子、玄参等，用于咽喉肿痛。现代研究证明本品为滑润性祛痰药，口服后能使咽喉黏膜减少刺激，适用于咽喉炎症。还证明甘草有抑制结核杆菌的作用，配合抗痨药，可用于肺结核。

5. 调和药性　本品药性和缓，通行十二经，可升可降，与补、泻、寒、热、温、凉等各类药物配合应用，有调和药性的作用。例如与当归、白芍、地黄、川芎、党参、白术、茯苓等补药同用，可使补药作用和缓持久而不骤；与大黄、芒硝、枳实等泻下药同用，可缓和泻药之性，使泻而不速，充分发挥药力而不伤胃气；与生石膏、知母等寒性药同用，可缓和寒性药之寒，以防其伤胃；与附子、干姜等热性药同用，可缓和热性药之热，以防其伤阴；与麻黄、桂枝、杏仁等辛温发散药同用，可使药性和缓，并保护胃气，以防汗后伤津液等。甘草在各类药方中，能使各药互相和谐而无相争之弊，所以前人称它能“调和百药”。

本品配生姜、桂枝、麻仁、麦冬、党参、阿胶、生地黄、大枣、牡丹皮等同用，名炙甘草汤，可用于阴气虚少、阳气虚败而致的脉结代、心动悸之症有一定的效果。近人研究认为甘草有强心作用，与肾上腺素相类似。

用蜜炙过的甘草称炙甘草，适用于补中益气；生甘草适用于清热解毒；生草梢能治尿道中疼痛，适用于淋病；生草节适用于消肿毒、利关节；生甘草去皮称粉甘草，适用于清内热、泻心火。

用量一般为1~9g。

脾胃有湿而中满呕吐者忌用。长期大量服用可引起水肿、高血压。

本品反大戟、甘遂、芫花、海藻。

现代研究证明甘草流浸膏能抑制组胺所引起的胃酸分泌作用，可用于溃疡病的治疗，有类皮质激素样作用，可用于艾迪生病；与可的松同用有互补作用。

熟地黄

熟地黄味甘、微苦，性微温。功能补血生精，滋肾养肝。是最常用的滋阴补血药。

熟地黄配当归、白芍、川芎，名四物汤，是常用的补血药方，可用来治疗血虚证（面色萎黄、唇舌色淡、月经后期量少、目眩、心慌、脉细等）。近些年来常配合当归、黄芪、党参、阿胶等（随证加减），用于各种贫血。

本品配山药、山萸肉、牡丹皮、泽泻、茯苓，名六味地黄丸（汤），可用于肝肾阴虚证（腰膝酸痛、遗精、盗汗、视物昏暗、耳目不聪、月经不调等）。如阴虚生内热而见骨蒸痨热、消渴、耳鸣耳聋、盗汗消瘦、午后颧红、夜间烦躁、干咳少痰、痰中带血等症者，可配合龟甲、知母、黄柏、猪脊髓、地骨皮、秦艽、鳖甲等同用（如大补阴丸等）。

熟地黄配当归则补血，配白芍则养肝，配柏子仁则养心，配龙眼肉则养脾。配麻黄同用则不黏滞，并能通血脉、温肌腠。如阳和汤（熟地黄、麻黄、白芥子、鹿角胶、肉桂、姜炭、甘草）是治疗阴疽、附骨疽、流注（寒性脓疡、闭塞性脉管炎、肠系膜淋巴结核、慢性骨髓炎、关节结核）等常用的方剂，功能温阳散结。

阿胶补血兼能止血，熟地黄补血兼能填精髓。阿胶滋养肝肾兼能养肺阴，熟地黄滋养肝肾兼能养心血。

桑椹补肝肾，其性偏凉，补血之力不如熟地黄；熟地黄补肝肾，其性偏温，滋阴补血之力远大于桑椹。

当归补血其性动，熟地黄补血其性静。当归生新血而补血，熟地黄滋阴精而养血，二药合用能互补长短。

何首乌也能补肝肾，但补血之力不如熟地黄；熟地黄乌须发之力不如何首乌。

熟地黄久服时，宜用砂仁拌（或佐用一些砂仁），以免腻膈（妨碍食欲、胸脘发闷）。

用量一般为9～25g，重病时也可用到30g或更多些。

阳虚阴盛之人忌用本品。痰多、苔腻、胸膈滞闷者均不宜用之。

当　归

当归味辛甘、微苦，性温，是治疗血分病最常用的药。能使血各归其所，故名“当归”。它的主要功能有：

1. 补血　本品配黄芪（黄芪30g、当归6～9g）名当归补血汤，常用于失血后而血虚、气血不足、产后流血过多等症。配熟地黄、白芍、川芎，名四物汤，是最常用的补血药方。运用此方随证加减，可用于各种血虚证。近些年来，也常用此方随证加减，治疗各种贫血。

2. 活血　当归还有活血通络、散瘀消肿的作用。与红花、赤芍、三七、桃仁、乳香、没药等配伍，可用于跌打损伤、瘀血肿痛；配连翘、金银花、赤芍、红花、皂角刺、炙穿山甲等，可用于痈疮初起、肿胀疼痛；与桂枝、羌活、独活、威灵仙、片姜黄、红花、薏苡仁、续断、附子等配合，可用于风寒湿痹、臂腿腰足疼痛；与川芎、红花、半夏、防风、黄芪、桂枝、白芍、熟地黄、炙穿山甲等配用，可用于肌肤麻木不仁等症。

3. 润肠通便　年老、久病、产后失血或津液不足者，因血虚肠燥而大便秘结，可用当归养血润肠而通便。常与麻仁、生地黄、熟地黄、桃仁、肉苁蓉、郁李仁、瓜蒌仁、大黄等同用。

4. 调月经　当归与熟地黄、赤芍、川芎、红花、桃仁、茜草、香附等同用，可用于气血凝滞而致的经闭。与白芍、香附、延胡索、炒川楝子等同用，可用于行经腹痛。与生地黄、白芍、白术、艾炭、阿胶珠、棕榈炭等同用，可用于月经过多、崩漏等症。总之，当归能调理冲、任、带三脉，善能补血、和血，故为妇科调理经血最常用之药。前人把它称之为“妇科专药”，无论胎前、产后各病，都常随证加减采用。

白芍补血偏于养阴，其性静而主守；当归补血偏于温阳，其性动而主走。血虚生热者宜用白芍，血虚有寒者宜用当归。

当归配黄芪、党参，可生气补血；配大黄、牛膝，可破下部瘀血；配川芎、苏木、红花、桔梗，可活上部瘀血；配桂枝、桑枝、路路通、丝瓜络，可通达四肢，活血通络。

当归头和当归尾偏于活血、破血；当归身偏于补血、养血；全当归既可补血又可活血；当归须偏于活血通络。

酒当归（酒洗或酒炒）偏于行血活血，土炒当归可用于血虚而又兼大便溏软者，当归炭用于止血。

用量一般为3～9g，急重病有时用到15g。

大肠滑泄和火旺者，均不宜选用本品。

现代研究表明，当归对子宫有兴奋与抑制两种作用：其水溶性、非挥发性、结晶性成分能兴奋子宫而使收缩加强，其挥发油能抑制子宫平滑肌而使子宫弛缓。并有抗维生素E缺乏症的作用。对一些细菌（如痢疾杆菌、伤寒杆菌、溶血性链球菌等）有抑制作用。

白　芍

白芍味甘、酸、苦，性微寒。主要功能为养血荣筋，缓急止痛，柔肝安脾。

白芍常用为补血养阴药。配当归、熟地黄、川芎、白术、阿胶等，能补血虚；配麦冬、五味子、浮小麦等，可用于阴虚盗汗；配生地黄、石斛、女贞子、生牡蛎、珍珠母等，能养阴潜阳。我常用本品配合生牡蛎、生石决明、生赭石、生地黄、黄芩、香附、首乌藤、远志、茯神、（白）蒺藜为主随证加减，用于神经衰弱病人表现为阴虚肝旺证者（头痛、头晕、目眩、急躁易怒、失眠、多梦、轰然而热、健忘、舌尖红、苔薄黄、脉弦细数等），供参考。

肝血不足，筋肉失荣，而出现肢体拘挛、关节强硬、屈伸不利等症，可以本品与伸筋草、薏苡仁、鸡血藤、木瓜、甘草节、当归尾等配合应用。配甘草、牛膝、木瓜、红花、炙穿山甲等，可用于因阴液受伤而引致的腓肠肌痉挛（腿肚子抽筋）以及腿足挛缩难伸等。

白芍配当归、甘草、桂枝、饴糖等，可用于血虚肝旺或脾虚寒所致的腹中疼痛。配木香、黄连、黄芩、葛根、槟榔、白头翁等，可用于急性热利腹痛。本品有缓急止痛的作用，对腹中疼痛效果最好。

白芍能补血养阴而柔肝，因而又能安脾。脾虚肝旺而致的慢性腹泻（生气则加重，泻前腹痛一阵，泻后痛减），常用本品与炒防风、白术、陈皮（痛泻要方）等配合应用。

白芍还常用于调理月经。配当归、生地黄、黄芩、艾叶炭、阿胶（胶艾四物汤）等，用于月经前期或月经过多；配当归、川芎、熟地黄、红花、桃仁（桃红四物汤）、香附等，用于月经错后、量少等。对行经腹痛，常重用白芍。配桑寄生、白术、炒黄芩等，有清热安胎的作用。

养阴、补血、柔肝，用生白芍，和中缓急用酒炒白芍，安脾止泻用土炒白芍。

赤芍偏于行血散瘀，白芍偏于养血益阴；赤芍泻肝火，白芍养肝阴；赤芍散而不补，白芍补而不散。

当归入肝，能动肝阳，白芍入肝，能敛肝阳；当归性动，白芍性静。二药合用，可互纠其偏，互助其用。

熟地黄、白芍皆能补血，但熟地黄补血以入肾生精为主，白芍补血以入肝养阴为主，熟地黄甘温，白芍酸寒。

据现代报道，本品有制菌作用（如痢疾杆菌、伤寒杆菌、大肠杆菌等），能缓解由于胃肠蠕动亢进而引起的腹部疝痛。

用量一般为 4.5～12g，重症时可用 15～30g。

产后血瘀、恶露不下者忌用本品。

阿 胶

阿胶味甘性平。功能为补血、滋阴、润肺、止血。

阿胶块（烊化服。烊，音 yáng，溶化之意）能补血、滋阴。常配合当归、熟地黄、白芍、白术等，用于血虚证。近些年来，在辨证论治的基础上常用本品治疗各种贫血。现代研究本品能促进红细胞与血红蛋白的增加。配地黄、鳖甲、龟甲、秦艽、银柴胡、青蒿等，能滋阴清热，常用于阴虚内热、骨蒸痨热等证。

阿胶炒珠常用于止血、润肺。配合麦冬、百合、白及、沙参、黑栀子、藕节等，用于肺阴虚所致的咳嗽、咳血、肺痨等。配白芍、当归炭、艾炭、棕炭、白术等，用于月经过多、崩漏等。近年来常在此方的基础上，随症加入生地炭、黄芪、党参、山萸肉、续断炭、菟丝子、桑寄生、紫河车等健脾补肾药，用于功能性子宫出血。配炒黄芩、苦参、槐花炭、炒地榆、灶心土、防风等，用于大便带血、痔疮出血等。

用于润肺化痰时，可用蛤粉炒；用于止血时，可用蒲黄炒；滋阴、补血时，多生用（烊化服）。

熟地黄、阿胶皆能滋阴补血，但熟地黄偏于补肾阴、填精髓而补血，阿胶偏于润肺养肝、补血而滋阴，兼能止血。

黄明胶（牛皮胶）的功能与阿胶相似，如无阿胶时，可以此代用，但补益之力不如阿胶，兼有活血解毒的作用。

阿胶还有养血润燥而滑肠的作用，可用于妇女产后便秘、老人肠燥便秘、血虚便秘等。

用量一般为 4.5 ~9g。

舌苔厚腻、食欲不振、大便溏泄者，均不适用本品。

何 首 乌

何首乌生者味苦涩，制熟后则兼有甘味，性微温。主要功能为养血益精，平补肝肾，乌须发，兼能润便滑肠、消瘰疬、治疟疾。

本品温而不燥，补而不腻，性质平和，适于久服，常用于病后虚弱、阴虚血亏、筋骨软弱以及滋补强壮的丸药中。例如配熟地黄、当归、白芍、阿胶、白术等，可用于肝肾不足、血虚气衰以及各种贫血。据现代研究，本品有促进血液新生的作用。配山萸肉、山药、芡实、五味子、龙骨、牡蛎、远志、茯苓等，可用于肾虚、滑精、遗精、妇女带下等症。

年老、久病、产后失血等，由于津血不足而致肠道津液缺乏，肠管传导涩滞，大便秘结不通者，可用本品配当归、肉苁蓉、黑芝麻、火麻仁等，养血润肠以通便。据现代研究，本品能促进肠管蠕动，适于治虚性便秘。

肝肾虚亏，精血不足，身体衰弱，须发得不到充足的营养而致须发早白者，可用本品配合补骨脂、当归、地黄、枸杞子、女贞子、菟丝子、黑芝麻、旱莲草等，作为丸剂服用。

气血流行滞碍则可发生瘰疬、痈肿等，生何首乌可调和气血、解毒消肿，常配合蒲公英、紫花地丁、连翘、玄参、生牡蛎、夏枯草等同用。

疟疾邪入阴分，久久不愈者，可用何首乌配人参或党参（何人饮）同用，或用何首乌25～30g、甘草3g，水煎服。我曾运用这一经验，结合小柴胡汤和白虎汤，随证加减，治愈过几例查不出原因的定时寒热病，仅供参考。

熟地黄滋补肝肾、添精益髓之力较何首乌为优，但滋腻太甚，容易腻膈害胃；何首乌则不寒不燥，不腻膈，不害胃，又有养血祛风之功，为熟地黄所不及。急需滋补时，用熟地黄为宜，长服慢补时，用何首乌为好。二药也可合用。

黄精也补而不腻，但偏于补中益气、润养肺胃阴津；何首乌偏于滋补肝肾，养血益精。

首乌藤水煎内服，能治失眠，祛风湿，舒经络，除痹痛，煎水外洗有解毒、和血、祛风的作用，可用于风疮、疥癣作痒。

生何首乌适用于消瘰疬，解疮毒，通便结；制何首乌适用于补肝肾，强筋骨，养血，固精。

据李时珍《本草纲目》记载，本品能“止心痛”。故此，我在治疗高血压性心脏病、冠心病、心绞痛等病时，在辨证论治的基础上，有时加用何首乌9～15g，效果尚属不错。因中医说的“心痛”也包括胃脘部疼痛，所以在虚性的胃脘痛，也有时使用。我的习惯用法是生熟各半使用。据现代研究本品有强心作用，尤其对疲劳的心脏，作用更为明显。并且能阻止胆固醇在肝内沉积，减轻动脉粥样硬化。我曾在治疗冠心病的丸药中，加入本品，让患者久服。仅供同志们参考。

用量一般为9～15g，重症时也可用20～30g。

枸 杞 子

枸杞子味甘性平。功能滋补肝肾，益精明目。

肝肾不足而致的腰膝无力、脐腹隐痛、阳痿不举、大便溏泄等症，可用本品配合熟地黄、山药、山萸肉、肉桂、附片、鹿角胶、菟丝子等同用（如右归丸）。

肝肾不足，精血不能上注于目而致两目昏暗、视物模糊不清等，可以本品配地黄、山药、山萸肉、茯苓、泽泻、菊花等同用（如杞菊地黄丸）。

本品还有生津止渴的作用，可配合天冬、麦冬、山药、玉竹、地黄、知母等，用于消渴病。据现代研究，本品有降血糖的作用。

近些年来我常以枸杞子、五味子二味合用，代替山萸肉，可供参考试用。

枸杞叶苦甘而凉，可清上焦毒热，代茶饮之，可止消渴；枸杞子的根皮，即地骨皮，能清虚热、退骨蒸。

山茱萸、枸杞子皆能滋肝肾，但山茱萸兼能收肝胆之火，枸杞子兼能益肾中之阳。

桑椹滋阴补血，益脑润燥；枸杞子滋养肝肾，益精明目。

用量一般为3～9g。

外感发热、消化不良易生腹泻者慎用本品。

沙　参

沙参味甘、苦，性微寒。功能养阴、润肺、清热。

1. 养阴润肺　前人有“沙参补五脏之阴”的说法，但从临床使用来体会，本品主要是对养肺胃之阴效果最为明显。肺阴不足而生虚热，出现干咳少痰、咽喉干燥、咽痛、痰中带血丝、久咳失音等，可用本品配合生地黄、知母、麦冬、天冬、川贝母、生甘草等同用。

肺性本燥，易受燥邪所侵，但又恶燥。肺燥则干咳少痰、咽喉干痒、声音嘶嗄、口鼻干燥、舌尖边红。可用本品配合桑叶、麦冬、玄参、生石膏、知母、生地黄、百合、火麻仁、阿胶等同用。

2. 清热生津　高热病后，阴液耗伤或久病而致胃阴亏损，舌干口燥、食欲不振、咽干口渴、舌苔剥脱等，可用本品配合麦冬、生地黄、石斛、玉竹、玄参、天花粉、生白芍等同用。

本品对阴虚内热、肺痨伤阴等有养阴清热作用。例如肺痨咳嗽、午后潮热、颧红盗汗、五心烦热、干咳少痰、形体消瘦、痰中带血、脉象细数等症，可用本品配合生地黄、玄参、鳖甲、秦艽、地骨皮、银柴胡、贝母、百部、白及等同用。

南沙参体较轻、质松，性味苦寒，清肺火而益肺阴，兼有风热感冒而肺燥热者，可以使用；北沙参体重质坚，性味甘凉，主用于养阴清肺、生津益胃，有外感证者不宜用。处方上只写沙参，药店即付北沙参，如须用南沙参时，要写上“南”字。

党参甘温，补肺胃之气；沙参甘凉，补肺胃之阴。

人参补阳而生阴，沙参补阴而制阳。

用量一般为4.5～12g。

风寒感冒咳嗽及肺寒白痰多者不宜用本品。

麦 冬

麦冬味甘、微苦，性微寒。主要功能有以下四种：

1. 滋阴润肺　阴虚内热，烧灼肺津，肺阴不足，肺热咳嗽，干咳少痰，烦热口渴，或痰中带血，舌红少津，脉象细数等，可用本品滋阴润肺，清热治咳。常配合桑叶、杏仁、沙参、火麻仁、阿胶珠、枇杷叶、天冬等同用。对肺结核、支气管炎、百日咳等病出现阴虚肺热咳嗽者，均可应用。

2. 养阴清心　心阴虚而心中烦热、心悸、心慌、失眠、舌红、脉细数等，常以本品配黄连、阿胶、贝母、生地黄、玄参、丹参、珍珠母、远志等同用。

心气心阴两虚，出现气短倦怠，口渴汗出，脉微、弱欲绝而虚脱者，可急配人参、五味子同用（生脉散），以益气养阴敛汗（汗为心之液）而固脱。

3. 生津益胃　本品有养胃阴、生津液的作用。温热病后，津液耗伤，胃阴不足而口燥咽干、食欲不振、大便数日不行者，可配合玄参、细生地、玉竹、冰糖、瓜蒌、生大黄、火麻仁、枳实等同用（如益胃汤等）。

4. 润肺利咽　肺热阴伤，咽喉干痛，声哑失音、舌燥口渴者，可与玄参、生地黄、桔梗、甘草、山豆根、金果榄、知母等同用。

天冬、麦冬皆能滋阴，但天冬甘苦大寒，偏于清热降火，兼能滋肾阴、降肾火，麦冬甘而微寒，偏于润肺宁心，兼能养胃阴、止烦渴。

川贝母、麦冬皆常用于润肺止咳，但川贝母偏于散肺郁而化痰，兼能开心郁而清热，麦冬偏于滋肺阴而清热，兼能养胃阴而止渴。

麦冬用朱砂拌过，名“朱麦冬”或“朱寸冬”，适用于宁心安神。

用量一般为4.5～9g。

腹泻便溏、舌苔白腻、消化不良者，均不宜用本品。

天　冬

天冬味甘、苦，性寒。常用为滋阴清热药。

阴虚火旺，内热上蒸，肺热而咳，痰少而黏，咽喉干燥，夜间口渴，或痰中带血，五心烦热等症，可配合麦冬、玄参、生地黄、石斛、贝母、蜜枇杷叶、杏仁、藕节、白及、生石膏、瓜蒌等同用。肺肾阴虚而致痨热骨蒸、颧红盗汗、干咳少痰、声音嘶哑等，可配合秦艽、白薇、鳖甲、地骨皮、银柴胡、生地黄、龟甲、黄柏、知母等同用。这些经验可运用于肺结核、肺癌、肺脓肿（后期）等病。

肺肾阴虚而出现口渴多饮、饮不解渴、尿频而多者（如糖尿病、尿崩症、甲亢等），可配合生地黄、山萸肉、天花粉、知母、沙参、麦冬、五味子、乌梅、枸杞子等同用。

石斛、天冬皆能滋肾阴，但石斛兼能养胃生津，天冬兼能清肺润燥。

用量与注意事项同麦冬。

石　斛

石斛味甘、淡，性凉。功能为滋阴养胃，清热生津，益肾，壮筋骨等。

温热病后期，因高热而阴津受伤，出现口渴舌燥、食欲不振、舌质发红、舌苔黄黑等症状，可用本品滋养胃阴、清热生津、止渴除烦。但应注意用本品治疗温热病，不可用之过早。

以免滋补敛邪。

阴虚内热而发生干咳、盗汗、低烧、口渴、舌红脉细数等症，可用本品配生地黄、麦冬、百合、秦艽、银柴胡、地骨皮等同用。

因肾精不足而致目昏目暗、视力减退，常用本品配合生地黄、熟地黄、山萸、草决明、沙苑子、地骨皮、菊花、枸杞子等同用。中药店有“石斛夜光丸”和“石斛明目丸”，是治目昏目暗、视力减退的常用成药。因肾虚而两脚麻木痿痹者，也可用本品配合牛膝、黄柏、续断、熟地黄、山药、秦艽、薏苡仁、木瓜等同用。

玉竹与石斛均能养阴，但玉竹甘平滋润，养肺胃之阴而除燥热，补而不腻；石斛能清肾中浮火而摄元气，除胃中虚热而止烦渴，清中有补，补中有清。

金钗石斛偏于养胃阴、补肾精，霍石斛常用于老人、虚人、阴液不足者，鲜石斛清热生津、解渴之力较佳，多用于温热病。目前市场上供应以干石斛（川石斛）、鲜石斛、霍石斛为多。总之，石斛虽有数种，但其治疗作用，大体相同。

一般用量：干石斛为6～12g；鲜石斛为15～30g。

舌苔厚腻、便溏者慎用本品。

据现代研究，金石斛有抑制葡萄球菌的作用，对急性胆囊炎的高热有迅速退热的作用，能促进胃液分泌，帮助消化。

玉 竹

玉竹味甘性平。功能益阴润燥，生津止渴。

常用于肺胃阴伤或燥邪伤肺而致的咳嗽少痰、咽干舌燥、燥热口渴等症。多与沙参、麦冬、桑叶、杏仁、石斛、玄参等同用。

温热病后期，因高烧时伤耗了胃阴而出现口渴舌燥、食欲不振、胃部不适等症，可用本品配合沙参、石斛、麦冬、冰糖、生麦芽等同用。

天冬滋阴偏在肺肾，且性寒滞胃；玉竹养阴偏在肺胃，性平而不害胃，虽养胃阴但不妨脾阳。

用量一般为 6～12g，特殊需要时也可用 15～30g。

据现代研究，玉竹有降血糖的作用。

黄　　精

黄精味甘性平。主要功能为补脾气，养胃阴，润心肺。

本品配伍白术、党参、茯苓、甘草、陈皮、麦芽、谷芽等，可用于脾胃虚弱、饮食减少、精神疲倦、四肢懒动、脉象虚软无力之症。本品性质平和，适于久服、病后调养之用。前人经验认为“黄精可代参芪，玉竹可代参地”，可作为临床应用时参考。

高热病后，胃阴受伤而口干不欲食，食少便干，饮食无味，舌红少苔者，可用本品配玉竹、麦冬、沙参、冰糖、生麦芽等，养阴开胃。

心肺阴虚而致咳嗽少痰、气短乏力、口干、少眠、多梦等症者，可配伍麦冬、贝母、沙参、远志、杏仁、茯神、枣仁等同用。

配蔓荆子、草决明等，可补肝明目；配枸杞子、菟丝子等，可补肾益精；配杜仲、续断等，可助筋骨；配羌活、独活等，可除风湿。

用量一般为 6～9g。

阴盛、气滞者，均忌用本品。

百　　合

百合味甘性平。常用为润肺止咳和清心安神药。配生地黄、麦冬、沙参、贝母、梨皮等，可用于阴虚肺燥的咳嗽；配沙参、五味子、马兜铃、诃子、麦冬等，可用于久咳不愈、肺阴虚而肺气浮散之证（久咳不止，已无实邪，咽干少痰，气短微喘）；配麦冬、莲子、远志、黄连、阿胶、玄参等，可用于热病后余热不清的神志恍惚和阴虚的心烦、失眠。

五味子味酸而收，偏于治肺气之浮散；百合甘敛润肺，偏于治肺阴之虚燥。

百部温肺化痰而治嗽，并可杀虫；百合甘敛润肺而治嗽，并可宁心。

另外，百合还有益气调中的作用。用本品30g配乌药9g，名百合汤，可用于久久难愈的胃痛。我常用百合30g、乌药9g、丹参30g、檀香6g（后下）、草豆蔻9g、高良姜9g、香附9g、川楝子6g作为基础方，随证加减，对溃疡病所致长期胃痛，属于虚实并见、寒热夹杂、气血皆病的证候，往往能取得满意的疗效，仅供同志们参考。

用量一般为9～12g，需要时也可用25～30g。

外感咳嗽时不宜使用本品。

女 贞 子

女贞子味甘、苦，性平。主要功能为滋补肝肾，清热明目。

配何首乌、桑椹、生地黄、杜仲、山药、旱莲草、枸杞子等，可用于肝肾阴虚所致的阴虚发热、头发早白、两目昏花、耳鸣耳聋、牙齿动摇、腰膝酸痛等症。

本品性质平和，补阴而不腻滞，适于久服，不像生熟地黄那样容易腻滞，但滋阴之力也不如二地。

配桑椹、旱莲草制成蜜丸，久服，可用于身体衰弱，慢性虚损诸证。

何首乌补肝肾，乌须发，偏走血分，其性微温；女贞子补肝肾，乌须发，兼清气分，其性微凉。

用量一般为6～9g。

胃有寒者或老年，用本品时，可佐用一些补脾暖胃的药（如白术、陈皮、草豆蔻等）。

旱 莲 草

旱莲草味甘、酸，性平。主要用为滋补肝肾药，并能凉血止血。

本品配女贞子名二至丸，常用于肝肾阴虚之头发早白、脱落，也可在为丸时加入桑椹汁。

配生地黄、玄参、白茅根、黄柏炭、大小蓟、瞿麦、泽泻等，可用于尿血；配生石膏、知母、黄芩、白及、藕节炭等，可用于吐血；配槐角、地榆、槐花炭、黄柏、防风等，可用于便血；配桑寄生、续断炭、白术、棕榈炭、艾叶炭、当归炭、阿胶等，可用于崩漏。

近些年来在治疗再生障碍性贫血、功能性子宫出血、紫癜等病的方剂中，也常随证选用本品。

旱莲草有墨（黑）旱莲与红旱莲之分。墨旱莲偏于补肾、滋阴、止血；红旱莲偏于凉血、活瘀、清热，并能治疮疡。处方上写旱莲草一般给墨旱莲。

用量一般为9g，特殊需要时可用15～30g。

桑 椹

桑椹味甘性凉，为滋阴补血药。市上有“桑椹膏”成药，每次服9～15g，每日2次，热开水冲服，功能滋补肝肾、聪耳明目。

配麦冬、沙参、玉竹等，可用于阴虚津少所致的口渴舌燥、大便干涩等症。

桑椹有黑白两种。白桑椹（未成熟者）功力小，黑桑椹（成熟者）功力大。常配合何首乌、旱莲草、女贞子等，用于阴血虚所致的头发早白、头发脱落等症。

用量一般为6～9g。

腹部有寒、大便溏软者忌用本品。

黑 芝 麻

黑芝麻味甘性平。为滋补肝肾药，有补精、润燥、滑肠等功能。

配枸杞子、菊花、熟地黄、山萸、（白）蒺藜等，可用于肝肾不足所致的头晕眼花；配何首乌、桑椹、旱莲草、女贞子、生地黄等，可用于肝肾不足的头发早白。

本品含油脂多，有润肠通便的作用。配当归、桃仁、肉苁蓉、火麻仁等，可用于津枯血燥的便秘。

何首乌乌须发兼能养血，黑芝麻乌须发兼能润便。

用量一般为9～12g。多用于丸剂中。

便溏、口渴、火牙痛者不宜用本品。

龟 甲

龟甲味咸、微甘，性凉。为滋阴潜阳药，以滋阴为主。例如阴虚而致的骨蒸劳热、盗汗，肺痨咳嗽、咳血等症，可用龟甲（传统用药是用龟板）滋阴养血以清虚热，滋补肝肾以壮根本。常配合熟地黄、生地黄、知母、黄柏、猪脊髓、天冬、麦冬、玄参、沙参等同用。

温热病高热经久不退，阴液耗伤而致阴虚液燥，虚风内动，证见手足轻微抽动、舌干无津、下午低热、夜间烦躁、脉细而弦数等，可用龟甲配麦冬、白芍、阿胶、钩藤、鳖甲、生牡蛎等滋阴养液、潜阳熄风。常用的方剂如三甲复脉汤、大定风珠、小定风珠等（《温病条辨》方）。

肝肾阴虚，肝阳上浮而出现头晕、目眩、耳鸣、烦躁易怒、轰然而热、偏头痛等症者，可用本品滋阴潜阳而收降肝热。常配合白芍、生地黄、生牡蛎、生石决明、菊花、黄芩及六味地黄丸等同用。

肝主筋，肾主骨，对肝肾不足所致的筋骨痿弱、腰酸腿软、不能行走、驼背鸡胸、小儿囟门不合等，可用本品补肾强骨、滋肝荣筋。常配合牛膝、山药、山萸肉、补骨脂、胡桃肉、杜仲、续断、地黄等同用。

本品有滋阴凉血的作用。可用于阴虚火旺而血热妄行所致的月经过多、崩漏、咳血、衄血等症。常配生地黄、玄参、阿胶、黄芩、白芍、黄柏、白茅根、侧柏炭、棕榈炭等同用。

本品咸能软坚，并能通任脉、和血络，故有消散癥瘕癖块的作用。对于因血虚气滞、邪气郁于经隧血络而腹中积有癥瘕癖块者，可配合鳖甲、赤芍、生牡蛎、红花、桃仁、山楂核、郁金、柴胡、香附、莪术、三棱等同用。近些年来常以此法治疗肝脾肿大。

用龟甲熬的胶，名“龟甲胶”，性味甘平，滋阴补血的作用比龟甲更好，并有止血的作用。但通血脉、消癥瘕的力量，则不如龟甲。

鹿茸偏于通督脉、补肾阳，龟板偏于通任脉、补肾阴。(龟板可通任脉，龟甲能否通任脉，尚需积累临床应用资料。)

玳瑁长于平肝镇惊，功力偏于潜降，龟甲长于补阴降火，功力偏于滋收。

鹿角胶补阴中之阳，通督脉之血；龟甲胶收孤阳之汗，安欲脱之阴。二者可以合用，药房有成品（名龟鹿二仙胶）。

用量一般为 9 ~ 25g，必要时可用 30 ~ 60g。须打碎、先煎。

舌苔腻、食欲不振者慎用本品。

鳖　　甲

鳖甲味咸性凉。是常用的滋阴清热药。并有软坚散结的功能，兼能平肝潜阳。

因阴虚内热而见骨蒸痨热、盗汗、颧红、肺痨干咳、痰中带血等症，可用本品滋阴清热，常配合银柴胡、秦艽、青蒿、地骨皮、知母、当归、乌梅、白芍、生地黄、玄参等同用。

疟疾久久不愈，左胁下出现硬块，名曰“疟母”（脾肿大）。本品咸能软坚，散结消癥。可用本品醋炙研末服，每日二三次，每次3g。也可与柴胡、黄芩、党参、半夏、桃仁、牡丹皮、射干、生牡蛎、三棱、莪术等同用。张仲景《金匮要略》书中有“鳖甲煎丸”，是治疗疟母的专剂。近些年来用此丸治疗脾大，也有一定的效果。

妇女经闭，气血流通不畅，腹中瘀积结滞而生癥块者，可用本品配合桃仁、红花、当归尾、赤芍、生大黄、三棱、莪术、桂枝、炙穿山甲等同用，以通经消癥。

龟甲偏于入肾滋阴，补益之力大于鳖甲；鳖甲偏于入肝退热，散结之力大于龟甲。

牡蛎偏于化痰结、消瘰疬；鳖甲偏于除胁满、散疟母。

用量一般为9～15g，重症时也可用到30g。入汤药须“先煎”。

无阴虚内热者、消化不良者、肠冷便泄者忌用本品。

鹿 茸

鹿茸味甘、咸，性温。有补肾阳、强筋骨、益精髓、养血等功能，可用于肾虚腰冷，四肢酸楚，头晕目眩，遗精阳痿等虚损衰弱之证。对小儿元阳不足，发育迟慢，畏寒无力，两腿痿软，难于行走等症，可在六味地黄丸方中加入鹿茸、南五加皮、淫羊藿、补骨脂、续断等，作为丸剂服用。

本品不入汤药，常作为粉剂，装入胶囊中吞服。每次用量0.6～1.5g，每日1～2次，温开水送下，或随汤药冲服。也常常加入丸剂中使用。

鹿角胶

鹿角胶味甘性温。主要功能为：温补下元，补阴中之阳，通督脉之血，生精血，止血崩。功能与鹿茸大致相似，但补力缓慢，久服方效。多用于崩漏带下、虚性出血及阴疽（没有红肿热痛的肿块）。例如配阿胶、当归炭、蒲黄、乌贼骨等，用于虚寒性的崩漏、带下；配杜仲、肉苁蓉、淫羊藿等，可用于阳痿；配熟地黄、山萸肉、山药、茯苓等，可用于小儿发育不良等症；配人参、黄芪、当归、熟地黄等，可用于温补气血，滋养精血，强壮身体；配麻黄、熟地黄、白芥子、肉桂等，可用于阴疽（如阳和汤）。

鹿角活血消肿之力大于鹿角胶，鹿角胶滋补止血之力大于鹿角。

龟甲胶也为滋补药，但龟甲胶偏用于滋阴，鹿角胶补阴之中兼能补阳，二胶合用，阴阳俱补。

用量一般为6～9g，烊化服。

鹿角

鹿角味咸性温。也是补肾阳、益精血的药，作用与鹿茸差不多，只是作用较缓弱，可作为鹿茸的代用品。

鹿茸常用为峻补肝肾药，补力大于鹿角，鹿角补肝肾的作用虽稍缓弱，但活血、散瘀、消肿毒的作用却大于鹿茸。例如配杜仲、续断、补骨脂、附片等，可用于肾阳虚衰所致的腰痛；配金银花、连翘、穿山甲、红花、赤芍等，可用于疮疡肿毒。

鹿角的处方用名为鹿角镑或鹿角片，可入汤药中煎服，也可为末冲服，或放入丸剂中使用。生用偏于助阳活血、散瘀消肿，炙熟或熬胶用则偏于温补肝肾，滋养精血。

用量一般为3～9g，需要时也可用至15g。为末冲服时，每次0.9～2.5，每日2～3g。

鹿 角 霜

鹿角霜为鹿角熬胶后的残渣，温补之力小于鹿角和鹿角胶。可用于脾胃虚寒，食少便溏等证。也有时作为鹿角或鹿角胶的代用品，但用量需比二药大些。

用量一般为6～9g，特殊需要时也可用20～25g。

巴 戟 天

巴戟天味辛、甘，性温。主要功能为补肾阳，兼有强筋骨、祛风湿作用。

凡由于肾阳虚而致的性功能不好，如阳痿、早泄等，可用本品配熟地黄、山药、淫羊藿、枸杞子等治疗。由于肝肾虚寒而引起的少腹部冷痛、寒疝、腰骶部酸痛等，可与乌药、吴茱萸、胡芦巴、补骨脂、小茴香、续断等同用。本品兼有强筋骨、祛风湿的作用，因风寒湿痹引起的腰膝疼痛或腿部肌肉日渐软弱、消瘦等症，也可用本品配桑寄生、独活、肉桂、附子、牛膝、续断、木瓜、当归、党参等治疗。

淫羊藿补肾阳，偏入肾经气分，并有燥性；巴戟天补肾阳，偏入肾经血分，燥性较小。

肉苁蓉补肾阳兼能润燥通便，巴戟天补肾阳兼能祛风寒湿痹。

用量一般为3～9g。

淫 羊 藿

淫羊藿味辛、甘，性温。是常用的补肾阳药，兼有强筋骨、祛风湿的作用。

本品峻补肾阳，兴奋性功能而治疗阳痿。常配合熟地黄、仙茅、肉苁蓉、枸杞子、巴戟天、沙苑子、山萸肉、锁阳、阳起石、羊睾丸等同用，作丸剂服。也可用本品浸酒（浓度为10%）饮用。

淫羊藿性味辛温祛风寒，补肝肾而壮筋骨。因风寒湿所致的四肢肌肤酸痛，麻木不仁，或关节疼痛，腿软无力，可配合威灵仙、苍耳子、肉桂、附子、川芎、独活、续断等同用，水煎服；或为细末，温酒送服一钱，每日2次。我曾以本品配合熟地黄、山萸肉、山药、茯苓、附子、肉桂、巴戟天、肉苁蓉、牛膝、续断、杜仲等，用于治疗脊髓痨、脊髓炎等所致的下肢截瘫，或两腿无力，二便失控等症，有一定效果。供参考。

枸杞子补肾益精，偏用于肾精虚者；淫羊藿补肾助阳，偏用于肾阳虚者。

仙茅补肾阳并能助脾胃运化，增进食欲；淫羊藿补肾阳并能祛风湿、强筋骨，治四肢风冷不仁。

用量一般为3～9g，特别需要时也可用12～15g。

性欲亢奋者忌用。

据现代研究报道，本品有促进精液分泌的作用。

仙　茅

仙茅味辛性温有小毒。主用为温肾壮阳药，兼有暖胃的功能。肾阳虚而阳痿、腰膝冷痛，老年遗尿等症，可用本品配熟地黄、山萸肉、淫羊藿、枸杞子、五味子、续断等同用。胃脘部冷气胀痛，或泛酸水，食欲不振等症，可用仙茅配砂仁、吴茱萸、木香、高良姜等同用。

近年有用本品配仙灵脾（淫羊藿）、巴戟天、黄柏、知母、当归等同用（名二仙汤），治疗高血压表现为肾虚证者，取得了一定效果，可资参考。

用量一般为3～9g。

补 骨 脂

补骨脂又名破故纸，味辛、苦，性大温。主要功能为补肾阳，固下元，暖脾胃，止泄泻。

凡因肾阳虚而致的阳痿、性功能减退、腰膝冷痛、阴囊湿冷、下腹部虚冷等症，可用本品配胡桃肉、杜仲、阳起石、续断、附子、熟地黄等同用。肾主下元，肾阳虚可导致下元不固而出现遗尿、尿频、尿失禁等症，可用本品配桑螵蛸、菟丝子、乌药、益智仁等同用。也可用本品炒脆为末，睡前服。我曾用本品配桑螵蛸、覆盆子、乌药、益智仁、熟地黄、山萸肉、炒鸡内金、茯苓、煅龙骨、煅牡蛎、桑寄生等，治疗青少年或成年人顽固性遗尿，取得满意的效果。

脾胃虚寒而致消化不良，慢性泄泻等症，可用本品配肉豆蔻、大枣、生姜（名二神丸）、茯苓、白术等同用。本品既能温肾又能暖脾，故对脾肾阳虚而致的“五更泄”（又名鸡鸣泄，即每日清晨拂晓时泻肚）最为适用。常配合吴茱萸、五味子、肉豆蔻（名四神丸）等同用。我常在四神丸方的基础上随证加入炒山药、诃子、茯苓、白术、附子、炮姜等药，用于治疗慢性痢疾、慢性肠炎、肠结核等病的泄泻，有一定效果，供参考。

肉豆蔻与补骨脂均能止泄泻，但肉豆蔻偏于助脾阳、燥脾湿而涩肠止泄，补骨脂偏于补肾暖脾而固肠止泄。

用量一般为3～9g。

尿血、便秘者及孕妇慎用本品。急性泌尿系感染而致尿频者，也不宜用之。

肉 苁 蓉

肉苁蓉味酸、咸，性温。主要用为补肾阳药，兼有润肠通便的功能。

肉苁蓉质地油润，能补肾阳，又无燥性。配熟地黄、菟丝子、杜仲、山药、巴戟天、淫羊藿等，可用于肾虚所致的腰痛、膝软、阳痿、性功能减退、眩晕耳鸣等症；配当归、川芎、白芍、艾叶、香附、续断等，可用于肾气虚寒之月经衍后、子宫寒冷、久不受孕等症；配熟地黄、当归、桃仁、火麻仁、黑芝麻等，可用于老年人或妇女产后气血衰弱，津液缺乏而致的大便干秘。

火麻仁通便由于滋脾润肠，肉苁蓉通便由于滋肾润燥。

用量一般为6～12g，需要时也可用15～30g。

据现代研究，本品有降血压作用；也可作为膀胱炎、膀胱出血及肾脏出血的止血药（个人意见：用于止血时最好配合凉血药同用；或仅用于下虚性的出血）。

益　智　仁

益智仁味辛性温。主要功能为温脾肾，燥脾湿，摄涎唾，缩小便。

脾胃虚寒之腹中冷痛、呕吐泄泻、涎多泛酸等症，可用本品补脾阳、燥脾湿，常配白术、黄芪、砂仁、木香、茯苓等同用。

益智仁有摄涎唾的作用。我曾治疗一位26岁男性病人，主要症状是严重流口水，每夜都把枕头浸湿半边，每日需洗晒枕头，二三年来很痛苦。用益智仁配合苍术、茯苓、诃子、半夏、陈皮等随证加减，服用五六剂，即止住涎水。供参考。

益智仁配乌药为末，用山药糊为丸，名缩泉丸，常用于治疗遗尿、小便频数、夜间尿多等症，每次可服二钱，每日2次，温开水送下。如加入桑螵蛸、五味子、山萸肉、补骨脂等同用，则效果更好。配补骨脂、肉豆蔻等，可用于脾肾虚泻。配高良姜、丁香治胃寒呕吐（水多涎多者）。

覆盆子涩性大，补肾缩小便的作用大于益智仁；益智仁燥性大，燥脾摄涎唾的作用大于覆盆子。

用量一般为3～9g。

一切燥热证及尿色黄赤而且尿道疼痛的尿频数者，均不应使用本品。

菟 丝 子

菟丝子味甘、辛，性温。主要用为补肝肾药。对于因肝肾不足所致的腰膝疼痛、阳痿遗精、视力减退、小便淋漓等症，皆常使用。例如配五味子、莲子肉、远志、芡实等，用于遗精；配沙苑子、淫羊藿、枸杞子、巴戟天等，用于阳痿；配草决明、枸杞子、菊花、车前子、青葙子、熟地黄、生地黄等，用于视力减退。

根据本品有补肝肾、益精血、强腰膝、固下元的作用，近年来对功能性子宫出血、习惯性流产、再生障碍性贫血等病，也常在辨证论治的基础上加入本品。

蛇床子补肾，偏助肾阳，并可外用祛湿治阴痒；菟丝子补肾，偏于益精，温而不燥，很少外用。

用量一般为9～12g。

杜 仲

杜仲味甘、微辛，性温。是常用的补肝肾、强筋骨、壮腰膝的药物，并有安胎作功能。肾主腰膝，肝主筋，肾主骨。如因肝肾虚弱而致腰痛、膝腿无力者，可用本品补肝肾、强筋骨而益腰膝，常与熟地黄、续断、怀牛膝、山药、山萸肉、补骨脂等同用，腰腿发凉、喜暖怕冷的，还可加附片、肉桂、淫羊藿等。

孕妇如因肾虚而致胎动（妊娠两三个月，腰痛，胎动欲坠，身体下部乏力，或兼见尺脉弱等），可用杜仲补肾安胎，常配合桑寄生、续断、白术、熟地黄、白芍、苏梗、当归等同用。如因肾虚而胎漏（孕妇子宫出血），常用杜仲炭配合续断炭、当归、白芍、阿胶、艾叶炭等治疗。

伤科中常把杜仲与续断同用。前人经验认为杜仲能促进筋骨离开的部分结合起来，续断能促使筋骨断折的部分接续起来，二药同用可增强疗效。内科也常以这二药同用，以加强补肝肾、强筋骨、壮腰膝的作用。

桑寄生、杜仲皆能治腰痛，桑寄生祛风湿，益血脉，适用于肾经血虚，风湿乘袭所致的腰痛；杜仲温气，燥湿，适用于肾经气虚，寒湿交侵所致的腰痛。桑寄生与杜仲都有安胎的作用，但桑寄生益肝肾血脉，补筋骨而使胎牢固，杜仲补肝肾之气，肝肾气足而胎自安。二药常同用。

本品性温而燥湿，入肾经气分，用熟地黄补肾时，佐用一些杜仲，可使熟地黄补而不滞。

用量一般为3～9g。

肾阴不足而有虚热者不宜用之。

现代研究证明，杜仲有降血压的作用，炒杜仲的降压作用较大，煎剂比酊剂作用较强。有热证者，可配黄芩同用。

续　断

续断味苦、辛，性微温。主要功能为补肝肾，续筋骨，通血脉，利关节，安胎。常用于以下几种情况。

1. 肾虚腰痛　因肾虚而致的腰痛腿软、行走不利等症，常以本品配杜仲、狗脊、怀牛膝、生地黄、熟地黄、制附片等同用，可补肝肾、壮筋骨、利关节而止痛。

2. 跌打损伤　跌打损伤，筋骨折断，外伤肿痛等，常以本品配当归、川芎、乳香、没药、三七、杜仲、牛膝、骨碎补等同用，可消肿止痛，接续筋骨，有促进组织再生之效。

3. 胎动、胎漏　妊娠两三个月胎动欲堕者，常以本品配桑寄生、杜仲、白术、当归等同用，可固肾安胎。胎漏也可致胎动不安，常以续断炒炭配合当归、白芍、生地黄、杜仲炭、阿胶、艾叶炭等同用，有止血安胎的作用。

杜仲入肾经气分，偏治腰膝酸痛；续断入肾经血分，偏治腰膝关节不利、行动艰难。二药常同用。

狗脊兼入督脉，偏治腰脊部僵痛，兼能祛风湿；续断偏治腰膝腿足疼痛，兼能活血。

近年来常于腰肌劳损、扭伤、肾炎、泌尿系感染等出现腰痛者随证选用本品。

用量一般为5～10g，特殊需要时，也可用25～30g。

狗 脊

狗脊味苦、甘，性温。功能补肝肾，强腰膝，兼能除风湿。素日肝肾虚弱，气血不足，兼受风寒湿邪所侵而发为腰脊疼痛、腿软乏力等症，可以本品配川牛膝、海风藤、木瓜、续断、秦艽、独活等同用。

狗脊为性质平和的补肝肾药，除上述症状外，因肝肾不足而引起的月经过多（配当归炭、白芍、艾叶炭、生地黄、黄芩等）、白带（配白术、白蔹、苍术、茯苓、白鸡冠花等）、尿频（配菟丝子、五味子、桑螵蛸等）等，均可随证加减使用。对老年人腰脊酸痛、腿软脚弱等症，更为适用。

近些年来对于脊椎关节炎、脊髓病、脊椎压缩性骨折后遗症等病，我常在补肝肾、通血脉、祛风寒的基础上加用本药12～25g（例如曾用于治胸椎压缩性骨折取得满意效果的主方：生熟地黄、山药、山萸肉、骨碎补、补骨脂、南红花、续断、杜仲、独活、制附片、淫羊藿、金狗脊、牛膝、肉桂，随证加减），似有一定帮助，供参考。狗脊毛炒炭有止血作用，主用于外伤止血。

用量一般为6～9g，需要时可用12～30g。

牛膝（附：土牛膝）

牛膝味苦、酸，性平。主要功能为补肝肾，强筋骨，散瘀血，引药下行。

配龟甲、黄柏、知母、熟地黄、当归等，可用于肝肾虚所致的腰膝酸疼、足软无力。配苍术、黄柏，名三妙丸，可用于湿热下注引起的两腿红肿，两足不能步履，下部湿疮等。

牛膝有行血散瘀的作用，常配合桃仁、当归尾、红花、川芎、赤芍、牡丹皮等，用于气血凝滞所致的经闭、癥瘕等症；配红花、川芎、当归、木通、滑石、冬葵子等，可用于胞衣不下；配泽兰能利腰膝间死血，也可用于瘀血所致的腰腿疼痛。

牛膝入肝肾二经，有下行之力，并能引药至腿，可作为治疗身体下部疾病的引经药。

对泌尿系结石，可重用牛膝利水通淋，再配伍冬葵子、泽泻、泽兰、猪苓、茯苓、海金沙、金钱草、木通、槟榔等，有促进结石下行、排出的作用。

用于散恶血、破癥结、活血散瘀时，可用生牛膝；用于补肝肾、壮筋骨、强腰膝时，可用制（酒浸或酒蒸）牛膝。

怀牛膝偏于补肝肾；川牛膝偏于散瘀血，并能祛风治痹。

另有一种叫“土牛膝”的，是天名精的根，与牛膝功能不同。土牛膝性味甘寒，功能破血、止血、解毒、清热，可用于火热牙痛、乳蛾、喉痹（包括急性扁桃体炎、咽炎、喉炎等）、血淋等。

处方上只写牛膝，药房即付给怀牛膝。

用量一般为2~9g，需要时也可用15~30g。

因本品性善下行，故对滑精、溏泄者及孕妇，不应使用。

据现代研究，本品可使血压暂时下降，牛膝素有溶血及使蛋白质凝固作用；配金银花、赤芍等，可用于血栓闭塞性脉管炎（脱疽）；治疗急性扁桃体炎及防治白喉，都有良好效果。

蛇 床 子

蛇床子味辛、苦，性温。内服有温肾阳、暖子宫的功能，可用于男子阳痿、性功能减退，女子宫寒不孕等症，常配合熟地黄、山萸肉、茯苓、菟丝子、沙苑子、当归、肉桂、淫羊藿等同用。本品外用有燥湿、杀虫、止痒的作用。对于阴道滴虫引起的白带（滴虫性阴道炎），可用本品煎汤冲洗，或制成阴道坐药、软膏等使用。本品配苦参、黄柏、密陀僧等研末，油调外涂，对顽癣、湿疮等有效。

本品单味煎汤外洗，可用于阴囊湿痒流水。

用量：内服一般为3～9g，常作丸剂用；外用取9～30g煎汤外洗。

肾经有火、性功能亢奋者，忌用本品。

阳 起 石

阳起石味咸性微温。主要用为补肾阳药。可配熟地黄、山药、山萸肉、茯苓、泽泻、淫羊藿、巴戟天、附子等，用于男子肾阳虚而致的阳痿、阴部冷汗，女子子宫寒冷、腹痛、久不受孕等症。对阳痿也可用阳起石30g、熟地黄30g水煎服。

用量一般为9～30g。

肾阳偏亢者不宜用。

韭 菜 子

韭菜子味辛、甘，性温。有温补肝肾的功能。配龙骨为末，温水（或酒）送服3g，每日2次，可用于遗精；配桑螵蛸，可用于下元虚冷之小便不禁；配芡实、白术，可用于白带等症。

用量一般为3～9g。

肾经有热者忌用。

紫 河 车

紫河车现代名“胎盘”，味甘、咸，性温。功能大补气血，为滋补强壮药。本品气味俱厚，可用于各种虚损、精血不足的证候。前人有“精不足者，补之以味”的经验，即指用这些厚味之药。

本品有肉腥味，常在丸药中使用，或焙干研粉，装入胶囊中吞服，不入汤药。例如河车大造丸等，可用于虚劳羸瘦、身体虚弱、精神不振、遗精、阳痿等症。

据现代研究，本品能促进乳腺、女性生殖器、卵巢的发育；有免疫作用，能增强抵抗力；对子宫发育不全、子宫萎缩、功能性无月经、子宫肌炎、子宫出血、乳少、产后垂体前叶功能减退（席汉综合征）、贫血、肺结核、支气管炎等，都有治疗作用。

鹿茸补肾、督（督脉经）的阳气，并能生精益髓；紫河车补肝、肾的阳气，功能益血助气。

用量一般为2～4.5g。

有虚火者忌用本品。

山 茱 萸

山茱萸味酸、苦、涩，性微温。功能为补肝肾，强身体，是常用的滋补强壮药。兼能涩精、止尿频、敛汗益阴。

肝肾不足而见腰酸腿软、头晕耳鸣、遗精早泄、月经过多、身体虚弱等症者，可配合地黄、山药、牡丹皮、泽泻、茯苓（六味地黄丸）等同用；遗精明显者，可加锁阳、金樱子、五味子等；月经过多者，可加黄柏炭、艾叶炭、阿胶珠等；腰痛者，可加续断、杜仲等。

肾虚而小便频数者（腰酸腿软、小便频数无疼痛、尿色正常、尺脉弱，或为老年人），可配合桑螵蛸、益智仁、覆盆子、乌药、地黄、山药、五味子等同用。

本品味酸苦而涩能收敛，有止汗固脱作用。凡正气不足而虚脱汗出不止者（如休克时的冷汗淋漓等），可用本品配合五味子、麦冬、生黄芪、煅龙骨、煅牡蛎等同用。血压急剧降低者，可配合人参、附片等同用。

五味子偏于敛肺经耗散欲绝之气，收肾脏耗散欲失之元阳；山茱萸偏于滋肝肾不足之阴，敛阴阳欲绝之汗。

金樱子、山茱萸皆能固精秘气，但金樱子兼能收肺气、敛大肠，山茱萸兼能缩小便、收阴汗（阴部多汗）。

用时要去净核，前人经验认为不去核反能滑精。所以处方上常写“山萸肉”，意思是指用无核的果肉。

用量一般为3~9g，急救虚脱时可用20~30g。

肾阳亢奋，下焦有热，小便不利者，均不宜用本品。

沙 苑 子

沙苑子又名沙苑蒺藜、潼蒺藜，味甘性温。主要功能为补肾固精。

配续断、牛膝、杜仲等，可用于肾虚腰痛；配山萸肉、五味子、莲须、龙骨、巴戟天、仙茅等，可用于肾虚所致的遗精阳痿；配桑螵蛸、菟丝子、覆盆子、益智仁、补骨脂等，可用于老年人肾虚小便频数或失禁；配枸杞子、菊花、(白)蒺藜、菟丝子、决明子等，可用于肾虚所致的头晕眼花。

本品治肾虚所致遗精、早泄效果最好，我常在六味地黄汤的基础上，加本品9g、莲须2g、五味子8g、龙骨10g，水煎服，每收良效，请参考。

蒺藜主要用于散郁调肝，沙苑子主用于补肾益精。

菟丝子、沙苑子皆能补肾益精，但菟丝子稍温而不燥，偏于生精强肾，可治久无子女；沙苑子温助肾阳，偏治遗精阳痿，兼能明目。

用量一般为9～12g，需要时也可以再多些。

性欲亢奋者忌用本品。

酸　枣　仁

酸枣仁味甘、酸，性平。主要功能为养肝、宁心、安神、敛汗。本品能补养心肝之血而安神定志。最常用于肝胆血虚不能养心而致心烦不眠、多梦、易惊等症。一般偏于心脾不足、气血两虚者，常配黄芪、白术、当归、白芍等同用（如归脾汤：黄芪、白术、当归、龙眼肉、酸枣仁、党参、茯苓、远志、木香、甘草）；偏于肝胆虚热者，常配知母、茯苓、黄芩等同用（如《金匮》酸枣仁汤：酸枣仁、知母、茯苓、川芎、甘草）；偏于阴虚肝旺者，常配白芍、生石决明、生地黄、龙齿、茯苓、生牡蛎等同用。据现代研究证明，酸枣仁能抑制中枢神经系统，有镇静催眠作用。生用或微炒用，如果炒枯则失去镇静效能。

酸枣仁甘酸能敛虚汗，并能生津，对久病失血，或忧思劳伤心脾而出现疲乏、出汗、烦渴、心惊等症，可配合生地黄、白芍、山萸肉、五味子、牡蛎等同用。

黄连治心火亢盛之心中烦热不得眠，酸枣仁治肝胆不足之虚烦神怯不得眠。

酸枣仁生用甘酸而润，偏用于肝胆虚热之证；炒熟用则酸温而香，兼有醒脾作用，偏用于肝、胆、心、脾血虚少眠之证。

前人还有生枣仁治多眠，炒枣仁治失眠的说法，但近人用动物作药理实验，未见如此相反的作用。古代也有的医家提出这是酸枣肉与酸枣仁之误，认为酸枣肉可治多眠，如同麻黄可发汗，麻黄根、节能止汗的道理相同。可供参考。我治失眠是用炒酸枣仁，最好是新炒的。新炒的比炒后放好久的效果好，供参考。

用量一般为3～9g，特殊需要时可用15～30g。

肝、胆、心、脾有实热或暑湿内停以及初感风寒者，不宜用本品。

柏 子 仁

柏子仁味甘性平。主要用为养心安神、润燥通便药。本品能补心气养心血而安神。对思虑过度、心脾受损而出现心慌不安、惊悸失眠、夜间盗汗等症，常以本品配地黄、酸枣仁、当归、党参、茯苓、麦冬、五味子、远志等同用。

柏子仁还有养血润肠的作用，对年老、久病、体衰、津血枯耗而致的大便秘结，可以本品配桃仁、杏仁、当归、麻仁、瓜蒌、松子仁等同用。

合欢花治肝郁的失眠，首乌藤治阴阳不交的失眠，柏子仁治心虚的失眠。

郁李仁偏治幽门气结而致的便秘，柏子仁偏治血虚肠燥的便秘。

用量一般为3～9g。

膈间多痰及大便泄泻者，不用本品。

远 志

远志味苦性温。主要功能为安神益志，祛痰开窍。

本品有交通心肾而安神的作用。人体在正常情况下，心阳下交于肾，肾阴上交于心，心肾功能协调相交。如因心肾不交而致失眠、惊悸等症，常用本品配茯苓、酸枣仁、地黄、党参、首乌藤、五味子等同用。

本品还有益志的作用，可用于因心肾不足而致的记忆力减退、善忘、精力不集中等症，常配菖蒲、龙骨、龟甲、麦冬、五味子、柏子仁等同用。

由于痰阻心窍而致神志不清、惊痫、耳目不聪等症，可用远志化痰开窍，常配天竺黄、郁金、菖蒲、胆南星等同用。现代研究表明，远志能使支气管分泌增加，促使支气管内容物容易咯出，有祛痰作用，可用于支气管炎等。一般常配杏仁、紫菀、前胡、甘草等，用来祛痰止咳。

用量一般为 3 ~9g。

首乌藤

首乌藤也叫夜交藤。味甘性平。常用为安神药，但它也有通经络、除痹痛的功能。

首乌藤有使身体阴阳协调的作用，适用于肝肾阴虚而阳旺所致的虚烦不眠、多梦等症。可配合生地黄、白芍、龙骨、牡蛎、远志、玄参等同用。

另外，本品还有通经活络的作用，可用于风寒湿痹、全身窜痛等症，常配合桑寄生、桑枝、独活、羌活、桂枝、当归、红花、附子等同用。

用量一般为 9 ~30g。

朱砂

朱砂味甘性寒有毒。为重镇安神药，并有清热解毒功能。

本品性寒，质重，入心经，有清热、镇惊、安神的作用。由于心火太盛或心经痰热所致的惊悸、癫狂、失眠等症，可用本品配黄连、生地黄、当归、甘草（朱砂安神丸）等同用；或配磁石、神曲（磁朱丸）同用。本品不入汤药，常作为丸药用（如上述丸药）或作为细粉冲服。例如上述症可用黄连、生地黄、远志、天竺黄、郁金、生铁落等煎汤，送服朱砂粉 0.6 ~0.9g。也有时作为丸药的外衣用。曾用香附、白芍、黄芩、黄连、天竺黄、菖蒲、远志、郁金、生赭石、生牡蛎、生铁落等随证加减，冲服朱砂 0.6 ~0.9g，用于精神分裂症狂躁不安者，有一定效果。

本品性寒，清热、安神，故也常用于清暑热、安心神的药剂中，如益元散（滑石、甘草、朱砂）等。人丹、避瘟散等祛暑药中也常有朱砂。

《内经》有“诸痛痒疮皆属于心”的理论记载，认为血中有火热可生毒疮、痈肿等症。本品能清心热，也是外科、喉科常用的清热解毒药品。例如配僵蚕、硼砂为细末，吹喉用，可用于急性扁桃体炎、咽喉肿痛等症。治咽喉病的古方“玉钥匙散”即为西瓜霜、西月石、飞朱砂、僵蚕、冰片所组成，是有效的吹喉剂。

珍珠母安神主要是养心阴、降心火，朱砂安神主要是镇惊清热。

生铁落重镇心肝，坠痰下气，偏治癫狂善怒；朱砂镇心降火，偏治心经邪热，神昏谵妄。

用量一般为 0.3～0.9g，随汤药冲服，重症时可用1.5～2.5g。

据现代研究，本品可降低大脑中枢神经兴奋性，有镇静作用。

注意本品不可直接见火，以免分解出金属汞而至中毒；不可用过大剂量，不可长期服用，以免中毒。

琥　珀

琥珀味甘性平。主要功能有三。

1. 镇惊安神　主用于治癫痫。由于突然受到严重的惊吓而发生神昏、吐白沫、吊眼、抽搐等症，称作惊痫。小儿目触异物或突闻异声都可致此病。本品有镇惊安神及通心窍的作用，常配合朱砂、胆南星、牛黄、全蝎、天竺黄等同用（如琥珀镇惊丸）。

2. 利水通淋　本品有淡渗利尿的作用。对于膀胱热结而致尿血、尿痛、排尿困难等症。可用本品配木通、萹蓄、滑石、茯苓、泽泻、瞿麦等同用。

3. 散瘀活血　妇人由于产后恶露不净，渐致下腹部疼痛拒按，并有硬块作痛等症，为腹中有瘀血所致，可用本品散瘀活血，常配合当归、川芎、鳖甲、三棱、延胡索、没药、红花、桃仁、五灵脂等同用。

朱砂重镇清热而安神，琥珀镇惊通窍而安神。

珍珠母镇心平肝而安神，兼能去目翳、收疮口；琥珀镇惊通窍而安神，兼能利水通淋。

用量一般为0.3～2.5g，随汤药冲服。

凡阴虚内热，津液不足而尿少、小便不利者，不可用本品。

磁　　石

磁石味辛、咸，性寒。本药为重镇之品，主要功能为补肾纳气，平肝潜阳，定志安神。

1. 补肾纳气　肾虚而瞳孔扩散、视物不清，肝肾两虚而目睛昏暗，眼生黑花，白内障等，常以本品配熟地黄、生地黄、枸杞子、菊花、石斛、白芍、当归、菟丝子、夜明砂、青葙子、羊肝、朱砂等同用；或配朱砂、神曲为丸内服（磁朱丸，磁石使精水不外遗，朱砂使邪火不上侵），为治白内障常用的中成药（名磁朱丸）。久病久咳或体质虚弱，导致肾气亏虚，不能纳气归肾而发生虚喘，症见气短喘息，劳累时更甚，吸气比呼气困难，吸气短自觉气不能下纳于丹田（指脐下部分），或兼见腰膝酸软，面色发黑，两尺脉弱等。临床称此证为肾不纳气的虚喘。本品能引肺气入肾，常配熟地黄、山萸肉、山药、牡丹皮、茯苓、泽泻、肉桂、五味子、附片、沉香、苏子、杏仁等同用，有摄纳肾气而平喘的作用。

2. 平肝潜阳　肝肾阴虚，虚阳上扰而出现耳鸣、耳聋、眩晕、目花、头痛等症，常以磁石配合生地黄、白芍、生赭石、生石决明、蝉蜕、菊花、黄芩、桑寄生等同用。

3. 定志安神 对于心神不安、惊恐失眠、心慌虚怯、癫痫等，可以本品配合远志、朱砂、珍珠母、当归、白芍、柏子仁、茯神、龙齿等同用。

生赭石镇厥阴心包之气，除血脉中之热，养血镇逆，兼能镇降肝阳；磁石镇纳少阴上浮之火，使心肾相交而定志安神。赭石偏入心肝，磁石偏入肝肾。

紫石英重镇，能补心肝血分而温暖子宫；磁石重镇，能补肾养肝而纳气归肾。

黑铅纳肾气，是由上而下，镇降肾气之上逆；磁石纳肾气，是由下而上，引肺气下降，纳气以归肾。

磁石能吸铁者，称“灵磁石”。灵磁石效果较好。

本品是一种含铁的矿石，使用时最好配合神曲、鸡内金等助消化药物，既能帮助吸收，又可免于害胃。

用量一般为9～30g。打碎，先煎。

龙骨（附：龙齿）

龙骨味甘、涩，性平。本品有生用、煅用的分别。生龙骨有平肝潜阳、镇静安神的功能；煅龙骨有固涩收敛的功能。

由于阴虚阳亢所致的烦躁、失眠、头目眩晕等症可用生龙骨平肝潜阳，常配合生地黄、白芍、玄参、（白）蒺藜、黄芩、远志、生牡蛎等同用。由于受惊而心神不宁，或心虚而易惊、心悸、失眠、睡时易惊醒等症，可用生龙骨镇惊安神，常配合远志、茯神、琥珀、龙齿、当归、熟地黄、珍珠母等同用。可在辨证论治的基础上，选用于治疗失眠、头痛、烦躁等症的方剂中。

煅龙骨收敛固涩的效果大于生龙骨。常用于治疗多汗、遗精、崩漏、白带过多、遗尿、久痢等症。可配合麻黄根、浮小麦、生黄芪、白术（治自汗）、麦冬、五味子、生地黄、牡蛎

（治盗汗）、金樱子、锁阳、黄柏、远志、莲子心（治遗精）、桑寄生、续断炭、煅牡蛎、棕榈炭、阿胶（治崩漏）、樗根白皮、苍术、薏苡仁、茯苓（治白带）、桑螵蛸、覆盆子、益智仁、乌药、山萸肉（治遗尿）、赤石脂、木香、乌梅（治久痢）等同用。

龙齿、龙骨作用大致相同，但龙齿安神镇惊的作用大于龙骨，龙骨固涩下焦精气的作用大于龙齿。

牡蛎、龙骨虽均有平肝潜阳的作用，但牡蛎兼有软坚散结、降痰除癥的作用，龙骨兼有止痢、止血的作用。

煅龙骨在外科收口、生肌的外用药中也常用，有生肌长肉收口敛疮的作用。

用量一般为9～15g。生龙骨有时可用20～30g；煅龙骨则不宜用量太大。

火盛而遗精者忌用，误用可致尿赤涩痛。

牡　蛎

牡蛎味咸、涩，性微寒。生用有益阴潜阳、软坚散结的功能；煅用有缩小便，止带下的功能。

因阴虚阳亢而致的烦躁、失眠、盗汗等症，可用本品益阴潜阳，常配合生龙骨、生地黄、白芍、黄芩、香附、远志、首乌藤等同用。

生牡蛎有益肾养阴、清热、解渴、除烦的效能。对于因阴虚所致的夜间口渴、虚热烦躁等症，可以本品配合玄参、生地黄、天花粉、白芍、石斛等同用。

本品有化痰散结的作用。例如用生牡蛎、玄参、川贝母为末，蜜丸，每服9g，日服2次。可用于消散瘰疬、痰核（颈淋巴结核、甲状腺瘤、颈淋巴肉芽肿等）。

本品对腹中癥瘕、疟母等（肝、脾肿大，腹中肿物等）肿块，有软坚散结，消化肿块的作用。常用生牡蛎配合鳖甲、红花、桃仁、三棱、莪术、郁金、柴胡、神曲、山楂核、射干、白术等同用，或作丸剂久用。

牡蛎煅用则可加强收敛固涩的作用，常用于白带、崩漏、遗精、遗尿等症。可配合白术、苍术、山萸肉、山药、莲子心、桑螵蛸、益智仁、覆盆子等同用。

本品含有钙质，与苍术等配合，可用于小儿钙质缺乏的佝偻病等。

海蛤粉咸而化痰，偏用于治咳嗽，痰黏稠不易咯出者；牡蛎咸而化痰，偏用于软坚散结，治瘰疬、痰核，散癥瘕。

用量一般为9~30g。煅牡蛎用量要小些。

珍 珠 母

珍珠母（真珠母）味咸性凉。主要有以下几种功能：

1. 降心火、清肝热　发热性疾病因痰热内盛，热入心包，热极生风而致神昏谵语、惊痫抽搐等症，可用本品配郁金、黄连、天竺黄、胆南星、菖蒲、远志、水牛角、朱砂、钩藤、全蝎等同用。

2. 潜肝阳、安心神　心肝阴虚、肝阳亢躁、心神不宁而致眩晕、耳鸣、失眠、心悸、虚烦、多梦等症，可用本品配生白芍、生地黄、（白）蒺藜、远志、黄芩、香附、钩藤、生赭石等同用。我常用此类药物治疗神经衰弱属于阴虚阳旺证者，有较满意的效果，请作参考。

珍珠母、远志、首乌藤、酸枣仁、柏子仁均能安神治失眠。其中，珍珠母偏用于心肝阴虚，心经有热的失眠，远志偏用于心肾不交、痰阻心窍的失眠，首乌藤偏用于肝肾不足、阴阳失调的失眠，酸枣仁偏用于肝胆血虚的失眠，柏子仁偏用于心血不足的失眠。

珍珠母、石决明均有潜阳的作用，但珍珠母偏降心火，石决明偏降肝火。心经神志病常用珍珠母，肝经阳亢病常用石决明。

龙齿长于镇惊安神，珍珠母长于养心安神。

用量一般为9～30g（先煎）。

心经有寒、水饮凌心者，不宜用本品。

麻 黄 根

麻黄根味甘性平。是常用的止汗药。本品能引补气药到达卫分，固腠理而止汗。配生黄芪、煅牡蛎、浮小麦、党参、白术等，常用于阳虚、卫气不固而致的自汗症；配地黄、山萸肉、五味子、柏子仁、麦冬、生牡蛎等，也可用于阴虚内热，虚烦不眠，潮热盗汗症，与黄芪、当归等养血固表药同用，可治产后虚汗。

用量一般为6～9g。

浮小麦（附：小麦）

浮小麦味甘性凉。是常用的止汗药。

“汗为心之液”，本品入心经，甘凉止汗。治阳虚自汗，可配生黄芪、麻黄根、牡蛎等同用；治阴虚盗汗，可配柏子仁、麦冬、五味子、白芍、生地黄等同用。

浮小麦也可用于久病、大病之后，因津液精血消耗太多而致阴虚，出现心烦盗汗，下午潮热，身体消瘦，舌嫩红而干，脉细数等症。常配合沙参、麦冬、五味子、白芍、生地黄、地骨皮、玄参、秦艽、鳖甲等同用。

浮小麦是把小麦放入水中淘之，取其干瘪体轻或枯瘦带皮而浮在水面上者入药，是临床常用之品。至于小麦（不浮在水面上者），也有时入药，其性味甘平，能养心除烦。可用于脏躁病的悲伤、喜哭、忧郁等（现代认为是癔病的一种表现），如《金匮》甘麦大枣汤（甘草、小麦、大枣）。也可随症配用一些疏肝、解郁、养心、安神之品，例如香附、白芍、柴胡、远志、茯神、珍珠母、龙齿等。小麦与浮小麦不同，处方时，小麦常写为“淮小麦”或“净小麦”以示区别。

麦苗性味辛寒，有除烦热、退黄疸的作用。

麻黄根固腠理而止汗，浮小麦去心经虚热而止汗；小麦养心除烦，无止汗作用。

用量一般为9～30g。小麦用量相同。

金 樱 子

金樱子味酸、涩，性平。主要功能为补肾秘气，涩精固肠。

配芡实、龙骨、牡蛎、锁阳等，可用于肾虚滑精、遗精。配桑螵蛸、覆盆子、山药、莲须等，可用于遗尿。配山药、芡实、莲子肉、苍术、茯苓等，可用于妇女白带过多。

“肾司二便”，本品既有补肾秘气、涩固精关、止带下、摄小便的作用，并且还有固涩大肠而止泄的作用。临床上常以本品配合补骨脂、山药、芡实、茯苓、五味子、肉豆蔻、党参、白术等，用于慢性泄泻。我用“四神丸”（补骨脂、吴茱萸、五味子、肉豆蔻）方配合“附子理中汤”（附子、白术、党参、干姜、炙甘草）方加入金樱子、诃子、茯苓等，随证加减，用于慢性痢疾、慢性肠炎久久不愈者，曾屡收满意的效果，谨供参考。

莲须清心固精而治遗精，金樱子秘肾气固精而治遗精。有梦而遗精者选用莲须，无梦而滑精、遗精者选用金樱子。

本品亦可熬成流浸膏使用，如市售之“金樱子膏”，可用于遗精、遗尿、带下、久泄等证，服用方便，可以选用。

据现代研究，本品可使肠壁之黏膜收缩，分泌减少，故有止泻作用。可用于慢性肠炎。

用量一般为4.5～9g。

心肾有实火邪热而致遗精、尿痛、尿频者，忌用本品。

莲子（附：莲子心）

莲子味甘、涩，性平。有养心、健脾及补肾、固涩等功能。莲子入药时须摘去皮、心，所以又称莲子肉。

莲子能入心经，对心虚或心肾不交而心神不安、失眠多梦等症，常配合茯神、远志、柏子仁、珍珠母、龙齿等同用。

本品能健脾、厚肠胃，常配合白术、山药、扁豆、茯苓、党参、芡实、木香等，用于治疗脾虚泄泻、消化不良、便溏少食、面黄白消瘦等脾虚证。

对心肾虚而致的遗精，常以本品配合生地黄、山萸肉、五味子、远志、金樱子、锁阳等同用。

脾肾两虚湿邪下注而致久泄、白带过多、白浊等，可用本品涩固下焦。常配合肉豆蔻、芡实、白鸡冠花、炒山药、炒薏苡仁、诃子、白术、茯苓、白石脂等同用。

莲子肉养心健脾，莲子心清泄心热，莲房炭止血，莲须涩精固肾。

芡实、莲子均为甘平固涩之品，但芡实偏用于固肾涩精，莲子偏用于养心健脾。

用量一般为2～10g。

覆　盆　子

覆盆子味甘、酸，性微温。主要功能为补肝肾、固精、缩小便。常用于以下几种情况：

1. 目昏　由于肝肾不足而致的两目昏花、视力减弱等症，可用本品配枸杞子、车前子、菟丝子、五味子、地黄、沉香、磁石、夜明砂等同用。

2. 遗尿　肾司二便。对肾虚不能摄固小便而致遗尿、小便余沥、小便频数等症，可用本品补肾、缩小便而止遗尿。常配合桑螵蛸、五味子、山萸肉、乌药、益智仁等同用。对治尿崩症有一定效果。

3. 遗精 肾虚精关不固而致遗精、滑精、早泄等症，可用本品补肾固精。常配合生地黄、熟地黄、山萸肉、五味子、锁阳、金樱子等同用。

金樱子、覆盆子均能治遗精、滑精。但金樱子兼能治泄泻、久痢、大便频数，覆盆子兼能治遗尿、小便频数。

用量一般4.5～9g。

小便不利、尿道涩痛及性功能亢奋者忌用。

桑 螵 蛸

桑螵蛸味甘、咸，性平。主要功能为补肾、固精、缩小便。

对肾虚精关不固所致的遗精、早泄，可配龙骨、莲须、山药、地黄、金樱子等同用。

本品最常用于治疗因肾虚、收摄无权所致的遗尿或小便频数（尿道不疼的），可与益智仁、乌药、山萸肉、山药、龙骨、党参等同用。我常以本品配熟地黄、山萸肉、山药、五味子、益智仁、覆盆子、炒鸡内金、续断等随证加减，用于治疗遗尿症，每收满意效果。例如有一患者20多年来每夜睡中遗尿一二次，因而经常睡在木板上，不敢铺被褥，很痛苦。根据脉症诊断为肾虚寒证，经服用：桑螵蛸12g、益智仁9g、乌药12g、覆盆子12g、续断15g、淫羊藿12g、肉桂4g、制附片6g、锁阳12g、鸡内金12g、熟地黄24g、桑寄生30g，40余剂而痊愈。谨供参考。

益智仁、覆盆子、台乌药、桑螵蛸均有缩小便的作用。益智仁补脾肾，涩精，缩小便，兼摄涎唾；覆盆子补肝肾，固精气，性味酸涩而缩小便；台乌药温膀胱肾冷气、顺膀胱肾逆气而治小便频数；桑螵蛸固肾而缩小便。

海螵蛸通经、活血、止腹痛、制胃酸，桑螵蛸补肾、固精、缩小便。

用量一般为4.5～9g。

阴虚火旺、膀胱有热者忌用；急性泌尿系感染所致的尿频数（多属湿热证）者，不宜用本品。

海　螵　蛸

海螵蛸又名乌贼骨。味咸、涩，性微温。能入肝肾血分，有通血脉、活经络、补肝血、祛寒湿的功能，并能止血、止带、固精、制酸。

前人经验用乌贼骨、茜草为末，以雀卵为丸，用鲍鱼汤送服，可治女子伤肝，血枯经闭之证。我在临床上曾用此方常服，配合应证汤药，治疗青年女子经化验、透视、体检未找到原因的经闭，并有骨蒸潮热、消瘦盗汗等，收到了满意的效果。特附此提供参考。

本品有通血脉、活经络、祛寒湿的作用。前人常用此药治疗脐周腹痛、胃痛泛酸等症，有通络、活血、止痛、制酸的效果。常随症配合高良姜、香附、五灵脂、丹参、白芍、当归、乌药等同用。

近些年来，各地报道以本品配合白及、贝母、甘草等，为粉末冲服，用于溃疡病出血及溃疡病的治疗，收到了良好的效果。

对各种出血，本品又有收敛止血的作用，因入肝肾血分，肝肾主下焦，故常用于妇女血崩（子宫大出血），可配合白术、黄芪、煅龙骨、煅牡蛎、山萸肉、五味子、菟丝子、续断炭、莲房炭、棕榈炭等同用。《医学衷中参西录》的“固冲汤”中就用了本品，以治血崩有良效，可资参考。

本品也常用于治疗赤白带下，多与山药、龙骨、牡蛎等同用。

据现代研究，本品含有钙质和胶质，是良好的制酸剂和止血剂。既可内服，又可外用。内服散剂较汤剂疗效好。

龙骨、乌贼骨均有收敛作用，但龙骨收涩呆滞，乌贼骨则收敛之中兼有活瘀之力。

桑螵蛸偏于补肾气，常用于固肾精、缩小便；海螵蛸偏于补肝血，常用于止崩带、疗腹痛。

用量一般为3～9g，作散剂吞服时可用0.3～2g。

内有热邪及有表证者，不宜用本品。

瓦 楞 子

瓦楞子味咸性平。生瓦楞子软坚散结，消痰祛瘀；煅瓦楞子止胃酸过多。

对于腹中癥瘕癖痞、老痰积块，无名肿物，本品有软坚散结、消积块、祛瘀血的作用。可配合枳实、白术、生牡蛎、山楂核、莱菔子、红花、赤芍、当归、桂枝、穿山甲、莪术等同用，注意随证加减。

对于胃脘疼痛、泛吐酸水（胃酸过多）等症，用煅瓦楞子有制酸、止痛的作用。常与高良姜、香附、吴茱萸、黄连、卓豆蔻、木香、半夏、茯苓、延胡索等同用。

近些年来，用煅瓦楞子配甘草（等分），共为细末，每次服2～4g，每日3次，温开水冲服，对胃及十二指肠溃疡、胃酸过多有效。大便干秘者，可加生大黄；胃部喜暖者，可加高良姜；胃痛明显而固定不移者，可加延胡索、五灵脂。

服煅瓦楞子可使人大便干燥，故对于胃痛泛酸而又有大便干秘者，使用本品时，要配合生大黄、番泻叶等同用。

乌贼骨通血脉、祛寒湿而治腹痛，瓦楞子软坚散结、消痰积而治胃痛。

延胡索治胃痛由于活血行气的作用，瓦楞子治胃痛由于制酸祛瘀的作用。

用量一般为6～9g，需要时也可用12～18g。生用时须打碎先煎。

经常大便干结者，不宜用本品。

五 味 子

五味子味酸、咸（其皮味甘，其核辛苦，五味俱全），性温。主要功能有四：

1. 敛肺　本品能收敛肺气，并能益肾纳气，对久嗽不愈、肺张叶举、肺气浮散而产生的干咳失音、气短喘息、身倦无力、面色少华等症，可用五味子配百合、生地黄、山萸肉、紫菀、马兜铃、枇杷叶等同用。但要注意肺中尚有实邪的咳嗽，不能用收肺药。

2. 补肾　“肾司二便”。对肾虚而致的遗精、滑精、遗尿等症，可以本品补肾固精、收纳肾气。常配合地黄、山萸肉、龙骨、牡蛎、金樱子、牡丹皮、泽泻、茯苓、远志等同用。对对因肾虚而致的久泄、久痢等症，常以五味子配补骨脂、吴茱萸、肉豆蔻、炒白术、炒山药、茯苓、炮姜、党参、木香等同用，脾肾双补而收效。

3. 养心、敛汗　由于心气不足而致失眠、心悸、易惊、多梦等症，可用五味子收养心气而安神，常配合柏子仁、远志、茯神、龙齿、珍珠母、龙眼肉、党参等同用。据现代研究证明，五味子能提高大脑皮层的工作能力，能兴奋呼吸中枢，可以调节心血管系统病态生理功能及改善血液循环，在血管运动中枢，特别是上述中枢受抑制时作用更为明显，故常制成五味子酊（90%），较长期服用，以治神经衰弱之失眠、健忘（每次1~2ml，每日3次）。或取五味子30g，用白酒300ml浸7天，每服8~10ml，每日2~3次。中医则多以本品随证加减使用。

“心主汗”、“肾主五液”，五味子能养心滋肾，其性味酸收，故又有止汗作用。对阳虚自汗症，常配合浮小麦、生黄芪、麻黄根、酸枣仁等同用。对阴虚盗汗证，常配合麦冬、生地黄、玄参、山萸肉、龙骨、煅牡蛎、黄柏、乌梅等同用。

4. 生津止渴　五味子能滋肝肾之阴，生脾胃之津，收肺肾耗散之气，故又有生津止渴的功能。对阴津不足所致的口渴引饮等症，可以五味子配麦冬、生地黄、玄参、乌梅等同用。对于糖尿病属于肾虚消渴者，可于六味地黄丸方中加入五味子（9~12g）、肉桂（0.5~1.5g），水煎服，可有一定效果，请参考试用。

山萸肉、五味子均能止汗，但山萸肉偏于滋养肝肾之阴，五味子兼能收养心肺之气及肾中耗散欲脱之气。

金樱子酸涩入肾固精，兼能涩肠止泄；五味子酸收入肾固精，兼能敛肺止嗽。

入补益药炒熟用，入治嗽药生用。

据现代研究报道，五味子对金黄色葡萄球菌、白色葡萄球菌、肺炎球菌、伤寒杆菌、霍乱弧菌、绿脓杆菌有抑制作用；有兴奋子宫平滑肌的作用，故可增强产妇的分娩能力；对肝炎恢复期转氨酶高而久不恢复者，用本品降转氨酶有一定效果（研为粉末服用）。临床可结合具体情况选用。

用量一般为1.5~9g。

肾阳亢奋、肺有实热、蓄痰停饮、肝火妄动、痧疹初发等证者，皆禁用本品。

乌　梅

乌梅味酸、涩，性温。有以下几种功能：

1. 酸涩收敛　常用于止泻、止血、止痢，并有敛肺止咳的作用。对脾虚久泻，大肠滑泄不止，甚至脱肛不收，可用本品酸涩固肠以止泻，常配合党参、苍术、白术、茯苓、山药、木香、诃子、肉豆蔻、五味子等同用。对大便下血、月经过多等，也可用本品酸涩止血，常配合地榆炭、槐花炭、黄芩炭、艾叶炭、阿胶等同用。对于久痢不止，常以本品配黄连、木香、赤石脂、禹余粮、白芍、煨葛根、诃子、炮姜等同用。对久咳伤肺，肺气浮散而干咳久久难愈之症，可用本品收敛肺气以治咳，常配合百合、五味子、紫菀、诃子肉等同用。

2. 生津止渴　对消渴、烦热口渴等症，常配合麦冬、石斛、沙参、玉竹、天花粉等同用，也可以单味煎汤服。近些年来治疗糖尿病、尿崩症、甲状腺功能亢进症等出现口渴甚者，用六味地黄汤（生地黄、山萸肉、山药、茯苓、牡丹皮、泽泻）随证加减，同时配入乌梅、五味子及少量肉桂，常取得良好效果。

3. 驱蛔止痛　乌梅有驱蛔虫的作用。前人治蛔常把酸、苦、辛、热的药同用，认为蛔虫见酸则软（见苦则下，见辛则伏，得热则安）。一般常配合川椒、吴茱萸、干姜、使君子、生大黄、黄连等同用，常用的药方如“乌梅丸”（乌梅、细辛、桂枝、党参、附子、黄柏、黄连、干姜、川椒、当归）、安蛔汤（党参、白术、茯苓、炮姜、川椒、乌梅）等。乌梅还有止虫痛的作用。前人经验对胃痛、腹痛症怀疑为虫痛者，可用乌梅6～9g，煎汤一大杯，让病人喝下，如疼痛明显减轻者，可诊断为虫痛，即可按虫病治疗；如饮后疼痛如前者，即不一定是虫痛，可再进一步分析观察，仔细诊断。此法简便易行，可供试用。在农村如一时找不到乌梅，也可以用醋半碗（约60ml）饮之。

生津止渴、涩肠、敛肺时去核生用，止血时炒炭用。

另外，本品还有软坚、消胬肉、治鸡眼等作用。用乌梅30g，盐水浸泡24小时，去核，加醋适量，研磨成软膏，敷于鸡眼、胼胝上，外用橡皮膏贴之，数日可掉。

夏日煎乌梅汤饮用，可生津清热，消暑解渴。

山楂、乌梅均味酸，但山楂不涩不收，而能消积破气；乌梅则酸涩收敛，而能敛肺涩肠。

用量一般为1～4.5g，特别需要时也可用6～9g。

诸证尚有实邪者忌用。病情须用发散者忌用。

据现代研究，乌梅对金黄色葡萄球菌、绿脓杆菌、多种肠道致病菌、结核菌及皮肤真菌有抗菌作用，用于治疗肠炎、菌痢等有效；有使胆囊收缩，促进胆汁分泌的作用，对治疗胆道蛔虫、疟疾、钩虫病有效。

诃 子

诃子又名诃黎勒，味苦、酸、涩，性温。主要功能为涩肠、敛肺、下气、调中、化痰、开声音。

本品有收涩大肠的作用，对久泻、久痢，可配合肉豆蔻、吴茱萸、芡实、木香、肉桂、五味子、补骨脂、茯苓、白术、赤石脂等同用。对大便下血，可配合防风、槐花炭、地榆炭、黄柏炭、白术、续断炭同用。我曾用四神丸合八味地黄丸方加用诃子、赤石脂、乌梅等用于慢性痢疾，可取得比较满意的效果。供参考。

对妇女崩漏、带下、胎漏、胎动欲堕等证，也可用本品配合白术、山药、续断炭、黄芩炭、桑寄生、补骨脂、艾叶炭、苎麻根等同用，有收涩止血、固胎的作用。

诃子能收敛肺气，对因久咳不愈而致肺气浮散，症见久咳无痰，气短声嗄者，可以本品与百合、乌梅、五味子、麦冬、马兜铃等配合同用，以收敛肺气而止咳。但须注意，用上述这些收敛肺气的药品治疗咳嗽时，必须在后期肺内确实已无实邪时，方可应用，否则容易敛邪难出，使咳久久难愈。

本品配合乌梅、旋覆花、金果榄、五倍子、射干、蝉蜕等同用，随证加减用于慢性喉炎、慢性咽炎、声音嘶嗄等症，可收到一定效果。

五倍子、诃子皆能敛涩止血，但五倍子性寒，诃子性温。

金樱子酸涩，主用于涩固精关；诃子主用于涩肠止泻痢。

肉豆蔻暖脾燥湿而止泻，诃子涩肠固脱而止泻。

乌梅止久痢、下血，兼能生津止渴、杀虫；诃子止久痢、下血，苦多酸少，故又能下气、降肺火。

生用行气、消胀、保肺、清痰，煨熟用则温胃固肠。诃子皮可用于久嗽、喘逆、久泄，涩性更为明显。

用量一般为3~9g。

咳嗽、痢疾初起，及肺有实热、湿热泻痢、火冲气喘等症情者，均忌用本品。

据现代研究，本品对白喉杆菌、痢疾杆菌、肺炎球菌、绿脓杆菌、金黄色葡萄球菌、白色葡萄球菌、变形杆菌、溶血性链球菌等有抑制作用；诃子到肠的下部方有收敛作用，可用为治痢疾药；口含能治喉炎。

白　果

白果又名银杏，味甘、苦、涩，性平，有小毒。主要功能为收肺益气，定喘治嗽，并能缩小便、止白带。

对哮喘痰嗽，常配合麻黄、苏子、冬花、半夏、桑白皮、杏仁、黄芩、甘草（白果定喘汤）等同用。对久嗽失音，可配桑白皮、茯苓、麦冬、蝉蜕等同用。因本品有收涩作用，故在治咳嗽时，用于久嗽（肺中已无实邪者）较为合适，或配合开宣肺气药（如桔梗、麻黄、细辛等）同用，以免敛邪。

对小便频数、遗尿等症，可配合乌药、益智仁、覆盆子、鸡内金、熟地黄、山药、山萸肉等同用。对白带症，可配白术、茯苓、炒薏苡仁、白鸡冠花、椿根白皮等同用。

五味子温收肺气、纳气归肾，偏用于久嗽兼喘者，白果收肺益气，偏用于痰喘兼咳者。

炒熟用益肺定喘，生用降痰。

用量一般为1.5~9g。不可用量过大，以免引起胀闷或中毒。中毒时可出现头痛、呕吐、呼吸困难、抽筋等症。这时可用生甘草30～60g煎水服，或用白果壳30g煎水服。

外感咳嗽初起时不宜用。

肉 豆 蔻

肉豆蔻味辛性温。主要功能为燥脾、暖胃、涩肠。常用于以下几种情况：

1. 温脾止泄　对于脾胃虚寒所致的久泄、久痢，本品有温脾燥湿、涩肠止泻的作用，常配合党参、白术、茯苓、诃子、木香、芡实、砂仁等同用。本品对“五更泄”（每日清晨泄肚）效果最好。五更泄为脾肾虚寒所致，常需以本品配合吴茱萸、五味子、补骨脂同用（四神丸，是治五更泄最常用的药方）。我常用该方随症选加党参、白术、茯苓、诃子、山药、山萸肉、肉桂、附片、干姜、乌药、灶心土等，用于治疗慢性肠炎、慢性痢疾、肠功能紊乱（表现为慢性泄泻）等病，有良好效果，请参考使用。

2. 温胃行气　本品功能温胃助消化、下气消胀，对中焦虚寒所致的食物不化、食欲不振、胃脘胀痛等症，常以本品配合木香、高良姜、砂仁、香附、半夏、厚朴、枳壳等同用。现代研究表明，本品所含之挥发油，能增进胃液分泌及胃肠蠕动而有开胃促进食欲、消胀止痛的功能。但用大量反有抑制胃液分泌、胃肠蠕动的作用。故用于温胃行气、开胃进食时，用量宜轻（1.5～4.5g），用于温脾止泻时，用量宜重些（9～12g）。

益智仁与肉豆蔻均能燥脾，但益智仁偏用于脾湿多涎，并能补肾缩小便而治遗尿，肉豆蔻偏用于脾虚泄泻，并能温胃行气。

补骨脂与肉豆蔻均能治泄泻，但补骨脂温补肾阳而治肾虚寒所致的大便溏泄，肉豆蔻温脾燥湿而治脾虚寒所致的肠滑便泻。

用量一般为1.5～9g。

有实热火邪者忌用。

赤石脂（白石脂）

赤石脂为天然产的一种红色的多水高岭土。主产于山西、河南、江苏等地，除去杂质，研成细末入药。赤石脂，味甘、酸、涩，性温。常用为收涩药，有固涩收湿、敛脱止泻、止血止带的作用。外用于疮疽久不收口。

本品甘酸涩性温，质重而涩。有收敛固肠的功能。最常用于久泻、久痢不止，大肠虚寒滑脱不禁，甚至因泻痢过久而脱肛等症。如肠胃虚寒，腹中冷痛，下痢脓血，久久不止，可配干姜、粳米同用。先将赤石脂研为细末，留一半不煎，其余一半与干姜、粳米同煎，煎至米熟后，弃去渣滓，再把留下的一半赤石脂末放入汤内，分两次温服(《伤寒论》桃花汤)。如肠滑不禁，泻利不止，可配禹余粮（赤石脂禹余粮汤）同用，或加车前子、茯苓之类，兼利小便。总之，本品用于下焦不固之证。

本品可固涩止血，治疗妇女崩（子宫大量出血）、漏（子宫经常小量出血）不止，常配生地黄、当归、白芍、白术、酒炒黄芩、续断炭、棕榈炭、艾炭、阿胶、桑寄生、炙黄芪等同用。

对于慢性痢疾、慢性肠炎、溃疡性结肠炎、肠结核等，在辨证论治的基础上，加用本品可使大便次数减少。对于妇女功能性子宫出血，男女大便下血久久不止等，加用本品，可帮助止血。

据现代研究报道，本品对发炎的胃肠黏膜有保护作用，一方面可以减少异物的刺激，一方面可吸着炎性渗出物，使炎症缓解。对胃肠出血也有止血作用。本品亦能吸着消化道的毒物，故也可用于磷、汞内服中毒时，服用本品以防止毒物吸收。

禹余粮、赤石脂均能涩肠止痢、止血，但禹余粮甘咸性寒，赤石脂甘酸性温。

花蕊石、赤石脂都能酸涩止血，但花蕊石偏治咳血、吐血，赤石脂偏治崩漏、便血。

白石脂与赤石脂主治略同，但赤石脂偏入血分。

赤石脂常煅用，以增加其涩性。

用量一般为9~15g，重症时可用至30g。

大肠有实邪者禁用本品。连续服用有使食欲减退的弊害。

本品重坠，故孕妇慎用。

禹 余 粮

禹余粮味甘、咸、涩，性微寒，与赤石脂功能差不多，同为涩固下元的药物，可用于久痢、久泄、赤白带下、子宫出血、大便下血等症。但本品性微寒，兼有清热作用。

用量及注意事项均同赤石脂。

本讲药物小结见书末表3（第325页）。

第5讲
理 气 药

本讲主要介绍理气药，以及一些兼具理气功能的化痰止咳平喘药、化湿药。

陈皮（橘红、橘络、橘核、橘叶、青皮）

陈皮味辛、苦，性温。是常用的理气药，并有燥湿化痰的功能。常用于以下几种情况：

1. 消胀止呕　由于肺胃气滞而致的胸闷、上腹部胀满、恶心、呕吐、胸腹胀痛等症，可以本品配合枳壳、半夏、紫苏梗、紫苏子等同用。兼有胃热的（苔黄，喜冷饮食，脉数）可加黄芩、川楝子；兼有胃寒的（苔白，喜热敷及热饮食，脉象迟缓）可加乌药、高良姜；兼有中焦湿盛的（舌苔白厚而腻，不喜饮水，脉象滑）可加茯苓、苍术等。

2. 燥湿化痰止嗽　对于中焦湿痰上犯或外感风寒导致肺气不利而发生咳嗽、痰多、胸闷、不思食、舌苔白腻、脉滑等症，常以陈皮配合半夏、茯苓、紫苏子、杏仁、炒莱菔子、金沸草（旋覆花，古时又名金沸草；现代以其花为旋覆花，全草名金沸草）、前胡等同用。外感证明显的，可再加荆芥、桔梗、麻黄。

3. 理气开胃　对中焦气滞、食欲不振等症，可配麦芽、谷芽、蔻衣、神曲、山楂等同用，有促进食欲的功能。

4. 避免补药引起壅气胀满的副反应 在使用党参、黄芪、白术、山药、地黄等补药时，如配合一些陈皮同用，则有防止发生胸闷、中满、食欲不振等副反应的作用。

《本草备要》中有陈皮“辛能散，苦能燥能泻，温能补能和，同补药则补，同泻药则泻，同升药则升，同降药则降，为脾肺气分之药，调中快膈，导滞消痰，利水破癥，宣通五脏”的记载，可以说概括了陈皮的功能。

陈皮就是橘子皮，以存放的时间长、陈久者为好，所以叫陈皮。广州产的橘子皮较好，故又名广陈皮。橘皮刮去里面的白东西，叫橘红，又分广橘红、化橘红，后者为化州柚皮，化橘红化痰之力优于广橘红。

化橘红、广橘红、陈皮均有化痰作用，其中化橘红化痰效力最大，对痰多、痰稠、痰白黏者适用；广橘红偏于轻清入肺，适用于外感咳嗽痰多胸闷者；陈皮理气消胀开胃的作用大于橘红，橘红化痰的作用大于陈皮。

橘络有化痰通络的作用，常用于咳嗽、胸胁闷痛以及手指麻木等。橘核可散结止痛，常用于治疝气痛。橘叶能疏肝解郁，常用于胸胁闷痛、乳房发胀等。

青皮偏入肝胆，破气散滞，兼能治疝；陈皮偏入脾肺，理气和胃，兼能化痰。

用量一般为3～9g。

本品性味香燥，过用、久用可耗散正气；无气滞者勿用。

木 香

木香味辛、苦，性温。功能行肠胃滞气，疏肝开郁，和胃健脾。是常用的行气药。气行则痛定，故可治一切冷气滞塞疼痛。

木香偏于行肠胃的滞气，常用于肠胃气滞而引致的胃脘胀闷疼痛、脘膈间胀闷多嗳、腹胀、腹痛等症，可配合藿香、香附、高良姜、槟榔、砂仁、草豆蔻、丁香等同用。兼有胁痛的，可加炒川楝子、枳壳、青皮等。

本品又有芳香化湿的作用，对于肠胃气滞、湿停不化所致的呕吐、腹痛、泄泻等也常以本品配合藿香、佩兰、竹茹、半夏、茯苓、灶心土、木瓜、黄柏、黄连等同用。

木香配黄连，名香连丸，是治疗痢疾的常用方。以木香行肠胃滞气而除里急后重，兼能芳香化湿，黄连燥湿清热、凉血解毒而止大便脓血，故对肠胃湿热积滞所致的痢疾，效果很好。临床上常以香连丸方随证加减，用于治疗各种痢疾。例如湿重者可加茯苓、薏苡仁、苍术、车前子；热重者可加黄芩、黄柏、白头翁、马齿苋；食滞者可加焦三仙、槟榔、炒鸡内金；有表证者可加葛根、荆芥；有寒者可加吴茱萸、肉桂、干姜；腹痛重或大便脓血多者，可加白芍（重用）、当归等。

木香配砂仁，可治脘腹痞满；配槟榔，可除里急后重；配莱菔子，可治腹胀；配小茴香，可治疝痛；配乌药，可治小腹部气逆作痛。

砂仁行气，偏于和中消食除痞闷，兼能引气归肾；木香行气，偏于行肠胃滞气而消腹胀，兼能燥湿治泄、实大肠。

槟榔破气去滞消食，其性降，兼治脚气；木香行气消胀和肠胃，其性燥，兼能治痢。

乌药偏用于顺膀胱肾脏逆气（小腹部气胀、气痛），木香可用于治冲脉逆气里急（从小腹两侧至脐旁的部位逆气攻冲作痛）。

入行气方时，宜用生木香；入治泄、实大肠方时，宜用煨木香（用纸裹煨过）。

补药中，少佐一些木香，可以免除滋腻、呆滞的弊病而增强治疗效果。例如香砂六君汤、归脾汤中都用了一些木香。

用量一般为0.9～9g。特殊需要时也可用至12g。

肺虚有热、血分燥热、虚火上冲者，均忌用本品。

据现代研究报道，木香对副伤寒杆菌及一些致病性霉菌有抑制作用；并对胆绞痛时的脘腹胀痛、逆气攻痛等有缓解作用。

青 皮

青皮味苦、辛，性温。功能破气消滞，舒郁降逆，并能治疝气疼痛。

由于肝气郁结而致的胸膈胀闷、气逆不食、胁肋痛胀、善怒、气滞胃痛等症，可用青皮破气结、疏肝郁，常与枳壳、紫苏梗、香附、槟榔、厚朴、陈皮等同用。

青皮能破气平肝，引诸药至肝经。配乌药、川楝子、吴茱萸、小茴香、橘核等，能治疝痛。例如天台乌药散（乌药、川楝子、木香、小茴香、高良姜、青皮、槟榔）中就用青皮破气平肝，该方为治疗小肠疝气牵引脐腹疼痛常用的方剂。我常运用前人这些经验对睾丸结核、慢性睾丸炎、前列腺炎等病，出现睾丸坠痛、牵引小腹疼痛、会阴部坠胀、喜暖畏冷等症者，用炒川楝子9～12g、炒橘核9g、青皮6～9g、炒小茴香6～9g、乌药9g、吴茱萸3～6g、荔枝核9g、白芍12～15g、肉桂0.9～3g，随证加减，常可取得满意的效果，仅供参考。

香附能通十二经气分，行气开郁，兼能调经理血；青皮主入肝经，破气开郁，兼治疝痛。

枳实破气苦寒而降，偏用于快利胸膈，消导肠胃积滞。青皮破气，辛温而散，苦温而降，偏用于胁肋疼痛，破肝经气结。

用量一般为3～9g。

气虚者慎用。无气滞及多汗者不用。不可过用、久用，恐伤伐正气。

枳　实

枳实味苦性微寒。主要功能为破气、消积、导滞、除痞。

枳实善于破泄胃肠结气，对心下痞痛、胃脘硬胀、食滞腹胀腹痛、大便不畅等，效果很好，常与枳壳、木香、槟榔、神曲、麦芽、山楂、大黄等配伍使用。对胆道感染、胆囊炎等引起的脘腹胀满、呕逆、食物不下、两胁腹胀等症，可用小柴胡汤（柴胡、黄芩、半夏、党参、甘草、生姜、大枣）减党参、甘草，加枳实、槟榔、大黄、玄明粉等，常可取得一定疗效，但要注意随证加减。

枳实有下气导滞通大便的作用，常用于胃肠有积滞而大便秘结不通之症。可与大黄、厚朴、芒硝、玄明粉、瓜蒌、槟榔、火麻仁等同用。例如大承气汤（枳实、厚朴、生大黄、芒硝）、小承气汤（枳实、厚朴、生大黄）、枳实导滞丸（枳实、大黄、黄芩、黄连、神曲、白术、茯苓、泽泻）等。

枳实破气结的作用很强，对气结而成的坚积，用枳实破其气结，气行则积消；因气结而痰阻者，用枳实破其气结，气行则痰行；由于气结而胸脘痞闷、胸痛者，用枳实破其气结，则痞闷自除。

枳实配白术，能除腹中积聚痞满，按之硬痛等症，例如《金匮》枳术汤（枳实、白术）治心下硬大如盘、痞满，芍枳实丸（赤芍、枳实、白术、陈皮）治食积痞满及小儿腹大胀满、时常疼痛等症；配厚朴，能除中满；配大黄、芒硝，能破泻肠中结实。

我曾用枳实配瓜蒌、薤白、檀香，用于胸痹心痛，效果良好。

青皮破肝经气结，枳实破胃肠气结。

木香行肠胃滞气，偏用于理气消胀；枳实破肠胃结气，偏用于除痞消积。

用量一般为1.5～9g。

孕妇慎用。气虚中满、气陷便溏、胃虚不思食者，均禁用本品。

枳 壳

枳壳味苦、酸，性微寒。功能与枳实相近似。但枳实主入脾胃，枳壳主入脾肺；枳壳力缓，偏于理气消胀，枳实力强，偏于破气消积；枳实破降下行之力强，枳壳开胸宽肠之力强。

枳壳配桔梗，可宽胸消胀；配槟榔，可使胸中结逆之气下行；配荆芥、防风、红花、赤芍，能治遍身肌肤麻痒。

我曾用枳壳配片姜黄、白蒺藜，用于邪滞肝肺而发生的胁痛。

用量一般为3～9g。

脾胃虚、气虚者慎用本品。

据现代研究报道，枳实、枳壳的煎剂均可使胃肠和子宫的平滑肌兴奋性增强，并可使胃肠蠕动规律化，对胃扩张、胃下垂、消化不良、脱肛、疝气、子宫脱垂等有治疗作用。

沉 香

沉香味辛、苦，性微温。主要用为降气药，兼能温肾平喘。常用于以下几种情况：

1. 温中降气　由于中气失其和降、气逆为害而出现胸脘胁肋闷胀、心腹疼痛、呕吐泄泻、胃冷、呃逆等症，可用本品降气温胃而调中。常配合香附、枳壳、炒川楝子、青皮，治胸脘胁肋闷胀；配合高良姜、吴茱萸、延胡索、蒲黄，治心腹疼痛；配合半夏、藿香、竹茹、茯苓、木香、白术，治呕吐泄泻；配合紫苏、豆蔻、丁香、柿蒂，治胃冷呃逆。

2. 温肾平喘　本品性温而降，能引气归肾温补肾阳，用于肾虚寒所致的气喘，多见吸气较呼气困难、吸气不能深纳丹田（脐下部分）、腰膝冷痛、阳痿滑精、腿软乏力、尺脉缓弱等症。常配合补骨脂、胡芦巴、阳起石、黑锡、硫黄（后两味药不入汤药，只是做丸药时用）、附子、小茴香、肉豆蔻、金铃子、木香、肉桂等同用。例如局方黑锡丹，即用上述诸药配制而成。每次可服1.5~2.5g，最多不超过3g，每日1~2次。沉香有时也可用于肺气不降、痰浊壅阻的实喘咳嗽，常配合紫苏子、前胡、半夏、厚朴、陈皮等同用。例如局方苏子降气汤（紫苏子、半夏、前胡、厚朴、陈皮、甘草、当归、沉香）等，利用本品降气之力而消痰平喘。

旋覆花降肺脾痰气，沉香降脾肾逆气。

槟榔降气，但偏于破泻下降，正气虚者忌用；沉香降气，无破泻的作用，不伤正气。前人经验认为沉香“行气不伤气，温中不助火”，可资参考。

降香降血中之气而止血，沉香降肾虚不纳之气而平喘。

本品常研为细粉，用汤药送服，既节省药品，又效果可靠。一般不入汤药煎服。

用量一般为0.6~2.5g，汤药送服。

气虚下陷者忌用本品。

檀　香

檀香味辛性温，为理气开郁之品。主要功能为调脾肺，利胸膈。

本品能引脾胃之气上升而增进饮食；能开发胸肺之气郁而宽畅胸膈。故当脾肺之气失调时，常以本品配合紫苏梗、瓜蒌皮、枳壳，治胸膈闷胀；配合丹参、砂仁、乌药、百合、高良姜，治心腹疼痛；配合陈皮、生麦芽、沙参、麦冬，治饮食少进。

我常以檀香配合瓜蒌、薤白、桂枝、红花、赤芍、远志、五灵脂、蒲黄、槟榔等，用于治疗冠心病心绞痛，对除胸闷、定疼痛有较满意效果。还常以本品配合丹参、砂仁、高良姜、香附、百合、乌药等同用，治疗久治不愈的胃脘痛（包括溃疡病）。上举两种方药，可以随证加减（注意：丹参与百合都用30g，其他药用6~9g），仅供参考。

檀香有紫、白两种，紫檀香性味咸寒，偏入血分，外用敷金疮（指金属利器造成的创伤，并包括因创伤而化脓溃烂的疮），能消肿定痛。处方上只写“檀香”二字时，即给予白檀香；如需要紫檀香时，须在处方时，写明“紫檀香”。

沉香降气，降中有升，但偏用于降气；檀香理气，升中有降，但偏用于宣散气郁。

降香理气兼入血分，偏用于治疗折伤，止血活血，消肿定痛；檀香偏用于理气开郁，并能治心腹诸痛。

用量一般为1.5~9g。入汤药时要“后下”。

香　附

香附味辛、微苦，性平，是最常用的理气开郁药。其性宣畅，能通行十二经、八脉的气分，前人称它能“主一切气”，解六郁（气郁、血郁、痰郁、食郁、火郁、湿郁），调月经。常用于以下几种情况：

1. 疏肝解郁　香附芳香辛散，有调气、疏肝、解郁的作用。可用于因情绪不畅、肝气郁滞而致的脘腹胀满、胁肋胀痛、吃饭不香、胸闷喜长吁等症。常配合柴胡、白芍、郁金、青皮、陈皮、木香、厚朴、紫苏梗等同用。兼有血郁的（舌质紫黯、月经不潮、面色不华等），可酌加川芎、红花等；兼有痰郁的（舌苔白腻、呕恶多痰、体胖、不欲饮水等），可酌加半夏、橘红、茯苓等；兼有食郁的（食欲不振、嗳腐吞酸、舌苔厚、胃脘痞闷等），可酌加炒槟榔、焦神曲、炒麦芽等；兼有湿郁的（舌苔水滑、胸闷、不愿喝水、或有轻度浮肿、便溏等），可酌加苍术、白术、羌活、猪苓、泽泻等；兼有火郁的（口苦、心烦、尿黄、舌尖红），可酌加栀子、黄芩、川楝子等。

2. 行气定痛　香附行气通滞，通则不痛。最常用于气滞胃痛（胃痛由生气引起，或遇有心情不舒畅则胃痛加重，兼有胁肋胀痛、脉弦等）。常配合高良姜、木香、白豆蔻、川楝子、延胡索、白芍、紫苏梗等同用。常用的药方如良附散：取香附60～90g为细末，装入瓶中盖紧；再取高良姜60～90g为细末，装入另一瓶中盖紧。遇有气滞寒郁的胃脘痛，如辨其为气滞重于寒郁（生气则痛加重或攻及胁肋、性急易怒、脉弦），可取香附末2.1g、高良姜末0.9g，混合为一包，温开水送服。如辨其为寒郁重于气滞（胃脘喜暖、喜热饮食、遇寒则痛加重、脉弦迟缓），可取高良姜末2.1g，香附末0.9g，混合为一包，温开水送服。如辨其为气滞寒郁并重的，可取香附末、高良姜末各1.5g，混合服用。注意，这两种药末，要在使用时现混合，效果较好。我还常把良附散、百合汤、丹参饮三个方子合起来使用，自命名“三合汤”，用于久治不愈、虚实寒热证交错互见的胃脘痛（包括溃疡病、慢性胃炎、胃窦炎等），往往取得比较满意的效果。现把具体药方举例如下：高良姜9g、香附9g、百合30g、乌药9g、丹参30g、檀香6g（后下）、砂仁2.5g（或草豆蔻9g）。如痛点明显固定及舌质黯或有瘀斑的，还可加失笑散（五灵脂、蒲黄）；吐酸水的，加煅瓦楞子；大便干的加生大黄、槟榔等等，请参考试用。

3. 理气调经　香附本为行气药，但又能入血分，所以前人称它为“血中气药”（意思是能入血分的行气药）。能理气调经（调整月经周期），对妇女因情绪不畅、肝气郁滞而引致的月经不调、过期不潮、行经腹痛等症有效，常配合当归、白芍、熟地黄、红花、五灵脂、川楝子、小茴香、乌药、桃仁等同用。本品还能引补血药至气分以生血，无论胎前、产后各症，皆可结合使用，所以前人又称香附为“女科要药”。

香附生用，偏于上行胸膈，外达皮肤；制熟用则偏入肝肾而利腰足。用于通行经络时，宜酒浸炒；用于消积聚时，宜醋浸炒；用于消化痰饮时，宜姜汁浸炒；用于妇女崩漏、月经过多，宜炒黑用（名黑香附，兼有止血作用）。

香附与党参、白术等同用，可助其益气；与熟地黄、当归等同用，可助其补血；与木香同用，可疏滞和中、行肠胃滞气；与檀香同用，则理气宽胸、消胀醒脾；与沉香、柴胡同用，可升降诸气；与川芎、苍术同用，可解诸郁；与栀子、黄连同用，可降火清热；与茯苓、远志同用，可交心肾之气；与小茴香、补骨脂同用，可行肾经滞气；与厚朴、半夏同用，可降痰消胀；与三棱、莪术同用，可消散积块；与葱白、紫苏同用，可宣解表邪；与艾叶同用，可暖子宫、活气血。

香附与青皮、莪术、生牡蛎、浙贝母、射干同用，可治疗因气滞而产生的腹中气聚成块。

木香辛温，偏于行肠胃滞气，主入气分；香附辛平，偏于宣畅十二经气分，兼入血分。

青皮入肝，破气散结，兼能治疝；香附入肝，理气开郁，兼能调经。

厚朴行气，偏用于消胀除满；香附行气，偏用于疏肝解郁。

用量一般为3～9g。

气虚血燥者慎用。

据现代研究报道，香附能抑制子宫肌收缩，并对肌紧张有弛缓作用。

川 楝 子

川楝子味苦性寒，有小毒。亦名金铃子。

本品能入肝经疏肝气，故常用于治疗肝气痛、肝气胀、胁痛、疝痛、胸脘满闷疼痛等症。常配合延胡索、木香、青皮、厚朴、香附等同用。还能引心包经火热下行，导小肠、膀胱湿热，故也可用于清利湿热，常配合川木通、竹叶、生地黄、泽泻等同用。

前人经验认为川楝子“为疝气要药”，但其性寒凉，用于寒证时须配合小茴香、荔枝核、吴茱萸、肉桂、乌药、补骨脂等同用。炒用也可减少寒性。

川楝子配延胡索，可用于热性胃痛；配枳壳、香附，可用于肝热胁痛；配乌梅、川椒，可用于蛔虫腹痛。

同为治疝气的药物，荔枝核性温，川楝子性寒。

苦楝子偏于杀虫，常用其根皮；川楝子偏于疏肝理气，治疝。

川楝皮可用于杀虫。

疏肝、治疝时炒用，清热时生用。

用量一般为3～12g。脾胃虚寒者忌用。

乌　药

乌药味辛性温。主要功能为行气宽胀，顺逆止痛，温散肝肾冷气，疏达腹部逆气的。是常用的温性行气药，兼能温肾缩小便。

本品善长于治下焦属于寒性的气痛，临床上最常用为温肾治疝的要药。对由于肾间冷气波及肝经而致的少腹攻痛、疝气疼痛、睾丸冷痛坠胀等症，可以本品配合吴茱萸、木香、青皮、炒小茴香、炒橘核、荔枝核、肉桂、川楝子等同用。常用的药方如天台乌药散：乌药、木香、小茴香、高良姜、青皮、槟榔、川楝子（用巴豆、麦麸同炒，去巴豆与麦麸）等。

对于因寒邪侵犯脾胃，中焦寒冷，气行不畅而致消化不好，胸腹胀痛，绵绵不休，甚则呕吐，胃部喜暖，进稍凉的饮食则上述症状加重等症，可用本品温散脾寒，行气宽胀，顺逆止痛，常与香附、高良姜、陈皮、半夏、神曲、生姜、吴茱萸等同用。对妇女受寒而致的行经腹痛，可配合当归、吴茱萸、香附、炒小茴香、川芎、炒白芍、肉桂、炮姜等同用。

因肾经虚冷而致小便次数多者（尿色不甚黄、尿道无疼痛、遇寒加重），常用本品配桑螵蛸、益智仁、山药、五味子等同用。根据前人这一经验，曾治疗一妇女，产后尿失禁十多年，西医诊断为膀胱麻痹。虽经多处诊治，都未见效，裤中经常垫以棉絮等，非常苦恼。经望、闻、问、切四诊合参，诊断为肾经虚寒、小便失司之证。治以温肾固摄之法，处方以八味地黄丸加乌药、桑螵蛸等。服用10余剂，病去大半，再稍调处方，又进10余剂而痊愈。其处方主要药物如下：熟地黄、山药、山萸肉、茯苓、泽泻、牡丹皮、附子、肉桂、乌药、桑螵蛸、益智仁、覆盆子、五味子、煅龙骨、煅牡蛎、淫羊藿。这些药物可随证加减，仅供参考试用。

小茴香暖下焦、散寒邪而定疝痛，乌药温肝肾、散冷气、顺逆气而治疝痛。

香附行十二经滞气，开郁散结，偏入肝胆，长于治少腹气滞；乌药顺膀胱肾脏逆气，治疝、缩尿，偏入肾经，长于治小腹气逆。

用量一般为4.5~9g。

气虚有内热者，慎用本品。

荔枝核

荔枝核味甘性温。有行散滞气的功能，适用于各种气滞作痛。

本品能入肝经，最常用于治疗疝气疼痛、睾丸坠胀疼痛等症，常配合小茴香、橘核、青皮、乌药、川楝子等同用。

荔枝核（烧存性）配炒香附，可用于妇女腹部血气凝滞而刺痛；配高良姜、香附、五灵脂，可用于胃脘痛。

荔枝核还可用于治疗奔豚气（病人自觉有气发于小腹，

向上攻冲，冲至心下或上腹部即疼痛发作），常配合小茴香、木香、吴茱萸、肉桂等同用。例如《医学心悟》奔豚丸（荔枝核24g、小茴香21g、木香21g、肉桂9g、附子15g、吴茱萸15g、茯苓45g、橘核45g、川楝子30g，共为细末，炒砂糖为丸，每服6g，淡盐汤送下。有热证者可减去肉桂、附子）。我常以奔豚丸方合桂枝加桂汤（桂枝、白芍、炙甘草、生姜、大枣、肉桂，或不加肉桂而加重桂枝的用量）、旋覆代赭汤（旋覆花、生赭石、半夏、党参、生姜、甘草、大枣）等三个方子的主要药物合起来，随证加减，作为汤药，治疗奔豚气病（西医往往诊断为神经官能症），也每收良效，可供参考。

用量一般为6～12g。

无寒湿滞气者慎用本品。

佛手（附：佛手花）

佛手味辛、苦、酸，性温。主要功能为理气和中，疏肝解郁。

本品适用于肝胃不和，气滞胃痛所致的胸闷胁胀、食欲不振、呕吐等症，常配合香橼、香附、紫苏梗、厚朴、半夏、陈皮、藿香等同用。

佛手配青皮、川楝子，治肝气郁结而致的胃脘痛；配竹茹、黄芩，治妊娠呕吐；配降香、沉香曲，能增强降逆止呕的作用。

香橼化痰的作用大于佛手，佛手治呕的作用大于香橼。

佛手花偏用于胸胁气滞作痛，并能开胃醒脾；佛手偏用于中焦气滞、胃痛、作呕。

陈皮化痰燥湿的作用大于佛手，佛手疏肝解郁的作用胜于陈皮。

用量一般为4.5～9g。

佛手与香橼虽均为理气药，但其药力缓和，药性和平，适用于较轻之症。遇有气郁、气滞重症，须配合其他理气药同用。

香 橼

香橼味辛、酸、苦，性温。有调气、宽胸、化痰的作用。本品适用于肝气郁滞而致的胁痛、胃脘痛、脘腹满闷、嗳气、呕吐等症。常配合半夏、生姜、木香、砂仁、白蔻仁、香附、紫苏梗、厚朴花等同用。

对于痰气逆满而致的咳嗽胸闷、痰多气喘，也可以配合紫苏子、杏仁、瓜蒌、紫菀、莱菔子等同用。

玫瑰花疏肝和胃，兼能活血通络；香橼醒脾畅肺，兼能化痰。

妊娠初期使用本品能增进食欲。

用量一般为4.5～9g。

薤 白

薤白味辛、苦，性温。主要功能为助胸阳，开心窍，散胸中与大肠气滞，兼能活血。

对胸中阳气不振而产生胸痹刺痛、心痛血滞、肺气喘急等症，常配合瓜蒌、白酒、桂枝、枳壳、五灵脂、蒲黄、檀香、红花、紫苏梗、紫苏子、槟榔、川芎等同用。这些经验可用于治疗心绞痛等。

治疗胸痹心痛，常用的瓜蒌薤白白酒汤中的白酒，我曾用过黄酒兑入汤中，也用过白酒（少量），也用过醋。从疗效看，用醋效果最好，所以在此补充。本方的白酒，查文献考证用醋最好。

对大肠气滞而产生的泄痢下重、大便涩滞等症，常配合白芍、木香、黄连、槟榔、枳实、枳壳等同用。

本品兼有活血散瘀而生新的作用，故对久病、气血瘀滞、肢体疼痛等症，可配合桂枝、当归、红花、羌活、片姜黄、松节等同用。例如趁痛散（牛膝、当归、桂枝、白术、黄芪、独活、生姜各15g，薤白、炙甘草各7.5g，共为粗末，每次用15g，水煎服）中就用了薤白，该方为治疗产后气弱血滞，受风着凉，遍身疼痛的常用方。

干姜温肺而助胸阳，偏用于祛心肺寒邪；薤白入心宣窍，行气活血而助胸阳，偏用于治胸痹刺痛。

细辛虽能入心助阳，但以入肺肾为主，故水停心下咳喘吐涎沫时可用之；薤白虽能散大肠气滞，但主要入心助胸阳，故心阳不振而胸痹（心胸疼痛）时常用之。

用量一般为3～9g，特殊重症有时可用到15g或更多。

无气滞血滞者，不宜用本品。

柿　蒂

柿蒂味苦、涩，性平。功能为降逆气，止呃逆。治呕哕时，常配半夏、竹茹、生姜、藿香、刀豆子、赭石等同用。治呃逆时，常配丁香、沉香、旋覆花等同用。对虚证呃逆（重病、久病、老人体弱者），还可加党参、人参、附子、白术、陈皮等同用。我曾对脑出血等中枢神经系统疾病引致的呃逆，用柿蒂7～10个、公丁香2.5～4.5g（后下）、生赭石30～45g（先下）、旋覆花9g（布包）、党参9～12g、半夏9g、刀豆子9g、紫苏子6～9g等，随证加减，水煎服，有一定效果，谨供参考。

用量一般为3～9g，或3～7个。

旋 覆 花

旋覆花味苦、辛、咸，性温。主要功能为降气、化痰、行水。常用于以下几种情况：

1. 嗳气呕逆　由于大汗或泻下后，胃气受伤，或湿痰阻滞不降而引致肺胃之气上逆，出现嗳气频频、脘部痞闷、胸胁胀满、食入即吐、食物与痰水俱出等症，常用本品配合赭石、半夏、生姜、党参、竹茹、紫苏子、茯苓等同用，痰湿盛者，可加陈皮、炒莱菔子等。

2. 咳喘痰多　本品能降气化痰，使气降痰消而咳喘平。故对肺气不降，痰浊、水饮蓄积，胸膈滞塞，气机不畅所致的咳嗽、痰多黏稠、气逆作喘等症，常配合陈皮、半夏、桑白皮、杏仁、紫菀、紫苏子、槟榔、炒莱菔子等同用。

本品的全草（花、梗、叶全用）名“金沸草”，除有降气化痰作用外，兼可用于风寒咳嗽。故对外感风寒而致的咳嗽、痰多，常用金沸草配荆芥、前胡、半夏、细辛、茯苓、苏叶、桔梗、陈皮等同用。

我曾用旋覆花配公丁香、柿蒂、半夏、生赭石、人参、生姜水煎服，用于脑出血病人的呃逆，取得效果。如用于脑、胸手术后病人呃逆不止者，可再加桃仁、红花。此方均取得了良好效果，请参考试用。

紫苏子降气，兼能开郁温中；旋覆花降气，兼能消痰行水。

海浮石治痰结如硬块，旋覆花治唾黏、痰黏如胶漆。

本品性下降，前人有“诸花皆升，惟旋覆花独降”的经验记载。根据前人的经验，曾用旋覆花配紫苏梗、厚朴、半夏、生牡蛎、茯苓、香附、黄芩、金果榄、乌梅炭等，随证加减，用于梅核气（咽中似有痰核黏着，咯之不出，咽之不下，不妨碍饮食，但咽中常有异物感），可取得一定效果。梅核气为痰气凝滞所结成，故用此降气消痰之品，往往有效。

用量一般为3～9g。因多绒毛，故须用纱布包煎。

气虚、大肠寒冷泄利者忌用本品。

莱菔子

莱菔子味辛、甘，性平。主要功能为降气平喘，化痰消积，理气除胀。常用于以下几种情况：

1. 痰喘咳嗽　由于痰浊阻肺，肺失肃降而产生的咳嗽、气喘、痰多、胸闷等症，可用本品配紫苏子、白芥子（三子养亲汤）同用，也可根据证候选配陈皮、半夏、茯苓、炙甘草等。我在临床上遇有老人慢性支气管炎咳喘痰多者，常用麻黄、杏仁、炒莱菔子、炒紫苏子、炒白芥子、半夏、陈皮、茯苓、炙甘草等，随证加减，常可取效。为了容易记忆，取名为“麻杏二三汤（“二”指二陈汤；“三”指三子养亲汤）。舌苔厚腻、大便干的，可加熟军、槟榔、瓜蒌；呼气较困难的，可加枳壳、桔梗、前胡；吸气较困难的，可加磁石、沉香；咳嗽较重的，可加紫菀、枇杷叶、贝母；咳痰清稀而凉的，可加干姜、细辛、五味子，等等。

2. 食积腹胀　对于饮食积滞而致的脘部堵闷，嗳气吞酸，腹部膜胀等症，可以本品配合焦三仙、槟榔、枳实、木香等同用。

莱菔子生用，性善上升，服量较大时，能致恶心呕吐（临床上生用较少，但对胃中食滞须吐出时，可以生用）。炒用则性善降，可用于降气化痰，消胀平喘。

山楂核偏用于助消化、磨积块；莱菔子偏用于消痰化滞，降气除胀。

用量一般为4.5～9g。

气虚无痰积者忌用本品。

紫苏子

紫苏子味辛性温。主要功能为下气平喘，消痰止嗽，利膈开郁。

紫苏子有润心肺、降气消痰的作用。对于肺失肃降，痰多气逆而咳喘、胸闷诸症，常配合杏仁、炒莱菔子、炒白芥子、陈皮、紫菀、前胡、厚朴、当归、沉香等同用。常用方如三子养亲汤（炒紫苏子、炒莱菔子、炒白芥子）、苏子降气汤（炒紫苏子、半夏、陈皮、前胡、厚朴、甘草、当归、沉香）等。

本品还有温中降逆的作用。对胃气上逆、痰浊上泛而致的呕恶、吐唠等症，常用本品配合半夏、藿香、茯苓、陈皮、丁香、焦三仙、枳实等同用。

紫苏梗也是常用的调气药，请参阅“紫苏”条。

莱菔子、紫苏子均有降气平喘的功能，但莱菔子消痰破积之力优于紫苏子，紫苏子下气开郁之力优于莱菔子。莱菔子偏用于消腹胀，紫苏子偏用于利胸膈，二药常合用，以治胸腹胀闷。

用量一般为3～9g。炒熟打碎用。

气虚下陷者忌用本品。

槟　榔

槟榔味辛性温。降气破滞是它的特长，兼能行痰下水，消积杀虫。

本品长于降气，前人经验认为“性如铁石之降”，能把人体最高部位之滞气，降泻至极下之处。所以对于因气逆、气滞所造成的胸腹胀闷、嗳气呕逆、腹满便难、痢疾后重、脚气水肿等症，都可使用。例如：对胸腹胀闷，常配合枳壳、紫苏梗、藿香梗、厚朴花等同用；对嗳气呕逆，常配合生赭石（先下）、旋覆花（布包）、紫苏子、丁香、半夏、竹茹等同用；对腹满便难，常配合厚朴、枳实、生大黄等同用；对痢疾后重（前人认为调气则后重可除），常配合木香、厚朴等同用；对脚气水肿，常配合紫苏、陈皮、木瓜、防己等同用。

对由于气滞不运而致痰食积聚，痃癖癥瘕（肝脾大及良性肿物、囊肿以及某条肌肉紧张等）、虫积疳积、腹水胀满等症，可借本品降气破滞、行痰下水、杀虫消积之力，配合消食、化痰、活血祛瘀、利尿、消积等品，随证加减治疗。例如：对痰食积聚、痃癖（“痃”与“癖”是两种症候，但习惯上通称痃癖。“痃”是形容脐两边有条状筋块扛起，状如弓弦，大小不一，或痛或不痛；“癖”是指潜匿于两胁之间的积块，痛时摸之才觉有物）癥瘕等症，可配合焦三仙、莱菔子、黑白丑、桃仁、红花、三棱、莪术、生牡蛎、香附、郁金、皂角子、山楂核、苍术、白术、枳实等同用。对虫症疳积等，可配合使君子、乌梅、榧子、雷丸、南瓜子、胡黄连、川椒、细辛、焦三仙、炒鸡内金等同用；对腹水胀满，可配合茯苓、猪苓、泽泻、大腹皮、桂枝、陈皮、冬瓜皮等同用。

本品配葶苈子，能降痰治喘；配山楂核、莪术，能消积化滞。

枳实消导积滞，除痞满的功能大于槟榔。槟榔降气下行的效力大于枳实。兼能杀虫。

大腹皮（即槟榔的皮）散无形的气滞，消胀而利水。槟榔消有形的坚积，降气而行痰。

使君子杀蛔虫、健运化，槟榔驱绦虫、消疳积。

用量一般为4.5～9g，驱绦虫时可用到60～90g或更多些。

气虚及大便溏泄者不宜用本品。

厚　朴

厚朴味苦、辛，性温。主要功能为下气、除满、燥湿、消胀。

对脾胃运化力差，又受寒湿侵袭，中焦运化失常、寒湿停滞所引起的胸腹满闷、呕吐、腹部胀满等症，可用本品配合木香、干姜、草豆蔻、陈皮、茯苓、半夏、藿香等同用。如湿邪较重的（胸闷少食，舌苔白厚而腻，脉濡、滑、缓），可再加用苍术、炒薏苡仁、砂壳等。如外感寒邪入里化热，热结肠胃而出现腹部胀满、痞硬不喜按、大便秘结、下午身热加重、谵语等症，可配枳实、生大黄、芒硝等同用。例如《伤寒论》中的大承气汤（厚朴、枳实、生大黄、芒硝）、小承气汤（厚朴、枳实、生大黄）等。

因本品能降气，故对胸腹胀满、气上逆而喘咳之症，也常配用。例如桂枝加厚朴杏仁汤（桂枝、白芍、炙甘草、生姜、大枣、厚朴、杏仁），可用于外感风寒、自汗的咳喘。苏子降气汤（紫苏子、半夏、炙甘草、前胡、厚朴、陈皮、当归、生姜、肉桂），可用于痰多气逆、胸满咳喘等症。

枳实破气，偏用于消积滞、除痞硬，兼能泻火；厚朴下气，偏用于消腹胀、除胃满，兼能燥湿。

大腹皮下气消胀，兼能利水，偏用于腹部水肿；厚朴下气消胀，兼能燥湿除满，偏用于腹胀便结。大腹皮利水之力优于厚朴；厚朴下气之力优于大腹皮。

苍术燥湿，能除脾湿、升清阳；厚朴燥湿，能除胃满、降积滞。一升一降，各有不同。

青皮破肝气郁结，治因怒胁痛；厚朴下胃肠积气，治胀满腹痛。

厚朴花性味功能与厚朴大致相同，但药力较小，兼能理肝气，治肝胃气滞、胃脘闷痛等，又是其特点。

厚朴花偏用于上、中二焦，厚朴偏用于中、下二焦。

厚朴生用，偏于下气；姜汁炒用，偏于止呕。配党参、白术、茯苓、肉豆蔻、五味子等，可用于治久泻；配青皮、川楝子，可用于肝胃气滞而痛。

用量一般为2～6g，急重症时也可用到9～12g或再多些。

本品为温燥下气之品，虚人及孕妇慎用。

现代研究报道，本品煎剂在试管中，对金黄色葡萄球菌有很强的抑制作用。

砂　仁

砂仁味辛性温。主要功能为行气调中、醒脾开胃、助消化，并能引气归肾，兼有温肾、化湿的作用。

对因气滞及脾胃寒湿而引致的脘腹胀满、痰湿积滞、呕吐、泄泻、腹痛、消化不好等症，可用本品行气散寒，化湿和胃，助消化，常配合枳实、白术、木香、半夏、陈皮、茯苓、藿香、焦神曲等同用。

对因脾胃虚寒而致的泄泻（腹部冷痛、喜按喜暖、口不渴、大便清稀），可用本品温脾、散寒、燥湿，常配合党参、白术、木香、炮姜、茯苓等同用。对因脾胃虚寒而致的冷痢（腹中冷痛、里急后重、大便带有白色黏冻、遇寒加重），也可用本品暖脾、行气、化湿，常配合木香、草豆蔻、吴茱萸、槟榔、当归、炒白芍等同用。因本品可以行气，使大便通畅不滞，故也有时用于湿热痢的大便不爽，但须配合黄连、黄芩、马齿苋、白头翁等寒性药同用以监制其温性。

对因妊娠而胃气上逆、胸闷呕吐等导致的胎动不安，可用本品配合苏叶、藿香、黄芩、白术、木香、当归等同用，可以安胎和中。

重用熟地黄等质地滋腻的补药时，配用一些砂仁，可避免滋补药妨害消化、减低食欲的副作用。前人有“砂拌熟地”（用砂仁拌粘熟地黄上）的用法。既免除了熟地黄滋腻碍胃之弊，又可引熟地黄归肾，可谓一举两得。

蔻仁（详见“白豆蔻”条）与砂仁均有行气调中的作用，但蔻仁和胃止呕的作用胜于砂仁，砂仁暖胃燥湿的作用胜于蔻仁。

肉桂与砂仁均能入肾。引火归元（肾）时用肉桂，引气归元（肾）时用砂仁。

砂壳（砂仁的外壳）也有理气醒胃的作用，但缺乏砂仁温中散寒的效力。砂壳气味薄，燥性小，肝旺胃弱者用之适宜。

据现代药理研究，砂仁有芳香健胃作用，可促进胃的功能，促进消化液的分泌，并可排除消化管内的积气。

用量一般为1.5～4.5g，特殊需要时可用6～9g。入煎剂时，宜打碎后下，久煎会减小药效。砂壳体轻，一般用0.9～1.5g或2～2.5g。

本品有芳香温燥之性，阴虚有热者应慎用。

白 豆 蔻

白豆蔻，2000年《中华人民共和国药典》上称为“豆蔻”，味辛，性温。是常用的行气、化湿、健胃、止呕药。

本品能宣散肺中滞气，温行胃中寒气，燥化脾经湿气，适用于脾胃虚寒、湿郁或气滞而导致的消化不良、呕吐反胃、胸脘满闷、腹部胀痛等症，常配合藿香、半夏、陈皮、生姜、丁香等同用。

本品有芳香行气、温燥化湿的特长，可用于治疗夏秋之交发生的湿温病（身热不扬、有汗而热不退、头痛身重、胸脘堵闷、食欲不振、口不渴或口甜、小便不利、舌苔白厚滑腻、脉象濡滑缓），常配合杏仁、薏苡仁、厚朴、半夏、滑石、通草、竹叶（三仁汤）等同用，而收到辛开、苦降、淡渗的功能，是治疗湿温最常用的方药。

白豆蔻配陈皮、生麦芽、香稻芽等，可用于食欲不振；配高良姜、香附、干姜、吴茱萸等，可用于胃寒疼痛。

白蔻衣（即白蔻皮）长于理气宽胸消胀，温性较白豆蔻小，可应证选用。

本品若去皮使用，名白蔻仁。

用量一般为1.5～6g。入汤药“后下”药效较好。

肺胃火盛及气虚者忌用本品。

处方上如果只写“蔻仁”，药房即给紫蔻仁（白豆蔻的上等品，个儿大、味浓、药力足）。紫蔻仁主用为芳香行气，温中调胃药，功能介于砂仁与白豆蔻之间，芳香温燥之性比砂仁较小，但比白豆蔻稍强。故在调胃药中，有时可以紫蔻仁代替砂仁。

草 豆 蔻

草豆蔻味辛性温。主要功能为燥湿、温中、破气、开郁。常用于以下几种情况：

1. 中焦寒湿不化　本品辛温芳香，其气燥烈，能化湿浊。对于中焦寒湿不化所致呕吐、反胃、噎膈、痞闷、泻痢、腹胀、舌苔白厚而腻、脘闷少食等症，可用本品配合藿香、陈皮、木香、砂仁、厚朴、紫苏梗、茯苓、旋覆花等同用。

2. 胃脘痛　本品辛散滞气、温化寒湿。对于因寒湿客于中焦使胃气滞而不行产生胃脘疼痛、脘腹堵闷、舌苔白厚等症，可以本品配合高良姜、香附、檀香、砂仁、紫苏梗、槟榔、乌药、丹参、百合等同用。参看“香附”项下的三合汤方。在三合汤中我常以本品代替砂仁。

在临床上遇有因寒湿郁滞而出现定时寒热，舌苔白如积粉（血液检查疟原虫阳性或阴性）的证候，我常在柴胡、厚朴、知母、黄芩、槟榔、常山、藿香、苍术等应证方药中加用本品，以芳化湿浊。前人有“除瘴截疟”的记载，可资参考。

白豆蔻与草豆蔻功能大致相同，但白豆蔻常偏用于行气宽膈，芳香燥湿的作用不如草豆蔻，草豆蔻则偏用于破气开郁、温中燥湿。白豆蔻偏入肺，草豆蔻偏入脾。

肉豆蔻偏用于固涩大肠而止泄，草豆蔻偏用于燥湿破气而开郁。

草果辛香燥烈之气更胜于草豆蔻，偏用于截疟消痰；草豆蔻长于温中调气而化湿。

用量一般为 3～9g。

久服、过服可助脾热而耗散正气。

本讲药物小结见书末表4（第363）。

第6讲 寒凉药

本讲主要介绍具有辛寒、甘寒、苦寒、咸寒、酸寒以及辛凉、甘凉等性味的常用清热药。其中包括清热泻火、清热解毒、清热解暑、清热燥湿、清热凉血熄风、清虚热、清热化痰止咳平喘等类药物。

石　膏

石膏味辛、甘，性寒。生用为清肺胃火热之药，能清火、止渴、除烦、退热；煅用名熟石膏或煅石膏，清热作用大减，有收敛作用，外科常用在敛疮、祛湿、止痒，或作为石膏绷带用。内科以生用为主，常用在以下几种情况：

1. 伤寒阳明经证　外感风寒，传变化热，出现高热炙手，全身出大汗而高烧不退，口大渴，思冷饮，烦躁，甚或神昏狂乱，脉象洪大而数。生石膏能清解阳明经火热，可以本品为主药，配合知母、甘草、粳米、天花粉、芦根等同用（如白虎汤）。如发高热、大汗、口渴已数日，见舌燥乏津、脉象虚大者，可加党参。

2. 时行热疫　流行性热性传染病表现为恶寒发热，头痛目痛，颇似伤寒（但本证头痛如劈，两目昏痛，与伤寒不同），高热狂躁，烦心，口干，狂妄少眠，甚则吐血、衄血、发斑，舌红生刺，口唇焦裂，或大汗口渴，或有小汗，脉象或沉或浮但均有数象。此为气血毒热俱盛（气血两燔），可用生石膏配生地黄、水牛角、黄连、栀子、黄芩、知母、赤芍、玄参、连翘、牡丹皮、竹叶、大青叶等同用（类如《疫疹一得》清瘟败毒饮）。我曾用清瘟败毒饮随证加减，治疗流行性脑脊髓膜炎、流行性乙型脑炎等流行性热性传染病，确有效果。请参阅各地报道。

3. 温病发斑　温病热毒深入血分而高热发斑，或皮下红斑如锦纹，或斑成一片一片，妄狂不宁，舌质绛赤而干晦，或生芒刺，舌苔黄褐少津，脉象细数。可用生石膏配玄参、知母、生甘草、粳米、水牛角（类如化斑汤）等同用。

4. 胃火牙痛　胃经火热而致牙痛、齿龈红肿、口渴、大便干秘等症。可以生石膏配地骨皮、生地黄、生大黄、牡丹皮、升麻、薄荷等同用。兼有伤风者，可加荆芥、防风。

5. 肺热咳喘　肺素有热，外感风寒，皮毛束闭，肺气不宣，邪热内郁，而见咳嗽、气喘、口渴、痰黄、面红、口鼻气热、脉浮数等症。可以生石膏配麻黄、杏仁、甘草（麻杏石甘汤）、荆芥、薄荷、前胡、黄芩等同用。我常以麻杏石甘汤加金银花、连翘、薄荷、荆芥、芦根、黄芩、桔梗等，用于大叶性肺炎、急性支气管炎表现为肺热咳喘证者。如痰中带血，可去麻黄，加白茅根、炒栀子等，谨供参考。

寒水石与生石膏均为清热泻火药，但寒水石清肺胃实火，偏入血分，无解肌达表之力。生石膏清肺胃火热，主入气分，并有解肌达表，使邪外透的效力。

大青叶与生石膏皆常用于时行热疫。但大青叶苦咸大寒，偏用于心胃毒热、狂热烦乱、血热赤斑、热毒赤痢等症。生石膏辛甘而寒，偏用于肺胃疫热炽盛、肌热炙手、头痛如劈、大汗烦渴等症。

用量：生石膏一般为9～45g，特殊需要时可用90～120g。

治疗重病时，不可用量太小。入汤药须打碎先煎。

煅石膏以外用为多，内服较少用。

血虚发热、胃弱、肺虚、非实热证者，均忌用本品。

据现代研究报道，用天然石膏煎汁对人工发热之家兔有明显退热作用。

知　母

知母味苦、性寒。主要功能为清热、滋阴降火。

知母苦寒清热，对由热邪盛所致的高热、出汗、口渴、心烦、面红等症，可用本品配生石膏、生甘草、天花粉、芦根、黄芩等同用。由肺热而致的咳嗽、痰黄、口渴、便秘等症，常以知母配合贝母、瓜蒌、黄芩、栀子、生石膏、桑白皮、杏仁等同用。

一般苦寒药，如黄连、黄芩、黄柏、栀子等，虽能清热但都有化燥伤阴的缺点。知母则无此缺点，并且有滋阴降火的作用。对阴虚所致的发热、骨蒸盗汗、五心烦热、肺痨咳嗽、消渴引饮等症，常以本品配合地骨皮、秦艽、生地黄、白芍、炙鳖甲、玄参、黄柏、白薇、麦冬等同用。

知母多用盐水炒以下行入肾，如用黄酒炒也可上行入肺。

黄柏坚肾清热，偏用于肾经湿热、淋浊、膝软；知母滋肾降火，偏用于肾经虚热、骨蒸、消渴。黄柏清下焦有形湿热，知母泻下焦无根之火。二药常合用，可增强其滋肾、坚肾、清热、降火的作用。

天花粉、知母均能清阳明胃热。但天花粉并能益胃生津，知母兼能滋阴降火。也有人认为知母苦寒滑降，多用可伤胃肠引起泄泻，天花粉甘凉益胃又能生津，对胃有益无损，主张把白虎汤（生石膏、知母、甘草、粳米）中的知母改为天花粉。我也常根据病证的具体情况，改用天花粉或在白虎汤中轻用知母加用天花粉，每取良效，可资参考。

用量一般为6～9g。

肾阳虚、两尺脉微弱及大便溏泄者，忌用本品。

据现代研究报道，本品有解热作用，对伤寒杆菌、痢疾杆菌、大肠杆菌、绿脓杆菌、葡萄球菌、肺炎球菌、溶血性链球菌、百日咳杆菌等有较强的抗菌作用。

芦　根

芦根味甘性寒。功能清热生津。常用于以下几种情况。

1. 清热解渴　芦根味甘能生津液，性寒能清热降火，上能清肺热，中能清胃火，下能利小便，引热从小便排出，故对温热病初起而发热、口渴、微咳、头痛等症，可以本品配桑叶、菊花、连翘、薄荷等同用，如《温病条辨》桑菊饮（桑叶、菊花、杏仁、连翘、薄荷、苦桔梗、甘草、芦根）。温病热入气分，热邪伤津而致高热汗出、口渴引饮、小便短赤、烦躁不宁等症，可以芦根配生石膏、知母、甘草、粳米、天花粉等同用。

2. 清肺热　风热犯肺而致肺热咳嗽、痰黄、口渴、喉痒、胸闷，甚或痰中带血等症，可以本品配合杏仁、桔梗、金银花、生石膏、知母、瓜蒌、牛蒡子、大青叶、黄芩、炒栀子等同用。大叶性肺炎也可用此方加减治疗，如恶寒、胸痛、气闷、无汗者，可加荆芥、薄荷、苏叶（或麻黄）；寒热往来、胸胁闷胀疼痛者，可加柴胡、青蒿；面红壮热、口渴有汗者，可重用石膏、芦根，再加连翘；痰中带血较多者，可加生藕节、白茅根、白及等。对肺内素蓄毒热，又受外感之邪束闭皮毛，肺气不宣，毒热不散，郁壅化脓而成肺痈（肺脓肿），症见胸满、胸痛、咳嗽、发热、痰中带脓血、痰味甚腥臭者，可用本品配生薏苡仁、桃仁、冬瓜仁等同用，一般初起时可加荆芥、金银花、连翘、黄芩等，中期吐腥臭脓痰多时加桔梗、白及、甜葶苈，后期脓痰已排尽时加沙参、天花粉、生黄芪等。

3. 清肺透疹　小儿麻疹病早期，可用芦根30～60g，煎水一茶杯，一日分数次服，或加同量西河柳一同煎服，旨在清泄肺热，使麻疹容易出透。

芦根分干芦根与鲜芦根两种。鲜芦根清热、生津、清肺透疹的作用均优于干芦根。但如找不到鲜芦根时，也可用干芦根。

天花粉偏入胃经，清胃热，生津止渴，兼有解毒、消肿、排脓、生肌的功能；芦根偏入肺经，兼有清宣肺热、治肺痈、透麻疹的功能。

用量一般为干者9～30g，鲜者15～60g。

天　花　粉

天花粉味甘性寒，功能清热、生津、解毒、排脓。内科、外科均常使用。主要用于以下情况：

1. 热病伤津　温热病邪热炽盛，耗伤津液而致唇干、口渴、舌红少津、心烦等症，可以本品配合麦冬、石斛、玉竹、生地黄、玄参等同用。

2. 消渴　口渴引饮，饮不解渴，喝水几倍于正常人，排尿多，易饿多食，人渐消瘦等，病名曰消渴。天花粉味甘酸生津，能止渴除烦，治消渴常与生地黄、山萸肉、山药、麦冬、五味子、牡丹皮、知母、生石膏等同用。根据前人经验，我常以本方用于治疗糖尿病、尿崩症、甲亢等表现为以口渴为主的疾病，注意辨证加减。

3. 痈肿疮毒　本品有清热解毒、排脓消肿的作用，常用于乳痈（配瓜蒌、白芷、贝母、漏芦、蒲公英等）、痈肿（配连翘、金银花、赤芍、当归尾、炙穿山甲、皂角刺等）、疖疮（配连翘、忍冬藤、甘草、紫花地丁、赤芍）等。

石斛与天花粉均有生津止渴的作用，但石斛滋肾阴、明目的作用大于天花粉，天花粉清火、养胃阴的作用大于石斛。

天冬、麦冬也能养阴生津止渴，但其性黏腻，容易碍胃（影响食欲及消化）；天花粉生津止渴，且能益胃。

用量一般为9～15g，治消渴有时用至30g。

本品忌与乌头、附子同用。

脾胃虚寒者忌用本品。

淡 竹 叶

淡竹叶，味甘、淡，性寒。功能清热除烦，利尿渗湿。

心经有火，上焦实热而引致的心烦、失眠等症，可以淡竹叶配合淡豆豉、栀子仁等同用。

温热病热入心包而出现神昏、谵语等症，可用淡竹叶配合莲子心、带心连翘、郁金、天竺黄、菖蒲、远志等同用。现代药理实验证明淡竹叶有解热作用。

对心与小肠有湿热而致舌尖红赤、小便黄赤、尿道涩痛等症，可以本品配合木通、生地黄、猪苓、泽泻、灯心草、黄柏等同用。

灯心草、淡竹叶均能清心利水，但灯心草偏治五淋、尿道涩痛而小便不利；淡竹叶偏治心中烦热、舌红、尿赤而小便不利。灯心草兼入肺，淡竹叶主入心。

淡竹叶是一种禾本科植物，并非淡竹的叶。不宜混同。

用量一般为1.5～4.5g，重症时也可用到9g。

栀 子

栀子味苦性寒。是常用的清热泻火药。能清泻三焦火热，祛湿解毒。常用于以下情况：

1. 各种热性病　凡一切由于火热所致的头痛、目赤、牙痛、咽喉痛、口舌生疮、火毒疖肿、发热烦躁、大便干结、小便黄赤等症，皆可用栀子清热泻火。常与黄连、玄参、黄芩、赤芍、生石膏、生大黄等同用。

2. 血热妄行　由于血热而出现衄血、吐血、咳血、尿血等症。可以本品配合生地黄、牡丹皮、侧柏叶、白茅根、生藕节、白及等同用。我曾用栀子炭配生石膏、生地黄炭、黄芩炭、藕节炭、白及、生赭石、旋覆花、白茅根、玄参、知母、杏仁等，治疗较顽固的咳血，取得了较好的效果（一男性患者，患支气管扩张而咳血甚剧，每晚需到某大医院急诊室过夜，咳血时即急由静脉滴注脑垂体后叶素而止血，连续多夜，届时即咳血，经用上述汤药随证加减，服用数剂，未再咳血，即正常上班工作），仅供参考。

3. 黄疸　由于湿热郁蒸而致的黄疸（阳黄），可以本品配合黄柏、茵陈、生大黄、车前子等同用。

4. 湿热淋　湿热下注而发为热淋（小便频数、排尿热痛、尿色黄赤、舌苔黄腻、脉象滑数），可以本品配合黄柏、木通、滑石、萹蓄、车前子、泽泻、猪苓等同用。

生栀子用于泻火；炒栀子、栀子炭（炒炭）用于止血；栀子衣用于清肺与皮表之热；栀子仁用于清内热，去心烦。

黄芩偏于泻中上二焦的火热；黄连偏于泻心胃的火热，并能燥湿；黄柏偏于泻下焦膀胱与肾的火热；栀子可泻上、中、下三焦的火热。

用量一般为3～9g。

栀子有使大便溏泄的作用，故大便虚泄、无湿热证者均忌用本品。

现代研究表明，栀子有促进胆汁分泌的利胆作用，对多种细菌有抗菌作用。

夏　枯　草

夏枯草味苦、辛，性寒。功能平肝阳，散郁结。常用于以下情况：

1. 肝阳头痛　因肝阳上亢而致头部胀痛、眩晕、眼花等症，可用本品清肝火，平肝阳。常配合菊花、白蒺藜、生赭石、黄芩、生牡蛎、白芍、生地黄、泽泻、地骨皮等同用。高血压患者出现肝阳上亢证者，也可用此方随证加减。据现代研究报道，夏枯草有降低血压和利尿的作用。

2. 瘰疬痰核　由于肝气郁结、痰气凝聚而致颈部两旁产生瘰疬痰核（包括颈淋巴结核等），可用本品疏肝郁、缓肝火而散结消痰核，常与生牡蛎、玄参、黄芩、海藻、贝母、百部、柴胡、赤芍等同用。配瓜蒌、白芷、蒲公英、漏芦等，可用于乳房有结块；配板蓝根、马勃、牛蒡子、大青叶等，可用于腮腺炎。市上药房中有"夏枯草膏"可以购服。

据现代研究，夏枯草对结核杆菌、痢疾杆菌有抑制作用。

3. 目珠夜痛　肝主目，肝肾阴虚，肝阳亢盛可致眼珠疼痛，其特征是眼珠不红不肿，好似正常一样，惟到下午或前半夜，眼珠即感胀痛或抽痛。夏枯草有止"目珠夜痛"的作用。我常以本品配决明子、生石决明、白蒺藜、石斛、地骨皮、黄芩、生地黄、玄参等同用，治疗眼珠发疼痛，或青光眼、高血压病等出现目珠夜痛者，每收良效，请参考。痛久血虚者，可加当归、白芍等。

玄参治瘰疬，偏于滋阴降火，解毒散结；夏枯草治瘰疬，偏于平肝解郁，清热散结。

菊花治头痛，偏于散风热；夏枯草治头痛，偏于平肝清热。

用量一般为9g，重症时也可用到15g。

决　明　子

决明子味咸性微寒，是常用的清热明目药。

本品能清肝胆郁热，对于肝胆郁热所致的目赤肿痛、羞明流泪、头痛、眩晕等症，可用决明子配菊花、蔓荆子、黄芩、白蒺藜、青葙子、木贼草等同用。

决明子久服，有明目作用。我常以决明子配生地黄、石斛、当归、白芍、黄芩、沙苑蒺藜、地骨皮、菊花、枸杞子、生石决明、夜明砂等，用于治疗肝肾不足而致目昏、视力减退、目干涩发抽等症（包括视网膜炎、视神经萎缩等），每收良效，仅供参考。据现代研究，本品含有维生素A类物质。

以本品捣碎，每次用6g左右，水煎服或沏水代茶饮，每日1次，经常服用，对于高血压病而兼见目昏、目赤、大便干者，有一定帮助。或配菊花、夏枯草同用。据现代研究报道，本品有降血压的作用。

蔓荆子治两侧头痛，以疼痛近于颞颥部者效果较好，偏于散风明目；决明子治两侧头痛，以疼痛近于太阳穴处者疗效较好，偏于清肝明目。

木贼草退目翳而明目，决明子清肝热而明目。

用量一般为3～9g。捣碎煎服。

青　葙　子

青葙子味苦性微寒。是眼科常用药。能治肝经毒热上冲而致目赤肿痛、目生障翳、羞明流泪等症。常与菊花、夏枯草、黄芩、木贼草、桑叶、蔓荆子、龙胆草、黄连等同用。

本品还有散风清热、散风止痒的作用，可用于肝经风热而致的头痛、眩晕、目赤、目胀、目昏、高血压等症。常与龙胆草、黄芩、生赭石、生石决明、决明子、生地黄、赤芍、菊花、钩藤等同用。对于皮肤因风热而瘙痒者，也可用本品配白鲜皮、蝉蜕、防风、薄荷、栀子衣、苦参等同用。

用量一般为3～9g。

本品有扩大瞳孔的作用，故瞳孔散大的眼病患者禁用之。

密 蒙 花

密蒙花味甘性微寒。是眼科常用药，功能退翳明目。

密蒙花能清肝经虚热而明目，常用于青盲、目昏、多泪、多眵、小儿疳气攻眼等症，可与白蒺藜、菊花、决明子、石决明、羌活、谷精草等同用。

本品还有消目中赤脉、去翳的作用，可与木贼草、桑叶、夏枯草、菊花、夜明砂、蝉蜕等同用。

本品还可祛目中之风而治目珠发痒。我对此症常以本品配合蔓荆子、防风、赤芍、菊花、荆芥、薄荷（少量）等同用，效果良好。供参考。

用量一般为3~9g。

黄 芩

黄芩味苦性寒，为常用的清热燥湿和清热解毒药。能泻中焦实火，燥肠胃湿热，清少阳邪热，兼能凉血安胎。

1. 泻中上焦实火　因胃火上壅而致的咽痛、牙痛、口腔溃疡、扁桃体肿痛、膈间闷热、大便干结、肺热咳嗽等症，可用本品清热泻火。常与生地黄、玄参、连翘、黄连、生大黄等同用。兼有外感表证的，可加荆芥、薄荷；咳嗽较重的，可加桔梗、瓜蒌、杏仁、枇杷叶等。

2. 燥肠胃湿热　对由于肠胃湿热、湿热下注而致的泄泻、痢疾、热淋等，皆可用黄芩清热燥湿。常配合黄柏、茯苓、猪苓、炒扁豆、炒薏苡仁（治湿热泻）、黄连、葛根、木香、槟榔（治湿热痢）、木通、萹蓄、滑石、猪苓、泽泻（治湿热淋）等同用。对中焦湿热郁蒸而致的黄疸（阳黄），也常用本品配合黄柏、栀子、茵陈、猪苓、泽泻、车前子等同用。

3. 清少阳邪热　病邪踞于少阳而出现寒热往来、口苦咽干、胸胁苦满、食欲不振、恶心欲呕等症，可以黄芩配合柴胡、半夏、生姜、甘草、党参等同用（如小柴胡汤）。我常用小柴胡汤减去党参、甘草，加茵陈、黄柏、栀子、生大黄、车前子、焦三仙、炒槟榔等，用于治疗黄疸型传染性肝炎，对退热、退黄均有良效；去党参、甘草，加炒川楝子、草豆蔻、炒莱菔子、红花、茜草、白蒺藜、皂角刺、焦三仙、槟榔等，随证加减，用于无黄疸型传染性肝炎，也有良好效果。谨供参考。

4. 凉血安胎　妇女妊娠，因胎热不安而出现恶心呕吐、心中烦热、口中吐水、腹部不适、饥不欲食等症，可以黄芩配竹茹、橘皮、生姜、黄连、紫苏梗、茯苓等同用。

黄芩酒炒偏用于泻肺火，治上焦湿热；黄芩炭可用于各种热性出血；枯芩（又名片芩，中空而黑的）偏于泻肺胃之火，清肌表之热；子芩（又名条芩，里外坚实，黄色微绿的）偏于泻肠胃之火，并常用于清热安胎。

桑白皮、地骨皮泻肺经气分之热。黄芩、栀子泻肺经血分之热。

柴胡清热缘于“苦以发之”(发散的意思)，是散火热之标；黄芩清热缘于“寒以胜之”(苦寒直折，以寒胜热的意思)，是直折火热之本。同是清热，作用各有不同。二药合用，为治少阳邪热的专剂。

据现代研究报道，黄芩有退热及利尿作用，有降低血压作用，对痢疾杆菌、伤寒杆菌、大肠杆菌、百日咳杆菌、葡萄球菌、溶血性链球菌、肺炎球菌等皆有抗菌作用，对流感病毒有一定抑制作用。

用量一般为 3 ~9g。

脾胃虚寒者禁用本品。

黄　连

黄连味苦性寒。主要功能为清泻心胃火热，凉肝胆，解热毒，并有燥湿作用。四川产者效力较好，故又名川黄连。

由于心胃火热而致口舌生疮、目赤牙痛、尿赤便秘等症，可以本品配生地黄、川木通、竹叶、黄芩、生大黄等同用。如血分热毒郁积而生疮疡疖肿等症，可以本品配黄芩、栀子、黄柏、赤芍、紫花地丁、金银花、连翘等同用。

温病热邪入心而见神昏谵语、烦躁不宁、汗出口渴、身热、舌红等症，可以本品配合天竺黄、郁金、菖蒲、远志、连翘、水牛角、生地黄、玄参等同用。

心热亢盛而致心烦失眠、口干舌红、尿黄脉数等症，可以本品配栀子、生地黄、当归、甘草、辰砂、豆豉等同用。

热邪结滞于胃脘而见心下痞满、脘腹热痛等症，可以本品配合厚朴、枳实、半夏、瓜蒌、陈皮、茯苓、生大黄等同用。黄连配枳实为治“心下痞”（胃脘部堵塞感）的常用药。

本品还有清肝明目作用。用黄连煎水，外用洗目，可治目赤目痛，暴发火眼（包括急性结膜炎等病）等症。

黄连还能燥湿。对湿热积滞而致的痢疾（腹痛、大便频数不爽、带有脓血、里急后重、舌苔黄腻、口干不欲多饮、脉象滑数），常以黄连配木香、白芍、当归、槟榔、黄芩、白头翁、茯苓、厚朴、枳实等同用。

黄连配吴茱萸，可用于肝火旺、肝胃不和而致的胃痛嘈杂、泛吐酸水；配细辛，可用于口疮；配肉桂，可用于心肾不交；配木香，可用于痢疾；配干姜，可用于腹中寒痛下痢；配大蒜，用于大便下血。前人这些经验，皆用一寒一热、一阴一阳，互相配伍、互相制约而取效，在组织处方时，可资借鉴。

黄柏偏用于清下焦湿热，并能坚肾；黄连偏用于清中焦湿热，并能泻心火。

胡黄连偏用于骨蒸劳热，五心烦热，并用于小儿疳积惊痫；川黄连偏用于中焦湿热，并用于各种疮疡肿毒。

用量一般为0.9～6g或9g。

阴虚烦热、脾肾虚泄、气虚作泄等证者，皆忌用本品。

据现代研究报道，黄连有广泛的抗菌作用，其中对痢疾杆菌作用最强。主要有效成分为小檗碱。

黄　柏

黄柏味苦性寒。能清热燥湿，坚肾益阴。配黄连、木香、马齿苋、白头翁等，可用于湿热痢；配木香、藿香、茯苓、白术等，可用于湿热泄泻；配木通、生地黄、竹叶、滑石、萹蓄、猪苓等，可用于湿热淋；配茵陈、栀子、车前子、生大黄等，可用于湿热郁蒸而致的黄疸；配槐角、槐花炭、地榆、防风等，可用于痔疮便血；配苍术、牛膝、木瓜、薏苡仁等，可用于湿热伤筋而出现下肢痿弱，甚或麻木、瘫痪等症。本品能坚肾清热而益阴，故能清热降火，常配合滋阴药用于清阴虚阳亢所致的虚火。例如知柏地黄丸（熟地黄、山萸肉、山药、茯苓、牡丹皮、泽泻、知母、黄柏）和大补阴丸（地黄、龟甲、知母、黄柏、猪脊髓）等，都是治疗阴虚火旺所致骨蒸劳热、盗汗、梦遗、口干、经闭、下午颧红等症的有效方剂。

据现代研究报道，本品的抗菌作用与黄连差不多；对阿米巴、利什曼原虫也有抑制作用；有降低血压及血糖的作用。

我常用黄柏或黄柏炭（12～15g），随证加入白茅根或茅根炭、大小蓟、续断炭、猪苓、茯苓、木通、生地黄等，用于治泌尿系感染、尿血等症，有较好效果，请参考试用。

清热燥湿用生黄柏；坚肾、清虚热用盐水炒黄柏；治尿血、便血用黄柏炭。

用量一般为3～9g，重症也可用12～18g。

无实热者慎用。

龙　胆　草

龙胆草味苦性寒。功能清泻肝胆火热，除下焦湿热。

1. 清泻肝胆火热、湿热　对肝胆二经有实热火邪而致的头晕、头胀痛、胁痛、口苦、耳聋、耳肿、口渴、尿黄、尿少、黄疸等症，可用龙胆草配合黄芩、栀子、泽泻、木通、车前子、当归、柴胡、生地黄、甘草同用。这个药方名“龙胆泻肝汤”，是临床常用的方剂，清泻肝胆湿热效果良好。对传染性肝炎证属肝胆湿热证者，在辨证论治的基础上，加用一些龙胆草，对降低转氨酶有时有一定帮助，仅供参考。

2. 清除下焦湿热　龙胆草主入肝经，肝主下焦，对肝经湿热所致的阴部湿痒热痛，阴部湿疹，尿道疼痛，小便频数而尿热、尿少、尿血等症，可以本品配黄柏、泽泻、石韦、萹蓄、木通、苦参、竹叶、茯苓等同用。对湿热下注而致足膝红肿、脚气肿而流水等症，可配牛膝、木瓜、黄柏、苍术、槟榔、防己、忍冬藤、赤芍等同用。

3. 促进食欲　本品用小量（0.6～1g），有刺激胃液分泌，促进食欲，帮助消化的作用。但如用大量，则苦寒害胃，反会引起恶心呕吐、头昏不欲饮食等症。

4. 清肝明目　肝胆有火热，上犯于目而致目赤肿胀、瘀肉高起、羞明多眵等症，可以本品配木贼草、菊花、决明子、荆芥、蔓荆子、黄芩等同用。

用量一般为0.6～6g。

脾胃虚弱大便溏泄者忌用本品。

秦　　皮

秦皮味苦、微涩，性寒。主要有两大功能：

1. 清热治痢　对于湿热痢疾（大便带脓血、里急后重、舌苔黄腻、口干不欲多饮、脉滑、夏秋之交为多），可用本品配黄连、黄柏、白头翁、木香、槟榔、白芍、当归、厚朴、枳实、茯苓等同用。

2. 清肝明目　肝经有热、上攻于目而致两目赤肿疼痛、目中发热、羞明怕光、眼生翳膜、迎风流泪等症，可用秦皮、滑石、黄连各等分，研为细末，每次用1.5g，水煎数沸，去滓，取清液，俟温洗目（《证治准绳》秦皮散）；或配合菊花、薄荷、桑叶、黄芩、木贼草、决明子等同用水煎内服。

据现代研究报道，本品对风湿性关节炎、风湿性肌炎等疾病有效，可使风湿病患者尿中的尿酸量显著增加。

白头翁治痢，偏于清热凉血；秦皮治痢，偏于清热涩肠。

用量一般为3～9g。

苦　　参

苦参味苦性寒。功能清热、燥湿、杀虫。常用于湿热郁伏之证及皮肤病。

对由于湿热郁滞而产生的痢疾、黄疸、黄带、白带等症，可用苦参配黄柏、木香、茯苓、车前子（布包）、白芍、茵陈、薏苡仁、龙胆草等同用。

对于由湿热蕴结而致的湿疹、荨麻疹、皮肤湿疮等症，可用本品配合连翘、赤芍、防风、白鲜皮、红花、黄柏、蝉蜕等同用。我常以苦参配白鲜皮、赤芍、红花、桑枝、防风、连翘、皂角刺、炙穿山甲、蝉蜕、蛇蜕（0.3～0.6g）等同用，治疗比较顽固的荨麻疹，每取良效，仅供参考。

苦参配菊花可以明目止泪；配麦冬解渴生津；配茵陈、车前子可治湿热黄疸；配槐花治大便下血及热痢；少佐些麻黄可退遍身痒疹。

苦参煎汤外洗，可用于痔疮疼痛，或肛门、阴部生疮，常配合皮硝、苦楝皮、槐花等同用。

玄参凉血滋阴，清热降火，偏用于咽喉肿痛；苦参凉血泻火，清热燥湿，偏用于皮肤湿疹、荨麻疹等。

用量一般为6～9g；治皮肤病时可用15～30g。

肝肾虚寒者忌用本品。

前人有苦参久服或多次大量服用则伤肾、使人腰重腰痛的说法，可资参考。

据现代研究报道，苦参有良好的利尿作用，对阴道滴虫有杀灭作用，有抗多种皮肤真菌的作用。

白 鲜 皮

白鲜皮味苦性寒。主要功能为祛湿、利关节。

本品最常用于治疗湿热郁滞所致的皮肤痒疮、湿疹、阴囊湿疹、疥癣、风疮等。常配合金银花、连翘、荆芥、黄柏、苍术、苦参、红花、赤芍、炙穿山甲、茯苓等同用。我常以白鲜皮30g、苦参15～30g、荆芥9g、防风9g、连翘12g、赤芍15g、红花9g、蝉蜕6g、茯苓9g、蛇蜕0.3g、炙穿山甲6g，结合具体情况，随证加减，用于治疗顽固的荨麻疹，可取得一定效果，仅供参考。

白鲜皮也可用于由湿热引起的关节肿痛，常与威灵仙、黄柏、木瓜、苍术、防己、薏苡仁、松节等同用。

对妇女湿热下注所致的阴部湿痒、阴中湿痒、赤白带下等，可与茯苓、泽泻、苍术、黄柏、苦参、牛膝等同用。

根据前人对本品可治风黄、急黄的经验记载，我曾用本品配合柴胡、黄芩、泽泻、车前子、黄柏、秦艽、焦三仙等随证加减，治疗经用大量茵陈未能见效的急性黄疸型传染性肝炎表现为湿热郁蒸而致深度黄疸的患者，疗效很好，请参考试用。

据现代研究报道，本品对多种皮肤真菌有不同程度的抑制作用，其浸出液有解热作用。

用量一般为3～9g，重症者也可用15～24g，甚或30g。

下部虚寒者不宜使用本品。

金银花（附：忍冬藤）

金银花（又名忍冬花）味甘性寒，是常用的清热解毒药。

有以下三大功能。

1. 解表清热　温病初起，邪在卫分，热在上焦，症见身热头痛、口渴、咳嗽咽干、脉浮数等，可用本品清散上焦风热，解表清热。常配合连翘、牛蒡子、荆芥、薄荷、淡豆豉等同用。

2. 清热解毒　对血分毒热壅滞而生痈肿疮疡，红肿热痛，甚或化脓溃烂，可用本品清血热、解疮毒。常配合连翘、赤芍、当归尾、菊花、没药、乳香、天花粉、甘草等同用。凡一切痈疮疥癣、梅毒恶疮等症，皆可以本品随证加减治疗。

3. 清热止痢　对于热毒停滞于中焦而致发热腹痛、大便带脓血、里急后重等症，本品能清热解毒，常与当归、白芍、葛根、黄连、木香、白头翁、赤芍、甘草等同用。据现代研究本品对痢疾杆菌、肠伤寒杆菌、大肠杆菌、百日咳杆菌、葡萄球菌、肺炎球菌等有抗菌作用，故可用于急性菌痢（表现为热证者）。常与黄连、黄芩、白芍、葛根、木香、马齿苋等同用。

大叶性肺炎初起时，也可用本品配杏仁、连翘、牛蒡子、桔梗、薄荷等同用（参看“解表清热”项）；如病情转化为肺热咳喘症时，可用本品配合麻黄、生石膏、杏仁、生甘草、连翘、黄芩、知母、薄荷等同用。

用量一般为6～12g，重症时也可用30～60g。

虚寒泄泻及疮流清脓无热毒者，不宜用本品。

忍冬藤藤的性味、功能都与金银花相似，一时找不到金银花时，可用忍冬藤代替，不过“藤”的作用比“花”的作用稍小些，故用量要比金银花大些，一般15～30g。忍冬藤并有通经活络、消经络中风热的作用，我于急性关节炎表现为关节热肿疼痛者，常将此药配合威灵仙、秦艽、羌活、独活、黄柏、赤芍、苍术、防己、木瓜、透骨草、红花等同用。

连　翘

连翘味苦、辛，性寒，是常用的清热解毒药。主要功能有三：

1. 清心火　对温热病热邪入心而出现的高热神昏、谵语、烦躁等症，可用连翘配合玄参、麦冬、竹叶卷心、莲子心、天竺黄、郁金、黄连、水牛角等同用。对心经有火，移热于小肠而致小便热痛、淋浊不清、尿频、尿痛等症，常配合生地黄、木通、猪苓、泽泻、萹蓄、茯苓、滑石等同用。对心火上炎而目赤肿痛，咽喉肿痛，口舌生疮等症，可配合金银花、赤芍、黄芩、生石膏、生地黄、玄参等同用。

2. 解疮毒　本品有清热散结、解毒排脓的作用。对于因毒热结聚而致的各种疮毒、痈肿，可以本品配金银花、菊花、赤芍、红花、紫花地丁、蒲公英等同用。因本品常用于治疗各种疮毒痈疖，所以前人经验认为它是“疮家要药”。

3. 散温邪　温热病初起，温热毒邪尚在卫分，热在上焦，症见身热头痛，口渴，微恶寒或不恶寒，微咳，咽喉痛，脉浮数等，可以本品清散上焦心肺热邪，常与金银花、桔梗、薄荷、竹叶、荆芥穗、淡豆豉、牛蒡子、芦根、甘草等同用（如银翘散）。如咳嗽较多者，可配合桑叶、菊花、杏仁、薄荷、桔梗、甘草、芦根等同用。（如桑菊饮）

金银花兼能散风热，升散透达的作用大于连翘；连翘兼散血中郁火壅结，消肿散结的作用大于金银花。

蒲公英消疔毒的作用大于连翘，连翘清上焦心肺火热的作用大于蒲公英。

前人经验认为带心连翘偏入心经，故温病热入心包时，多用带心连翘。连翘心味苦性寒，主人心经，在清心火的药方中，可用此引经攻邪。

连翘与莲子心同用，可入心经；与金银花同用，清热解毒兼散风热；与赤小豆同用，可清利湿热；与荆芥、薄荷同用，可辛凉解表。

用量一般为6~9g，重症时可用15~30g。

大肠有寒，大便溏泄者及阴疽不红不痛者，均不宜用本品。

据现代研究报道，本品对金黄色葡萄球菌、痢疾杆菌、伤寒杆菌、大肠杆菌、绿脓杆菌、肺炎球菌有较强的抗菌作用，也有抗真菌的作用。

蒲 公 英

蒲公英味苦性寒。功能为清热解毒，消痈散结。

外科常用于治乳痈、肠痈、疔疮、疖肿、痈肿不散等症，内科则多用于治疗热痢、瘟毒、腮腺炎、扁桃腺炎等。常与金银花、连翘、黄芩、黄连、大青叶、赤芍、玄参、山豆根等同用。

我常用蒲公英15~30g、瓜蒌30g、白芷6~9g、连翘9g、炙穿山甲6g、赤芍12g、红花9g、皂角刺4.5g、夏枯草9g，治疗急性乳腺炎，（已破溃者，去穿山甲、皂角刺，加天花粉、当归）有良好效果，谨供参考。

据现代研究，本品对金黄色葡萄球菌、大肠杆菌、痢疾杆菌有抑制作用。

紫花地丁凉血解毒的作用大于蒲公英，蒲公英散结消肿的作用大于紫花地丁。二药常合用。

败酱草清热排脓，偏用于治肠痈（包括阑尾炎）；蒲公英清热解毒，偏用于治乳痈（乳腺炎）。

鱼腥草清热解毒味辛入肺，宣散壅结，偏用于治肺痈（肺脓肿）和肺部感染；蒲公英兼能入肝胃二经，消肿散结，偏用于治乳痈及乳房肿块（治肿块可在上述治乳痈方中，加生牡蛎30g、玄参150~240g、大贝母9g）。

用量一般为9～25g，病重者可用30～60g。

鲜蒲公英捣烂外敷，可用于乳痈、疔疮、痈肿等。

凡阴疽及疮疡久溃不愈者，均忌用本品。

紫花地丁

紫花地丁味苦、辛，性寒。功能清热解毒，凉血消肿。

外科常用于治疗疔毒、痈肿、无名肿毒、恶疮。经常与蒲公英、金银花、连翘、菊花、赤芍、当归尾等同用。

内科常配合金银花、连翘、大青叶、玄参、生地黄、牡丹皮、赤芍、黄芩、黄连等，用于治疗瘟毒、疫毒营血毒热证而致的发斑、狂躁等；也可用于细菌感染而导致的高热烦躁等症。

配金银花、天葵、蒲公英、野菊花，名“五味消毒饮”，可用于一切毒疮、痈肿，尤常用于治疗毒。也可以此为基础，随证加减。

蒲公英散结消肿的作用较好，长于治乳痈；紫花地丁凉血解毒的作用较好，善于治疗毒。

据现代研究报道，本品有广谱抗菌作用。

用量一般为9～15g，病重者可用30～60g。

无热证的阴疮患者不宜用本品。

大青叶

大青叶味苦性大寒。主要功能为清热、解毒、凉血。

本品最常用于温病、瘟疫、瘟毒所致的高热神昏、咽喉肿痛、头痛牙痛、口舌生疮、出疹发斑、吐血衄血以及丹毒、痄腮（腮腺炎）、猩红热等。可配合玄参、生地黄、生石膏、知母、黄芩、金银花、连翘、荆芥、薄荷、牡丹皮、水牛角等同用。例如《证治准绳》大青汤（大青叶、玄参、生石膏、知母、木通、甘草、地骨皮、荆芥穗），可用于热毒发斑等证。

我常用大青叶15g、黄芩6～9g、板蓝根9g、玄参9～12g，随证加减，用于腮腺炎有效。对于温病血分毒热炽盛而发斑、衄血、吐血等症，我常用化斑汤（生石膏、知母、玄参、水牛角、甘草、粳米）加大青叶、生地黄、牡丹皮、赤芍、炒栀子、大小蓟等同用，可收比较满意的效果，谨供参考。

据现代研究报道，大青叶有抗病毒和杀灭钩端螺旋体的作用，对金黄色葡萄球菌、白色葡萄球菌、甲型链球菌、脑膜炎球菌、肺炎球菌等有抑制作用。

用量一般为6～15g，重症有时用到30g。

脾胃虚寒者忌用本品。

青　黛

青黛味咸、苦，性寒。主要功能与大青叶差不多，但凉血作用比大青叶更强，并且有消膈上热痰的功能。本品为爵床科植物马兰、蓼科植物蓼兰或十字花科植物菘兰叶干燥色素的加工制品，为细粉末状，还可以外用。

对于因血热妄行而发生的衄血、吐血、咳血以及温热入血、热毒发斑等症，可以本品配生地黄、玄参、大青叶、白茅根、生石膏、知母、丹皮炭、栀子炭、藕节炭等同用。用脱脂棉或纱布条蘸青黛、血余炭（2∶1）塞鼻，可止鼻衄。

对肝火炽盛、热极生风而致的高热抽搐、惊痫神昏等症，可配合胆南星、全蝎、天竺黄、郁金、黄连、远志、菖蒲、钩藤等同用。

对肺热咳嗽，痰黏成块，不易咯出者，可用青黛消膈上热痰，常配蛤粉同用（名“黛蛤散”），随汤药冲服，每次0.9～1.5g。

青黛还可以吹喉用，治疗咽部生疮、红肿痛烂。例如青黛散（青黛、牙硝、朱砂各1.8g，黄连、黄柏各9g，雄黄、牛黄、硼砂各0.9g，冰片0.3g，研细末，吹敷咽部）。腮腺炎时腮腺肿大疼痛，可用青黛冷开水调涂，能消肿止痛。

大青叶清心胃毒热，偏用于瘟疫热狂；青黛泻肝经郁火，偏用于惊痫热斑。

用量一般为0.9～4.5g，用纱布包煎；如用汤药冲服，每次0.3～0.6g或1g。

中焦虚寒及阴虚潮热者忌用本品。

败 酱 草

败酱草味辛、苦，性微寒。功能清热解毒，消痈排脓，祛瘀止痛。对肠痈（阑尾炎）可配合连翘、生大黄、牡丹皮、冬瓜子、赤芍、玄明粉等同用。

对血瘀而致的腹痛、腹胀、腹部有硬块等症，也可用本品配当归、赤芍、红花、延胡索、木香、五灵脂、桃仁、三棱等同用。我曾用本品配合生薏苡仁、金银花、连翘、制附片、乌药、白芍、当归、五灵脂、桃仁等，治疗阑尾破溃后，形成脓肿，时日较长者。

蒲公英长于治乳痈，败酱草长于治肠痈。

用量一般为9～15g，重症也可用到30g。

寒证腹痛患者忌用本品。

射 干

射干味苦性寒。主要功能为清热解毒，消痰散结。常用于以下情况：

1. 咽喉肿痛　对于痰热交结、壅塞咽喉而致的咽喉肿痛、痰不易咯吐、痰声如拽锯、呼吸困难等症，可用本品清肺胃痰热，消肿散结利咽喉。常配合山豆根、桔梗、甘草、玄参、连翘、黄芩、锦灯笼等同用。本品是治喉痹咽痛的要药。

2. 肺热喘咳、喉中痰声　对肺热痰结而出现咳嗽气喘、喉中如水鸡声等症，可用本品清肺消痰。常与麻黄、半夏、黄芩、细辛、款冬花、紫菀、杏仁、瓜蒌、白果等同用。

3. 腹中癥结痃癖　对腹中积痰瘀血结成癖块痃瘕（包括肝脾肿大等）等症，可用本品散血消痰，开结消积。常配合鳖甲、神曲、莪术、山楂核、炙穿山甲、生牡蛎、生大黄、枳实、红花、桃仁、当归、赤芍、黄连、白术、槟榔等，做成丸剂服用。

山豆根泻火清热的作用大于射干，射干消痰散结的作用大于山豆根。

马勃清散肺热而利咽喉，偏用于肺气不得宣畅而致的咳嗽、喉痛、音哑；射干泻胸中实热，消痰散结而利咽喉，偏用于热盛痰结而致的咳嗽、咽肿、喉中水鸡声。

据现代研究报道，射干能消除上呼吸道的炎症渗出物，并有止痛、解热作用。

用量一般为 2.5 ~ 4.5g，重症时可用 6 ~ 9g。用量不可过大。

脾胃虚寒者及孕妇忌用本品。

板　蓝　根

板蓝根味苦性寒。主要功能为清热凉血，解毒利咽。常用于以下几种情况：

1. 大头瘟　风热瘟毒，侵入血分而致头部红肿、发热、咽喉肿痛，甚至神昏谵语，可用本品降心火、清胃热、凉血、解瘟毒。常与黄连、牛蒡子、玄参、连翘、黄芩、柴胡、马勃等配伍同用。

2. 时疫斑疹　时疫（流行性、传染性、季节性热病）传染，瘟毒入血，营血热炽，出现身热、烦躁、口渴、头痛、咽痛、鼻衄、出疹、发斑、舌绛紫黯等症，可用本品配合金银花、连翘、薄荷、牛蒡子、玄参、生地黄、牡丹皮、生石膏等同用。

3. 咽喉肿痛　风热毒火上犯咽喉而致头痛、发热、口渴、便秘、咽喉红肿热痛、单双乳蛾（单侧或双侧扁桃体肿大）等症，可用本品清热、凉血、解毒。常与黄芩、栀子、生地黄、玄参、薄荷、牛蒡子、射干、锦灯笼、连翘、金银花、生大黄等同用。

大青叶、板蓝根均能清热、凉血、解毒。其中，大青叶凉血、解毒、化斑的作用胜于板蓝根；板蓝根利咽喉、治大头瘟的作用胜于大青叶。

用量一般为4.5～9g或12g。

脾胃虚寒者不宜用本品。

据实验研究及临床报道，板蓝根对伤寒杆菌、溶血性链球菌、大肠杆菌、副伤寒杆菌、痢疾杆菌、金黄色葡萄球菌等均有抑制作用；治疗流行性腮腺炎有良好效果；用于流行性乙型脑炎取得了满意效果；对流感和麻疹均有疗效；用于无黄疸型肝炎、慢性肝炎也有一定疗效。

山 豆 根

山豆根味苦性寒。主要功能为泻火解毒、利咽喉。常用于治疗咽喉红肿疼痛。

对于火热上炎，热毒上侵咽喉而致的咽喉红肿疼痛、咽下困难等症，可用本品泻火清热、解毒消肿。常配合玄参、麦冬、金银花、桔梗、甘草、薄荷、锦灯笼等同用。对于喉风急症（包括严重的急性扁桃体炎），牙关紧闭，水谷不得下者，也可用山豆根15g、桔梗12g、白药子12g急煎服，有效。对肺热咳嗽，也可用本品配黄芩、瓜蒌、贝母、知母、桔梗、玄参等同用。

山豆根配射干，治痰热结滞于咽喉而致咽喉肿痛；配板蓝根，治毒热炽盛而致咽喉烂痛；配槐角、槐花，治痔痛出血。

板蓝根偏治瘟毒颐肿、咽喉红烂；山豆根偏治火毒上炎之咽喉红肿。

马勃治喉痛，偏于轻宣肺热，使热邪外透；山豆根治喉痛，偏于泻火解毒，降火消肿。射干治喉痛，长于清热、消痰、散结，偏治痰热结滞之扁桃体红肿。

据现代研究报道，山豆根对治疗癌瘤有效。也有人报道山豆根治疗鼻咽癌效果好，可供参考。

用量一般为3～9g。

脾胃虚寒、大便泄泻者，不宜使用本品。

锦 灯 笼

锦灯笼又名金灯笼，味苦性寒。功能为清热解毒，散火消肿，主要用为清肺热药。

对于肺热咳嗽，痰多黄黏，咽喉肿痛等症，可用本品清散肺热。常配合瓜蒌、黄芩、知母、玄参、桔梗、山豆根等同用。

我常以本品配合生地黄、玄参、荆芥、薄荷、金银花、连翘、桔梗、黄芩、山豆根、射干等，用于治疗急性扁桃体炎。我的体会是：扁桃体发红肿大的可用射干；咽喉发红疼痛而扁桃体不甚肿大的可用山豆根；兼见声音嗄哑的可加用牛蒡子、蝉蜕；兼见颈部红肿的可加用马勃、板蓝根；扁桃体化脓腐烂的加用青黛、板蓝根，或用青黛散（方见青黛项下）吹喉；扁桃体肿大不易消退的，除用射干外，并加用僵蚕。锦灯笼于以上各症中均可加入，对热证咽喉肿痛有效。同时也要注意全身情况，随证加减，不可机械死板。

用量一般为3～6g，重症时也有用到9g的。

对无火热的咽喉痛（全身无热象，局部不红不肿），不宜使用本品。

马 勃

马勃味辛性平，主要用为清肺热、治喉痛药。

对由于肺经有热而致咽喉肿痛、鼻干咽燥等症，可用马勃配连翘、荆芥、山豆根、射干、黄芩、薄荷、玄参等同用。对咽喉肿痛及颈部、腮部赤肿者，此为瘟毒所致，可用本品配板蓝根、连翘、牛蒡子、薄荷、荆芥、玄参、僵蚕、苦梗等同用。我常用此方随证加减，用于治疗流行性腮腺炎有良效。

马勃也可用于肺热所致的咳血、鼻衄等症，常配合黄芩炭、白茅根、生藕节、生侧柏等同用。马勃末外用，可以止外伤出血。

对肺受风热所致的咳嗽、失音等症，可用马勃配荆芥、薄荷、杏仁、牛蒡子、蝉蜕、前胡、锦灯笼等同用。

马勃配连翘、薄荷、牛蒡子、荆芥穗、僵蚕、黄连、黄芩、玄参、板蓝根、苦梗、甘草、升麻、柴胡（名为普济消毒饮），可用于治疗大头瘟（有的去升麻、柴胡）。

用量一般为1.5～6g；瘟毒及大头瘟等重症者可用到15g或更多。

白 头 翁

白头翁味苦性寒。能清泻胃与大肠邪热，常用于治疗痢疾，并有解毒功能。

对于肠胃热毒积滞而致大便带脓血、血多脓少、里急后重、腹痛便频等症，可用本品清大肠邪热，通利大肠积滞，常与黄连、黄柏、秦皮、木香、槟榔、白芍等同用。

本品配地榆、槐花炭、黄芩炭、炒槐角等，可用于大肠有热而致的大便下血、痔疮下血等症。

黄连、白头翁均能治疗痢疾，但黄连清热兼能燥湿，对湿热痢效果较好，白头翁主清大肠血热，对热痢下血效果较好；

黄连对细菌性痢疾效果较好，白头翁对阿米巴痢疾疗效较好。

用量一般为3～9g。

虚寒久痢者忌用本品。

七叶一枝花

又名蚤休、草河车、金线重楼。味苦，性微寒，有小毒。是常用的清热解毒药。常用于以下几种情况：

1. 咽喉肿痛　对肺胃有毒热而致的咽喉肿痛、单蛾（一侧扁桃体红肿）、双蛾（两侧扁桃体红肿）等症，常以本品配合连翘、黄芩、生地黄、玄参、赤芍、射干、山豆根、薄荷、锦灯笼等同用。

2. 疔毒疮疡　对血有毒热而致的各种毒疮痈肿、疔毒恶疮，常以本品配金银花、连翘、赤芍、当归尾、红花、天花粉、炙穿山甲、紫花地丁、蒲公英、野菊花等同用。《本草纲目》中曾记载一首民谚："七叶一枝花，深山是我家，痈疽如遇着，一似手拈拿。"说明本品对痈疡疮毒有良好功能。配夏枯草等也可用于淋巴结核。据现代研究，本品有抗菌作用。也有试用于治癌瘤者。

本品解毒、祛毒的作用大于蒲公英、紫花地丁、金银花等品，故凡对毒性大的疾病，常用本品解毒护心。

用量一般为6～9g。用量大时，可出现恶心、呕吐等副反应，一般说并无危险。据前人经验认为体内有毒者，容易发生呕吐，但吐后，毒即可内消。可根据具体情况分析。

鸦　胆　子

鸦胆子味苦性寒。功能清热解毒，治痢截疟，主用于治休息痢、热积痢及间日疟。

休息痢指痢疾时作时愈者，好像发作一段时间，休息一段时间，又发作一段时间，又休息一段时间，缠绵难愈，甚至迁延至一二年。这种痢疾包括阿米巴痢疾在内。在痢疾发作的时候，可用鸦胆子10～20粒（去壳取仁），用龙眼肉包裹，捻成小丸数粒，空腹时用温开水吞服。服一次不愈，过两三天后再服一次。可连用二三次。在痢疾休息的时候，可服些调理脾胃的药，以扶助正气，增强抵抗力。

对热邪积滞而致的痢疾，大便如红果酱者，可配黄连、木香、枳实、白芍、槟榔等同用，煎汤送服本品，每次5～10粒。

对间日疟，可用鸦胆子5～10粒（去壳）研碎，装入胶囊中吞服，一日3次，连用三五天。

据现代研究报道，本品能杀灭阿米巴原虫及疟原虫；对肠寄生虫、阴道滴虫都有杀灭作用。

鸦胆子仁捣烂外敷，可以蚀赘疣，治鸡眼，敷疣上或敷鸡眼上，可使其脱落。

用量一般为5～10粒，一日3次；或一次10～20粒，隔二三天服一次。前人经验认为青壮年可以按1岁1粒计算，但必须用龙眼肉包裹吞服，如装入胶囊服用这样大量，则可致腹痛泻肚。

虚寒痢患者忌用本品。

漏　芦

漏芦味苦、咸，性寒。功能清热解毒，下乳汁。

最常用于治乳痈。乳痈未破时，可配合瓜蒌、白芷、蒲公英、连翘、皂角刺等同用；已破者，可去皂角刺，加天花粉、当归等同用。

配路路通、王不留行、炙穿山甲、天花粉、通草等，可用于产后乳汁不下，乳汁太少等症。

瓜蒌治乳痈长于宽胸散结，清热化痰；蒲公英治乳痈长于清热解毒，消痈散结；漏芦治乳痈长于泻热解毒，通乳利经脉。

用量一般为6～9g。

生 地 黄

生地黄味甘、微苦，性寒。主要功能为凉血清热，滋阴补肾。

1. 凉血清热　生地黄甘苦而寒，能凉血而清热，并能凉血止血。最常用于温热病，热邪侵入营分（高热、甚或神志恍惚，口反不渴、舌质红或绛、斑疹隐隐欲现、脉象数而略细）或血分（高热、谵语、舌质紫绛少津、斑疹透露、或吐血、衄血、昼静夜躁、脉象细数）时，常与玄参、连翘、栀子、郁金、竹叶心、牡丹皮、赤芍、生石膏、犀角（水牛角代替）等同用，如清营汤、化斑汤、犀角（水牛角代替）地黄汤等。据现代研究报道，生地黄有止血作用，能促进血液凝固。

2. 滋阴补肾　本品能滋阴补肾，可用于阴虚有热而产生的骨蒸劳热、干咳、咽喉燥痛、痰中带血、手足心热、盗汗等症。常与地骨皮、炙鳖甲、牡丹皮、秦艽、知母、白薇、玄参、天冬等同用。

另外，温热病后期，因热邪伤耗津液而致的口渴、食欲不振、下午烦热、暮热早凉等症，也可用本品与麦冬、玉竹、沙参、梨汁、冰糖、藕汁、生麦芽、炒谷芽、香稻芽等同用，可以养阴生津，清热益胃（如益胃汤等）。

对于阴虚不能胜热，而致消渴（口渴思冷饮，饮不解渴，人渐瘦弱，小便频多，易饿等），常以生地黄与山萸肉、山药、茯苓、牡丹皮、泽泻、五味子、天花粉等同用。我常重用生地黄、熟地黄、山药，配合山萸肉、茯苓、泽泻、牡丹皮、五味子、紫肉桂（不可太多，0.9～2.5g即可）等，随证加减，用于治疗糖尿病、尿崩症等，每获良效，请参考试用。据现代研究报道，本品有明显降低血糖作用。

生地黄简称生地，主用于凉血、清热、滋阴、生血；炒炭称生地炭，主用于止血（衄血、便血、尿血、吐血、咳血、崩漏等）；用黄酒蒸制者，名熟地黄，主用于补肾滋阴、养血；地黄从土中挖出洗净即用者名鲜生地，性大寒，主用于温热时疫，血中火毒热炽而狂热谵语等症。另有细生地或小生地，养阴而不腻，适用于温热病后期、阴津不足而食纳不好的情况。生地黄味厚滋腻，用大量或久服时，容易滞腻有碍胃口，此时宜用细生地；或配用一些砂仁，或用姜汁炒用。

配麦冬润肺清火；配天冬滋肾降火；配玄参解毒清热凉血；配犀角（水牛角代替）凉血化斑。

用量一般为9～15g，重症可用30g或更多些，鲜生地常用30～60g。

脾胃虚寒、大便溏软者，暑湿盛、胸闷不食者，均禁用本品。

玄 参

玄参味苦、咸，性寒。主要功能为滋阴降火，清热凉血，解毒软坚。

阴虚火旺，火热上炎而出现咽喉肿痛、口渴烦热等症者，可用本品配生甘草、桔梗、麦冬、牛蒡子、生地黄、黄芩、连翘等同用。

温热病热邪入营，邪热伤阴而见口干烦躁，夜寐不安，舌质红绛，甚至高热谵语、斑疹隐隐等症，可与水牛角、生地黄、黄连、连翘、麦冬、牡丹皮等同用（如清营汤）。如阴液耗伤而出现大便秘结者，可配麦冬、生地黄、玉竹、瓜蒌、生大黄等同用。

本品不但能滋阴降火，而且有凉血解毒的作用。如热毒炽盛而致血热发斑、烦躁不宁者，可用本品配合生地黄、水牛角、生石膏、知母、甘草、赤芍、牡丹皮等同用（如化斑汤）。

由于痰热郁结而颈部发生瘰疬者（颈淋巴结肿大），可用本品软坚散结，常配合贝母、生牡蛎同用，名曰消瘰丸，或适当加入夏枯草、昆布、海藻等同用。运用这种经验曾结合辨证论治用以治疗颈淋巴结结核（酌加：百部、黄芩、香附、青皮、炙穿山甲、赤白芍等）、颈淋巴肉芽肿（酌加：连翘、天花粉、蒲公英、柴胡、赤芍、皂角刺、穿山甲、牛蒡子、小金丹（吞服）等以及甲状腺肿大（酌加：黄芩、知母、生赭石、郁金、白芍、炙穿山甲、橘红、旋覆花、黄药子等）等，都能收到一定效果。

生地黄与玄参都能滋阴，但生地黄甘寒补阴，偏于凉血清热，适用于血热之火，玄参咸寒滋阴，偏于滋阴降火，适用于阴虚上浮之火。

苦参苦寒，泻火燥湿，善治外部皮肤湿热疥癞；玄参咸寒，降火养阴，善治内部肾阴不足，骨蒸痨热。

麦冬养阴，偏于润肺；玄参养阴，偏于滋肾。

用量一般6～12g，重病可用至30g。

大便溏泄及痰湿盛者忌用。本品反藜芦。

据现代研究，本品有降血压和降血糖的作用。对绿脓杆菌有较强的抑制作用。

牡　丹　皮

牡丹皮简称丹皮，味辛、苦，性寒。有两大主要功能：

1. 凉血　在凉血作用中，又有两种不同的用途：①凉血止血：可用于血分有热而致的吐血、衄血、咳血、尿血、月经过多、出疹发斑等症，可与生地黄、玄参、水牛角、赤芍、知母、生石膏、大青叶、白茅根、仙鹤草、地榆炭、棕榈炭等同用；②凉血除蒸：因阴虚血热而致骨蒸劳热、无汗、口渴、经闭等症，可用牡丹皮清血中伏热以凉血除蒸，常与青蒿、鳖甲、地骨皮、桑白皮、玄参、秦艽等同用。

2. 活血　在活血的作用中，也有两种不同的用途：①活血化瘀：对血瘀停滞而致月经闭止、腹中癥块等症，可用本品散瘀血、化癥块，常与当归尾、赤芍、延胡索、牛膝、三棱、莪术、桂心、红花等同用，例如《妇人良方》牡丹皮散；②活血消痈：肠痈（急性阑尾炎）初起尚未化脓而出现发热、呕吐、右下腹疼痛等症，可用本品散瘀血、消痈肿，常与大黄、芒硝、桃仁、冬瓜子、赤芍等同用，例如《金匮》大黄牡丹皮汤。

地骨皮偏治有汗的骨蒸劳热，牡丹皮偏治无汗的骨蒸劳热；地骨皮又能泻肺中伏火，牡丹皮主泻血中伏火。

黄柏与牡丹皮皆能除肾热，但黄柏苦而坚肾，降肾中邪火，牡丹皮辛润而凉，清肾中燥火。

凉血止血时炒炭用，凉血清热、活血化瘀时生用。

用量一般为4.5～9g。

脾胃虚寒泄泻者忌用本品。

据现代研究报道，本品有抑菌作用和退热、降血压等作用；能使子宫内膜充血，有通经作用等。

紫　草

紫草味甘、微苦，性寒。功能凉血活血，透斑疹，清热解毒，通大便。主用于以下情况：

1. 凉血活血，透斑疹　对于麻疹或斑疹，因血热毒盛而出现身热口渴，斑疹欲出不出，或虽出而不爽利，大便干涩者，可用紫草凉血、活血、解毒、透疹。常与薄荷、牛蒡子、蝉蜕、桔梗、连翘等同用。若斑疹、麻疹虽出而色紫黑、大便秘结者，也可用本品凉血活血通便，常与赤芍、牡丹皮、大青叶、蝉蜕、连翘等同用。

本品与甘草同用（紫草 3～6g，甘草 1.5～3g，水煎服，每日 1 次，连服 3～7 日），可有预防麻疹的作用。有报道，在接触麻疹患者后 5 日内服药，预防率可达 90% 以上。但也有人认为对预防麻疹的效果尚不能肯定，须待进一步观察。希望各地同志加以研究。

2. 消肿解毒，通大便　痈肿疮疡多因血分热毒壅郁所致，症见潮红肿胀、灼热痛、大便秘结等，可用紫草凉血解毒，活血消肿，常配合金银花、连翘、当归尾、赤芍、红花、皂角刺等同用（已破溃者，不用皂角刺）。或将紫草配白蜡、麻油、当归、血竭、轻粉、白芷、甘草，熬膏外用（玉红膏），效果也很好。市售品有紫草油（紫草、植物油 1∶2浸泡 7～10 天）、紫草膏（10%，基质为凡士林 85%、羊毛脂 15%）等，皆为治疗皮肤炎症、烫伤、湿疹、中耳炎、阴道炎、子宫颈炎等病的常用药。

本品有凉血通便的作用，凡因血分毒热而致大便秘结者，皆可随证加用。

据现代研究报道，本品有兴奋心脏及缓和的解热作用。

用量一般为 3～9g。

无论斑疹、疮毒，凡兼大便稀泻者，皆不宜用本品。肠胃虚寒、大便溏泄者亦不宜用之。

羚　羊　角

羚羊角味咸性寒。主要功能有三：

1. 清热解毒　对温病、瘟疫、瘟毒所致的高热、神昏、谵语、发狂等症，可以本品配合生地黄、玄参、生石膏、寒水石、金银花、连翘、黄连、大青叶、郁金、天竺黄、远志、菖蒲等同用。

2. 平肝熄风　对高热性疾病所引起的高热抽搐、咬牙吊眼、颈强直视、四肢拘急以及小儿惊风、子痫（妊娠期间抽搐、咬牙等）等症，可用羚羊角配合钩藤、全蝎、蜈蚣、白芍、赤芍、黄芩、白蒺藜、防风、天竺黄、胆南星、生地黄等同用。常用方如羚羊钩藤汤（羚羊角、桑叶、川贝母、生地黄、钩藤、菊花、白芍、甘草、竹茹、茯神木）等。对肝火太盛而致的头痛眩晕，也可以本品配菊花、白蒺藜、黄芩、蔓荆子、泽泻、龙胆草、生地黄、生赭石、生石决明等同用。

3. 凉肝明目　对肝热所致的目昏、目赤肿痛、视物不清等症，可以本品配黄芩、黄连、栀子、玄参、菊花、白蒺藜、柴胡、石斛、地骨皮、木贼草等同用。

犀角（现已禁用）凉血解毒的作用胜于羚羊角，偏用于心热神昏、血热发斑；羚羊角凉肝熄风的作用胜于犀角，偏用于平肝熄风，凉肝明目。

羚羊角多锉研为细粉使用，用量一次可用0.7～1.5g，随汤药冲服。如用羚羊角片煎汤服，一般常用1.5～3g，另煎兑入汤药内服。

非温热、瘟毒重症及肝经无热者，均不用本品。

青　蒿

青蒿味苦性寒，并有清凉芳香的气味。主用为清热药，并能清凉解暑。

1. 清虚热　温热病恢复期，因邪热伤阴，阴分余邪未清，症见暮热早凉、口干舌红等，可用本品清除阴分伏热。常配合知母、鳖甲、牡丹皮、生地黄等同用。例如《温病条辨》青蒿鳖甲汤。

2. 骨蒸劳热　阴虚火旺而致骨蒸劳热、盗汗、咳嗽、痰中带血、颧红、心烦、手足心发热等症。可用青蒿清血中伏火、除阴分伏热，而退骨蒸劳热。常配合鳖甲、秦艽、知母、地骨皮、胡黄连、生地黄、牡丹皮、白薇、当归等同用。

3. 疟疾寒热　温热病邪伏少阳经而见寒热交作，或疟疾定时寒热等症，可用本品入肝胆二经，清透邪热，常与黄芩、郁金、菖蒲、金银花、竹茹、枳壳、半夏等同用。对疟疾的定时寒热，可配合小柴胡汤（柴胡、黄芩、半夏、党参、甘草、生姜、大枣）加槟榔、草果等同用。有人报道，用青蒿干燥粉末制成片剂，每日服3.75g，在疟疾发作前3～4小时吞服，连服5～6日，治疗各型疟疾都有效，有效率可达81.8%，但对恶性疟，疗效略差。

4. 解暑热　本品有芳香化浊、清暑避秽的功能，常配合藿香、佩兰、豆卷、滑石、通草等，用于夏季受暑、身热无汗、肢体困倦、胸闷不畅等症。

此外，青蒿尚有清肝胆之热而明目和退黄疸的作用。对肝火上炎而致目昏、目赤、羞明等症，常配合菊花、石决明、决明子、黄芩、栀子等同用；对肝胆湿热郁蒸而致的黄疸发热、尿赤尿少等症，可配茵陈、车前子、黄柏、栀子等同用。

地骨皮泻肝肾虚热，退有汗的骨蒸，兼清肺中伏火；青蒿清肝胆虚热，退无汗的骨蒸，兼除温热久留。

柴胡和解表里，主治邪踞少阳之寒热往来；青蒿清肝胆虚热，兼治温热留连，寒热交作，似表似里，类虚类实，或暮热早凉，久久不愈。

用量一般为3～9g，重症时可用12～25g。

里有虚寒、大便溏泄及产后气虚者，均勿用本品。

白　薇

白薇味微苦性寒。主要功能为清热凉血、利尿通淋。常用于治疗虚热低烧。例如：

1. 热病伤阴的低热　温热病恢复期，高热虽退，但因高热期中伤耗阴津，正气不易立即恢复，故常有余热未尽的低热出现，症见口渴、夜热早凉、下午低热、食欲不振等，可以本品配合地骨皮、知母、青蒿、牡丹皮、沙参、天花粉等同用。

以上是临床上最常用的一般方法。另外，白薇也可用于温热病热入营分、血分证的高热。因为白薇主入阳明经（兼入冲、任二脉），能凉血清热，益胃生津，是治温热病的良药，可与生地黄、玄参、生石膏、赤芍、知母、牡丹皮、大青叶、连翘、水牛角等同用。即使是温病初起，兼见舌红、口干，伴有头昏、怕风者，也可用本品配入辛凉解表剂（如金银花、牛蒡子、薄荷、菊花等）中应用。

2. 胎前、产后的烦热　妇女妊娠烦热、遗尿、小便热痛等症，本品能入冲、任二脉，清血分之热，故可用本品配合白芍、黄芩、黄柏等同用。产后因失血过多而致血虚发热，烦乱、呕吐者，可用本品配竹茹、藿香、青蒿、陈皮等同用。

根据本品能入任脉的经验，我对于血热尿赤淋痛、膀胱炎、前列腺炎等病，在辨证论治的基础上，常加用本品，每收良好效果，请作参考。

青蒿清肝胆虚热，退无汗的骨蒸，治热在骨间，可将邪热由阴分引至气分而使其外出；白薇清肌胃虚热，治原因不明的低热，兼清冲任血热。

白蔹除血热，偏用于解毒治疮，并能敛合疮口；白薇除血热，偏用于退虚热。

用量一般为4.5～12g，重病者可用至15g。

血分无热及肠胃虚寒、大便泄泻者，均勿用本品。

地　骨　皮

地骨皮味甘、微苦，性寒。主要功能为泻肺火，清虚热。常用于以下情况：

1. 肺热咳嗽　肺经有热、郁而化火而致咳嗽、气急、痰黄、口渴，甚或咳痰带血以及身热鼻衄（小儿易见）、舌红脉数等症，可用本品清泻肺经火热。常配桑白皮、生甘草、黄芩、生石膏、贝母、知母等同用。大便干秘者，可加生大黄、瓜蒌、杏仁泥。儿科有“钱乙泻白散”（地骨皮、桑白皮、生甘草、粳米），治小儿肺热咳嗽有效。

2. 骨蒸劳热　由于阴虚火旺、血虚内热而致下午潮热、两颧发红、盗汗、口渴、手足心热、烦躁、干咳甚或痰带血丝、舌质红瘦、脉细数等症，本品能凉血退虚热，是治“有汗骨蒸”的有效药物。常与生地黄、鳖甲、天冬、麦冬、阿胶、银柴胡、沙参、玄参、知母等同用。

3. 消渴烦热　本品能凉血清热，对内热消渴、大渴引饮、饮不解渴、心中烦热等症，可以本品与生地黄、天花粉、知母、生石膏、生山药、五味子、枸杞子、泽泻、麦冬、玉竹、生黄芪等同用。根据以上经验，我有时在辨证论治的基础上，加用本品治疗糖尿病表现为消渴者；也常以地骨皮配泽泻，用于高血压（舒张压高为主）表现为血热肝旺者，均有一定效果，仅供参考。据现代研究报道，本品稍有降低血糖的作用，并有解热及降低血压的作用。

4. 血热出血　因血分有热而致的咳血、衄血、尿血等症，可用本品捣汁（鲜地骨皮）半茶杯至一茶杯饮服（无汁者，可用水煎汁）。咳血、衄血者饭后服，尿血、吐血者饭前服。也可与生地黄、白茅根、藕节、侧柏叶、大小蓟、黄芩炭、牡丹皮炭等同用。

桑白皮清肺热，泻肺火，偏入气分；地骨皮泻肺火，清血热，主入血分。二药常同用，以气血双清。

用量一般为3～9g。

凡无血分热证及中焦虚寒或虽血分有热而又兼外感者，均不宜用本品。

银　柴　胡

银柴胡味甘、微苦，性微寒。主要功能为凉血、清虚热。常用于以下两种情况：

1. 骨蒸劳热　阴虚火旺而骨蒸劳热，症见下午潮热，骨蒸盗汗，手足心热，心烦口渴，面黄白而颧红，脉细数者，可用本品与胡黄连、秦艽、生地黄、鳖甲、地骨皮、玄参、青蒿、知母等同用。常用方如清骨散（银柴胡、胡黄连、秦艽、鳖甲、地骨皮、青蒿、知母、甘草）。

2. 疳积发热　小儿因消化不良、虫积而腹大腹胀、面黄肌瘦、毛发憔悴、低热或下午及夜间发热以胁腹部发热较为明显者。对此疳积发热，可用本品配合地骨皮、胡黄连、山楂、神曲、麦芽、使君子、槟榔、鸡内金等同用。

北柴胡（一般简称柴胡）退热，主要是和解少阳经的实热；银柴胡退热，主要是退阴分的虚热。

青蒿入肝胆，清肝胆虚热，兼治温热留连不退，似表似里，类虚类实；银柴胡入肝胃，清肝胃虚热，兼能退疳积发热。

用量一般为2.5～9g。

胡　黄　连

胡黄连味苦性寒。主要功能为消疳热，退虚热。

小儿不注意饮食或有寄生虫病而致伤害脾胃，影响消化，渐致疳积（腹大青筋、食欲不振、四肢消瘦、午后低热、头发干枯打缕、脾大等），可用本品配焦三仙、槟榔、炒鸡内金、木香、炒莱菔子、枳实、白术、地骨皮、使君子等同用。

胡黄连也可用于湿热痢疾，常配合木香、槟榔、白芍、当归、白头翁等同用。

对于阴虚劳热（下午发热、手足心热、人体渐渐消瘦、两颧发红），可用本品配地骨皮、白薇、百部、沙参、青蒿、炙鳖甲、秦艽、生地黄、玄参等同用。本方在辨证论治的基础上用于结核性的低热，能收到一定效果。

本品小儿科使用最多，常用于小儿疳积、身热惊风等症。

胡黄连细粉用乳汁浸调点眼，能治疗肝经风热所致的目昏、目赤等症，效果良好。

我曾用胡黄连配合鸡内金、柴胡、黄芩、草红花、焦三仙、槟榔、炒莱菔子、陈皮、半夏、芦荟（0.15g）等，治疗八九岁小孩传染性肝炎、肝功能长期不恢复正常者，收到了满意的效果。

川黄连清热泻火，偏用于湿热毒盛、痢疾、疮毒等实热证；胡黄连主用于阴虚发热、小儿疳积、惊风等症。

用量一般为3～9g。

外感发热及脾胃虚寒者忌用本品。

瓜　蒌

瓜蒌味甘、微苦，性寒。能涤荡胸中的郁热，消除肺经的痰结，清上焦之火。主要功能为清热化痰，宽胸降气，润肠通便，并能治乳痈（包括急性乳腺炎在内）。

1. 清热化痰　对于肺热痰多而致咳嗽、痰多黄稠、黏不易出、胸闷气促口渴、苔黄腻等，可以瓜蒌配知母、贝母、黄芩、桔梗、桑白皮、地骨皮、枇杷叶等同用。对肺热伤津或肺有燥热而致的干咳少痰、口渴唇燥、咽喉干呛、大便干燥、舌苔黄燥等症，也可用本品清热润燥，常与麦冬、沙参、知母、梨皮、枇杷叶、玄参、生地黄等同用。

2. 宽胸降气　对痰浊结滞于胸中而致胸中憋闷疼痛、心痛彻背、背痛彻心等症，可以本品配薤白、枳实、槟榔、红花、檀香、五灵脂、焦山楂、丹参等同用。如外感证误下而致胃脘部痞硬疼痛，不喜按，胸闷痛者，可用瓜蒌配黄连、半夏（小陷胸汤）同用。

3. 润肠通便　瓜蒌不但能润肺化痰并且能润大肠而通利大便。对肺与大肠有热、伤耗津液或久病伤津、或老年津亏等而导致大便干结者，可用瓜蒌仁或全瓜蒌润肠通便。我常用瓜蒌30g配桃仁泥、杏仁泥各9g及槟榔9g，加入应证的汤药中，治疗上述的便秘。如年老或体虚而大便干结、数日不行，又不适用大黄攻下者，可用瓜蒌30g、玄明粉1.5～4.5g，同捣（捣至瓜蒌仁碎开为适度），水煎服，或加入应证汤药中使用，通便的效果可靠而性质稳妥，请参考试用。症情需要时，也可与大黄同用。

4. 消乳痈　产后乳汁不畅，乳积化热，毒热蕴结成痈而乳房红肿疼痛、恶寒、发热等，可用瓜蒌30g配合白芷、当归、乳香、没药、漏芦、金银花、蒲公英、炙穿山甲等同用。

瓜蒌皮偏于宽胸降气；瓜蒌仁偏用于降痰及肠痈，例如千金牡丹皮散（瓜蒌仁、牡丹皮、生薏苡仁、桃仁）可用于急性肠痈（包括急性阑尾炎等）；全瓜蒌偏用于宽胸降气，润肠通便，消乳痈。

我曾用瓜蒌30g、川椒目5g、桑白皮9g、紫苏子10g、葶苈子9g、炒莱菔子9g、半夏9g、化橘红10g、茯苓15g、猪苓12g、车前子（布包）12g、白蒺藜10g、桂枝5g，水煎服，治疗一位70多岁患肺癌的老太太。病人左胸膜腔有多量积液（经某医院检验胸水，癌细胞很多），医生认为已到晚期，嘱家属准备后事，没想到服用上述汤药（有时随证稍事加减）15付后，即不咳不喘，能平卧、两侧卧（原已1个多月不能平卧，只能向一侧坐卧，或坐而俯在被、枕上），饮食大增。服30～50付后，不但自觉症状消失，并且能自己行走，到院中晒太阳、散步，自理生活。又过半年后追访，仍很好，一如病前状况。据现代研究报道，瓜蒌及猪苓均有抗癌作用，可能有一定关系，惜以后因工作关系，未再追访，仅提供参考。

用量一般为瓜蒌皮6～12g；瓜蒌仁6～15g；全瓜蒌9～30g。

虚寒性泄泻者不宜用本品。

不可将本品与附子、乌头同用。

天竺黄

天竺黄味甘性寒。功能特点是能清心经热痰而开窍醒神、豁痰定惊。

热性病因高热而神昏（热邪入心）、痰多、谵语者，可用本品配合连翘、生石膏、知母、玄参、远志、菖蒲、陈胆星、竹叶卷心、黄连等同用；如出现四肢抽搐、咬牙等现象，是痰热生风所致，可再加钩藤、全蝎、蜈蚣、郁金、水牛角、羚羊角粉（冲服）等。

小儿肺热引起的咳喘、痰多，可以本品配瓜蒌、知母、黄芩、贝母、枇杷叶等同用。小儿痰热惊风，症见喉中痰多、吊眼直视、牙关紧闭、四肢抽搐等症，可用本品配胆南星、雄黄、牛黄、朱砂、麝香、郁金、白僵蚕、茯苓、蝉蜕、全蝎等（例如牛黄镇惊丸、抱龙丸等成药）同用。

对于中风不语，痰涎壅盛，口眼歪斜，半身不遂等症，常以本品配白僵蚕、天麻、胆南星、石决明、全蝎、瓜蒌、桑枝、红花、钩藤等同用。

胆南星偏于涤消肺、脾、肝三经的热痰，天竺黄偏于清豁心经的热痰。

川贝母润燥化肺经之痰，天竺黄定惊除心经之痰。

用量一般为2.5～9g。

竹茹

竹茹味甘性微寒。功能清热除烦，化痰止呕。

对胃中有热引起的呕逆心烦、食入即吐、舌苔黄、口渴、脉数等，常以本品配合黄连、橘皮、半夏、茯苓等同用。如中焦痰热上逆，症见呕吐胁胀，惊悸不眠，中焦烦乱，呃逆，口苦，呕吐物呈痰浊样黏液，或带臭味者，可以本品配枳实、半夏、橘皮、茯苓、甘草(《局方》温胆汤)、黄芩、枇杷叶等同用。如胃虚有热而致的呕逆、心烦，本品最为适用，味甘能和胃，性寒能清热，常配合橘皮、党参、甘草、大枣(《金匮》橘皮竹茹汤）等同用。

妊娠恶阻，呕吐心烦，常用本品配黄芩、橘皮、茯苓、紫苏梗、淡竹叶等同用。

淡竹叶清上焦烦热，凉心利水；竹茹清中焦烦热，和胃止呕。

半夏温燥，化湿痰而止呕；竹茹甘寒，消热痰而止呕。

枇杷叶清肺胃之热，偏用于风热实火所引起的咳嗽、呕吐；竹茹清肺胃之热，偏用于虚热痰浊导致的心烦、呕逆。

用量一般为4.5～9g。

竹　　沥

竹沥味甘、微苦、辛，性寒。为祛痰的重要药物。能祛经络四肢、皮里膜外的痰浊，是其特点。常用于以下几种情况：

1. 中风不语、半身不遂　肝风内动、风痰上扰而发生中风，症见仆倒、不省人事、牙关紧闭、痰声漉漉、半身不遂、言语失利等，可用竹沥9～30g（兑入生姜汁二三滴），随应证的汤药冲服（不会吞咽者可用鼻饲法）。如神志已清，但痰浊阻滞经络、气血流行失畅而致半身肢体不遂、手足不能自由活动者，可用本品配合应证汤药冲服，以祛四肢经络、皮里膜外的痰浊（加入生姜汁数滴，疗效较好）。我常用竹沥15～60g（兑入生姜汁数滴）；分为两次，用桑枝、红花、赤芍、川芎、当归尾、桃仁、炙穿山甲、地龙、胆南星、钩藤、瓜蒌、半夏等煎汤送服，治疗脑血栓形成所致的半身不遂，常取得良效。

2. 小儿惊风、大人癫狂　小儿痰热壅盛上扰清窍，痰热生风而致惊风抽搐、咬牙吊眼、口吐痰涎泡沫，可用本品清心胃痰热，化痰以熄风，常用3～6g灌服，或随汤药冲服。

对大人肝气郁滞化热，痰热蒙蔽心窍而神明失常，或骂人打人、爬屋上墙，或独自哭笑，自言自语等，本品能清热化痰，滑肠通便，以清心胃痰热，常与郁金、天竺黄、菖蒲、远志、香附、生赭石、青礞石、胆南星、生铁落、黄连、黄芩、大黄等同用。

3. 热入心包　高热性疾病在高烧阶段突然出现神志昏迷、痰声漉漉、谵语、烦躁等，可用本品清化胸间及心经热痰，常配合牛黄、水牛角、生地黄、玄参、郁金、黄连、连翘心、远志、菖蒲等同用。近些年来在治疗流行性乙型脑炎及流行性脑脊髓膜炎等病出现上述症候时，常用竹沥汁送服安宫牛黄散0.6～1.2g（常用鼻饲法），对祛痰、清热、醒神都有帮助。

白芥子性温，能除皮里膜外之痰；竹沥性寒，偏于除经络之痰。

天竺黄清心经热痰，其性偏燥；竹沥也能清心经热痰，其性滑利。

竹沥性寒滑，最好每30g加入生姜汁数滴，既可增加其行经络、达四肢、祛皮里膜外之痰的效果，又可防其过寒害胃。

用量一般为9～30g，重症也可用到60g。

寒痰、寒嗽、胃弱消化不好及大便溏泄者，不宜用。

葶苈子

葶苈子味辛、苦，性寒。功能泻肺降气，逐痰饮，消水肿。

1. 泻肺降气　肺气壅塞，失其肃降的功能而致气逆作喘，咳嗽痰多，可用本品配紫苏子、半夏、枇杷叶、杏仁、白前等同用。对热郁成痈而发肺痈，可用本品配金银花、连翘、鲜芦根、生薏苡仁、冬瓜子、桃仁等同用。

2. 逐痰饮、消水肿　本品入肺经能降泻肺气，入膀胱经能利水，故对肺气壅滞、气化不行，水气不利而致痰浊水饮影响肺气肃降，症见咳喘、痰多、喉中痰声、胸胁胀闷、喘不得卧、全身或面目浮肿者，可用葶苈子配大枣、防己、椒目、大黄、杏仁、茯苓、贝母、木通等同用。

葶苈子又名苦葶苈，力峻性急，泻肺而易伤胃，故常配大枣同用，以护中气。另有甜葶苈，功能与苦葶苈相似，但药力和缓，泻肺而不伤胃，适用于虚人及老年人。

大黄泻血闭，并能荡泻肠胃结热；葶苈子泻气闭，并能消除膀胱停水。

据现代研究报道，本品有强心利尿的作用。也有人报道用葶苈子末1~2g，一日3次，饭后服，治疗慢性肺源性心脏病并发心力衰竭有效，可资参考。

用量一般为2.5~6g，重症也可用至10g。

肺虚者及孕妇忌用。

本讲药物小结见书末表5（第376页）。

第7讲 温热药

本讲介绍具有温性或热性，能够祛除寒邪的药物。前人有“寒者温之”的治疗经验，就是说用温热药以治疗寒证。寒邪在表的用辛温解表药，已在第二讲“发散药”中谈过。寒邪在里的，则须用本讲的“温热药”来治疗。因为祛除寒邪的药也能扶助人体的阳气，所以从“扶正”的角度来看，温热药又有补阳的功能，并且时常与补药同用，可与“补益药”互相参看。

本讲中也包括了一些虽然药性温热，但并非用于寒证的药物。

附　子

附子味辛、甘，性热，有毒。因四川产的效力最好，故又名“川附子”。有回阳救逆，逐寒燥湿，温助肾阳的功能。其性走而不守，能内达能外彻，能升能降，凡凝寒痼冷（“痼冷”指寒气久伏于身体某一经络、脏腑，形成局部的寒证，经久不愈。多见于脾胃虚弱，内有寒饮或寒湿久痹的患者），痹结于脏腑、筋骨、经络，血脉者，皆能以之开、通、温、散；凡阳气将脱，四肢厥逆冰冷，凉汗淋漓或绝汗如油者，皆可回阳救逆、立挽危亡。

1. 回阳救逆 由心肾阳虚欲绝或大吐、大下、大汗后导致的阳虚欲脱而出现脉微欲绝、四肢厥逆、手足冰冷等虚寒险证，可急用附子（9～15g）回阳逐寒，鼓舞身体阳气，增强机体生命活动力。常配合干姜（9g）、炙甘草（6g）（名四逆汤）或人参（9～15g，甚至30g）（名参附汤）等同用以回阳救逆。一般因内寒所致者用四逆汤；因气血两虚所致者用参附汤；兼有大汗淋漓者，可再加麦冬、五味子各9g。我常用此药抢救各种休克，一般都配合人参、麦冬、五味子等同用，效果比较理想，请参考试用，如不能内服，可用鼻饲法给药。参看“人参”、“干姜”二药。治休克时要注意“辨证”。

2. 逐寒燥湿 因风寒湿三邪侵入身体而致气血凝滞、闭塞而出现关节、肌肉疼痛，筋骨麻木、沉重，膝肘屈伸不利，阴天下雨则疼痛加重等症，可用附子逐寒燥湿，常配合羌活、独活、威灵仙、桑寄生、秦艽、赤芍、炙穿山甲、松节、苍术、当归等同用。脾受寒侵而见腹痛、腹泻，大便清稀，手足发凉，腹部不暖等症，可用附子逐寒燥湿，常与干姜、白术、党参、茯苓、炙甘草等同用。

3. 温助肾阳 肾阳虚衰可表现为生殖功能低下，男子则阳痿，女子则宫寒不孕。本品能补肾助阳，增强生殖功能，常配合鹿角胶、熟地黄、肉桂、菟丝子、枸杞子、当归、巴戟天、生艾叶、阳起石、茯苓等同用。中医学认为肾阳是人体的“元阳”（一切生命活动的原动力），故温助肾阳也寓有补元阳的效果。可用于肾阳虚衰所致的腰膝冷痛，阳痿精寒，脐腹疼痛，夜间多尿，足冷膝软，饮食少思，五更泄泻，神疲怕冷，右尺脉弱等症。用于补肾阳时，常配合熟地黄、山茱萸、山药、肉桂等同用，例如八味地黄丸（熟地黄、山药、山茱萸、丹皮、茯苓、泽泻、附子、肉桂）、右归饮（熟地黄、山茱萸、山药、枸杞子、杜仲、附子、肉桂、甘草）等。

据近代研究报道，附子有强心作用。

肉桂助肾阳，暖下焦，能引上浮之火下归于肾（引火归原）。附子回阳气，通行十二经，能追复散失欲绝的元阳（肾阳）。

我近些年来治疗痹证，常用附子配防风，这样用时，附子、防风各12g，因防风有“杀附子毒”的作用，但这也是不得已而用之。用附子时，必须小心，在用量上，仍须十分注意。

白附子是另一品种，白色、形似附子（体较小），故名白附子。性偏上行，能祛风燥痰，偏用于头面风痰之疾，如吊线风（颜面神经麻痹口眼歪斜）等。川附子回阳逐寒，并能助肾阳，而白附子无助肾阳的功能。

附子因加工方法不同，可分炮附子、淡附片、黑（乌）附片、白附片等名目。功能主治大致相同。若细分之，则炮附子（亦称黑附片）最常用，药力足，效果快；淡附片（亦称白附片）药力较和缓。

另有川乌，与附子是同一植物，性味功能均相近，现在药房中已有的不分开。前人经验认为温肾助阳用附子，通痹祛风用川乌。参看“乌头”项。

附子配人参、山茱萸，治汗脱亡阳；配熟地黄、当归，能助生血之力；配肉桂，能补助肾阳；配桂枝、白芍、黄芪皮，治阳虚自汗。

用量一般1.5～9g。

凡非虚寒证、寒湿证者忌用；热厥入咽即毙；孕妇忌服。

一般不可与半夏、瓜蒌、贝母、白及、白蔹同用。

肉　桂

肉桂味辛、甘，性热。有温补肾阳、温中逐寒、宣导血脉、引火归原的功能。其性浑厚凝降，守而不走，偏暖下焦，能助肾中阳气（旧称“命门之火”），并能纳气归肾，引火归原。

1. 温补肾阳　肾阳不足则可发生男子阳痿、精冷，妇女久不生育等症。男子常配鹿茸、熟地黄、菟丝子、枸杞子、沙苑子、山茱萸、附子、肉苁蓉、巴戟天、山药、茯苓、泽泻等同用。女子常配合当归、熟地黄、白芍、川芎、香附、生艾叶、附子、紫石英、吴茱萸、乌药等同用。肾阳虚也可导致小便不利，甚至发生水肿等，可用本品配合熟地黄、山药、牛膝、山茱萸、茯苓、丹皮、泽泻、附子、车前子（济生肾气丸）等同用。参看“附子”“温助肾阳”的内容。

2. 温中逐寒　因受寒冷之气而导致的心腹疼痛、腹胀、少腹冷痛、寒疝、痛经等，可用本品配合高良姜、香附、吴茱萸、小茴香、乌药、丁香、沉香等同用。脾肾阳虚影响到中焦运化失调而产生虚寒性泄泻，大便清稀，甚至完谷不化等症。可以本品配合党参、白术、茯苓、炙甘草、干姜、附子、补骨脂、肉豆蔻、诃子、五味子等同用。我常以本品配附子、党参、白术、茯苓、木香、补骨脂、吴茱萸、肉豆蔻、五味子、诃子、炒山药、灶心土（煎汤代水，用此汤煎药）等，随证加减，用于治疗慢性痢疾、慢性肠炎等病，表现为虚寒泄泻者，可取得一定效果，供参考试用。

据近代研究，本品所含之挥发油有缓和的刺激作用，能增强消化功能，排除消化道积气，缓和胃肠痉挛性疼痛。

3. 宣导血脉　血在脉中流行，寒则凝涩，温则流通。如气血虚弱，寒邪阻滞，气血流行不畅而生阴疽，或手指、足趾发凉疼痛，或指节黑烂，甚则趾（指）节腐烂脱落（脱骨疽，近代称闭塞性脉管炎）。可用肉桂温通血脉，常配熟地黄、麻黄（同捣）、白芥子、鹿角胶、附片、红花、干姜、细辛、桂枝尖等同用。如气血虚弱的人，痈疽溃烂后久不收口，也可以本品配合党参、黄芪、白术、茯苓、当归、白芍、川芎、熟地黄、炙甘草（十全大补汤）等同用。据近代研究，本品有中枢性和末梢性扩张血管作用，能增强血液循环。

4. 引火归原　肾阳虚衰而致虚阳上越，出现面赤、虚喘、汗出如油、足膝寒冷、脉虚无根、尺脉微弱等症，此为真寒假热的戴阳证，须速用好肉桂引火归原，纳气归肾，常配合熟地黄、山茱萸、五味子、人参、附子、煅龙骨、煅牡蛎等同用。如肾火上浮而出现上热（口干、喉痛、牙痛，不红不肿，夜间加重，痛连齿颊）、下寒（腰痛，腿足发凉，便溏，尺脉弱）之证，也可用本品引火归原，常配合玄参、川断、牛膝、熟地黄、知母、细辛、桑寄生等同用（这时肉桂用0.9～2.5g即可）。

附子的作用迅速急烈，能回阴寒证中几欲散失的阳气（回阳救逆），故前人称它能“救阴中之阳”。肉桂的作用和缓浑厚，能补下焦肾中不足的真火（温补肾阳），更能引火归原，以息无根之火，故前人称它能“救阳中之阳”。救急药中多用附子，补益药中多用肉桂。

干姜温中逐寒，偏入脾经气分，回阳通脉，兼通心阳。肉桂温中逐寒，偏入肾经血分，抑肝扶脾，兼交心肾。

质量好药力足的肉桂称“紫油桂”；刮去外面粗皮及里面薄皮的称“桂心”，性不太燥，适用于助心阳、交心肾；幼桂树皮称“官桂”，力弱性燥，适用于温中燥湿。一般通称肉桂。

我常以六味地黄汤（熟地黄60g或生、熟地黄各30g，山药60g，山茱萸9g，茯苓9g，丹皮9g，泽泻6g）中加肉桂（最好是紫油桂）0.9～2g，水煎成2～5L，晾温，代茶饮，用于治糖尿病口渴引饮者，渴则饮此水，症情逐渐减轻，饮水日渐减少，煎药汁也逐渐减少，减至与正常人差不多时，则改为汤药服用，每日1付。常收良效，谨供参考（有时再加五味子6～9g）。

用量一般0.6～4.5g；重症时可用9～15g。

本品在阴虚火旺或热病伤津者忌用，孕妇禁用，不宜与赤石脂同用。

干姜（附：炮姜）

干姜味辛性热。主要功能为温中散寒，回阳通脉。能引血分药入血中气分而生血，引附子入肾而祛寒回阳，并能温助心肺阳气。常用于以下几种情况：

1. 腹痛、腹泻　由于脾胃虚寒或寒邪影响脾胃运化功能而致的脘腹冷痛，喜热喜按，或吐或泻，吐泻物清稀等症，可用干姜温中散寒。常与党参、白术、炙甘草、藿香、吴茱萸、茯苓、陈皮等同用。若胸腹俱冷痛、大寒，呕吐不能食，腹中寒气上冲，上下疼痛者，可配花椒、人参（或党参）、饴糖同用（大建中汤）。

2. 亡阳虚脱　体弱阳虚者抵抗力弱，如遇寒邪太盛，内侵脏腑，而出现脉微欲绝、四肢逆冷、凉汗湿衣、大便清稀完谷不化，或用发散药过多，致大汗淋漓、四肢厥冷、体温低下等，此为寒邪伤阳、或大汗亡阳而造成阳气欲脱的证候。可急用干姜回阳通脉，常配附子、甘草同用（四逆汤），虚人、老人还可再加党参（或人参），冷汗不止者，还可加麦冬、五味子、山茱萸肉等。

3. 寒痰咳喘　由于阳气虚，水湿不化，聚而为饮，水饮寒痰，上犯于肺，可致咳嗽，吐白色稀水泡沫状痰，气喘，畏冷，头眩，不欲饮水，冬季易发等症，可以本品配细辛、五味子，名“姜辛味”法，有温肺、开肺、合肺的功能，常加入应证汤药中使用，例如小青龙汤（麻黄、桂枝、白芍、甘草、半夏、干姜、细辛、五味子）等。

干姜配麻黄，可祛除伏于肌腠中的寒邪，我常以麻黄6g配干姜9～12g，用之效果尚好，未见不良反应。但要注意，必须详细辨证，确诊为寒邪者，方能用之。

薤白辛苦温滑，入心经，通气滞，助胸阳而治胸痹（心、胸及背疼痛）。干姜辛温入脾经，兼入心肺，助阳而补心气。

炮姜炭偏用于温经止血，偏治小腹、脾肾之寒。干姜偏用于治胃脘、脐腹、心肺之寒。

用量一般0.9～6g。炮姜炭用0.6～3g。

精血不足及内有热邪者，不宜用本品。

乌　头

乌头分两种，四川省栽培的称“川乌”（其侧根即附子）。野生的和全国其他地区产的均称“草乌”。

川乌味辛，性大热，有大毒，其功能主治与附子基本相同，禁忌亦相同，请参阅“附子”项下，兹不赘述。

草乌味辛，性大热，有大毒，主要功能为搜风胜湿，除寒开痹，破积散结，并有开顽痰、治顽疮及麻醉止痛的功能，以毒攻毒的作用胜过川乌和附子。

本品配桑寄生、独活、续断、牛膝、威灵仙、伸筋草、千年健、制附片、骨碎补等，用于受风寒所致的腰腿关节、肌肉疼痛，行路不便等久治不愈之症。配川乌、乳香、没药、桑枝、桂枝、防风、川芎、红花、地龙、炙穿山甲、大黑豆等，可用于中风瘫痪、手足颤抖、言语不利等症。

对久治难愈的偏正头风、头痛、风痰头痛，也可用本品配川乌、赤小豆、苍术、川芎、生姜、藿香、乳香、麝香（少许）、佩兰等量，共为细末，用煎生葱的水为丸如绿豆大，每服1.5～3g，用薄荷1.5g，煎汤送下，每日2次，饭后服。同时可将丸药数粒，温水化开，涂于两太阳穴处及前额部（注意勿使药入眼）。往往有效，请参考。

据近代研究川、草乌均含有乌头碱，有一定的抗癌作用，因而有的用作抗癌药。

我应用本品治癌症时，多用含有本品的古方成药“小金丹”随辨证论治的汤药内服。兹介绍“小金丹”的药方和制法如下：

草乌46g（用甘草、金银花水炙）、白胶香46g、五灵脂（醋炙）46g、地龙46g、木鳖子（去皮）46g、乳香（醋炙）23g、没药（醋炙）23g、当归23g、香墨3.7g，共为细末，再研入麝香9.4g，共研合极均匀。然后用白面100g打糊，俟冷，与药粉搅拌和匀，搓制成丸，阴干，每丸干后重0.63g，每服2丸，日服2次，温黄酒或温开水送下。此药丸可用于瘰疬结核、乳疮、乳痈、肿块坚硬疼痛，一切阴疽初起。

我曾在辨证论治的基础上，随应证汤药送服（或另服）小金丹2~3丸（1.5g一丸者，可服1丸），每日2次。用于治疗颈淋巴肉芽肿、乳腺癌（早期）、胃癌等，均能取得一定效果，在自觉症状减轻的同时，并且可使硬结变软或兼见缩小，有的几至全消。可惜病例太少，治疗时间不长，没能作专门系统的观察，不能作出结论。仅提供参考。

用量一般0.6~3g，重症可稍多。

禁忌及注意事项与附子同，请参看该药。

吴 茱 萸

吴茱萸味辛、苦，性热。有温胃散寒、疏肝燥脾、暖肾治疝的功能。常用于治疗：

1. 胃痛吐酸　对胃寒疼痛、吞酸、呕吐、胸满等症，可用吴茱萸温胃散寒、降逆止呕，常配合生姜、半夏、高良姜、藿香、砂仁等同用。如肝气郁而化热，肝热犯胃而吐酸、胃痛者，因本品有疏肝功能，可配黄连（黄连用量要大于吴茱萸5倍）同用（名左金丸）。

2. 脾肾虚泄　脾肾虚寒引起的泄泻，主要表现为天将黎明时，腹中响鸣、疼痛，立即上厕泻肚，或伴有腰酸腿冷、腹部喜暖等。本品辛温入肾，能散下腹部寒气，常配合补骨脂、五味子、肉豆蔻（四神丸方）等同用。以这四味药为主，再适当配合一些应证药物即可，确有效果。我常用四神丸方加炒白术、茯苓、党参、木香、土炒白芍、槟榔、炒黄柏、灶心土（煎汤代水）等，随证加减，用于慢性肠炎，肠功能紊乱等病，确能取得一定疗效，仅供参考。

3. 疝痛　因肝肾寒气而致的疝气疼痛、睾丸坠痛等，可以本品配乌药、青皮、川楝子、橘核、小茴香、肉桂、荔枝核等同用。

4. 痛经　子宫寒冷而致月经衍期，血少而黑，经行腹痛，可以本品配川芎、当归、红花、桃仁、香附、小茴香、牛膝、熟地黄、肉桂等同用。据近代研究，本品有收缩子宫的作用。

另外，吴茱萸还有一定的下气作用，如宗奭曾说："此物下气甚速"。东垣先生也用此治"浊阴不降……膈塞胀满"。我则用吴茱萸配牛膝、木瓜、猪苓、泽泻等，治疗小腿及足部浮肿，请参阅《方剂心得十讲》"足胻消肿汤"。

半夏止胃气不和、中焦有湿的呕吐。吴茱萸止脾胃虚寒、厥气上逆的呕吐。

花椒偏治肾火衰微、肾经冷气上逆。吴茱萸偏治浊阴不降、肝经厥气上逆，并能引热下行（可用于虚火上炎的口舌生疮）。

山茱萸滋肝经的阴液，温肝补肾而收虚汗，止遗精。吴茱萸开厥阴的气郁，温肝暖脾而下逆气，止寒呕。

用量一般0.9～6g，特殊重症可用9g。

燥热之证者忌用本品。

花椒（附：椒目）

花椒味辛，性热。有温中祛寒、下气、杀虫等功能。

因寒所致的胃痛、腹痛、腹中冷气攻胀等症。可配干姜、党参（人参）、饴糖（大建中汤）、高良姜、香附等同用。据动物实验报道，本品所含的挥发油，小量能使离体肠管持续性蠕动增强，大量则使之抑制。

对蛔虫引起的脘腹疼痛、呕吐等，常以本品配乌梅、黄连、黄柏、细辛、桂枝、附子、干姜、当归（乌梅丸）等同用。

本品煎汤外洗，可用于皮肤湿疹、四肢风湿疼痛等。

椒目（即其种子）味辛、苦，性寒，功能入肾行水，能利小便、消水肿、除水饮。常配合茯苓皮、大腹皮、槟榔、赤小豆、泽泻、木通等同用。

我曾用椒目瓜蒌汤（《医醇賸义》）随证加减，治疗渗出性胸膜炎、胸腔积液数例，都取得了良好效果。我常用的处方如下：椒日9g、全瓜蒌30g、桑白皮12g、葶苈子9g、泽泻12g、猪苓15g、茯苓15g、车前子12g（布包）、杏仁9g、白蒺藜9g、枳壳9g、冬瓜皮30g、桂枝4.5g，随证加减。仅供参考。

花椒，药店常用四川产者，故处方上习惯上常写“川椒”椒目则写“川椒目”。

用量一般为1.5~4.5g。椒目的用量可稍大些。

阴虚火旺者忌用本品。

小 茴 香

小茴香味辛性温。功能温肾祛寒，行气开胃。为治疝气疼痛的要药。

下焦有寒邪导致肝肾虚寒气逆而出现小肠疝气、少腹疼痛、小腹坠胀、睾丸肿胀疼痛或睾丸偏坠牵掣疼痛等，可用本品配合乌药、橘核、吴茱萸、青皮、炒川楝子、荔枝核、木香、胡芦巴等同用。我曾用此方随证加减，治疗睾丸结核、慢性睾丸炎等，取得了良好效果。谨供参考。

据近代研究，本品所含的茴香醛用于豚鼠实验性结核的治疗可增强链霉素的效力。

小茴香能入下焦，温经散寒，故也可用于治疗胞宫虚寒所致的月经后错、行经腹痛、腹部喜暖、月经色黑有块等症。常配合当归、熟地黄、川芎、白芍、炒川楝子、元胡、五灵脂、南红花等同用。

小茴香还能行气开胃，对胃中寒气疼痛、气逆呕吐等，可配半夏、生姜、吴茱萸、茯苓、木香等同用。如因胃寒导致消化不好、食欲不振、饭后胀饱迟消等症者，可配合麦芽、陈皮、香稻芽、炒神曲、砂仁、木香等同用。

胡芦巴、小茴香均能温肾、散寒、治疝，但胡芦巴偏用于陈久痼寒，小茴香偏用于浅近新寒。

吴茱萸、小茴香俱治寒疝，但吴茱萸偏于温肝，小茴香偏于温肾。

小茴香生用偏于理气，盐水炒用偏于温肾。

用量一般 0.25 ~ 9g。

阴虚有热者忌用本品。

丁　香

丁香味辛　性温。有强烈的芳香气味。主要功能有三：

1. 暖胃　对寒证胃脘痛以及寒性腹痛、腹胀、遇冷吞酸等症，可用丁香温暖脾胃，理气降逆，常与木香、砂仁、陈皮、藿香、高良姜、槟榔等同用。

2. 降逆　寒邪犯胃，胃气不降而引致呃逆，或呕吐。丁香能温胃降逆气，是治寒证呃逆或呕吐的要药，常配柿蒂、旋覆花、吴茱萸、藿梗等同用（治呃逆），如老人或久病中寒呃逆，可加人参（党参）、橘皮、竹茹、生姜。寒证呕吐可配合吴茱萸、半夏、生姜、高良姜、陈皮等同用。

3. 温肾 肾阳不足而致阴部寒冷、阳痿等症。可用丁香温肾助阳，常配合熟地黄、山茱萸、肉桂、附子、山药、巴戟天、茯苓、淫羊藿等同用。

丁香有公丁香、母丁香之分，性味功能大致相同。但公丁香药效迅速，母丁香药力持久，二药也常合用。

柿蒂、丁香都能治呃逆，但柿蒂苦温降气，丁香辛香暖胃降逆。

丁皮即丁香树皮，主治心腹冷痛，可代丁香。

用量一般0.9~3g，特殊重症时可再多些。

胃津不足、中焦燥热者不宜用本品。

高良姜（附：红豆蔻）

高良姜味辛性热。有温胃散寒、消食的功能。

对胃脘冷痛、胃寒呕吐、中焦寒性腹痛、脾胃虚寒而致的泄泻、胃寒食滞等，均可应用。治寒性胃痛，常配香附、吴茱萸、砂仁、藿香、神曲等同用。治寒性呕吐，常配合半夏、生姜、丁香、茯苓、苏子等同用。治寒性腹痛，可配合当归、炒白芍、桂枝、炮姜等同用。治寒性泄泻，可配合木香、茯苓、泽泻、肉桂、炒山药、芡实等同用。治胃寒食滞，可配合砂仁、焦三仙、炒槟榔、草豆蔻、炒鸡内金等同用。

前人经验方有良附丸（高良姜、香附，治胃痛）、高良姜汤（高良姜、厚朴、当归、桂心、生姜，治胃肠绞痛），都是临床常用的有效方剂。

干姜温中的功能偏在于脾而温脾寒，常用于治脐腹部的寒痛。高良姜温中的功能偏在于胃而散胃寒，常用于治脘腹部的寒痛。

生姜辛重于温，长于外达走表，祛外寒，止呕吐。高良姜温重于辛，长于温中走里，散内寒，止疼痛。

高良姜子名为红豆蔻，有温肺散寒、醒脾燥湿、消食解酒的功能。我曾以红豆蔻配合干姜、甘草、款冬花、紫菀、苏子、吴茱萸、杏仁、茯苓、香附、半夏等，用于矽肺病人表现为肺胃俱寒而咳嗽、吐白痰、胃脘痛者，有一定临床效果，仅供参考。

用量一般2.5～9g。

因热而致的吐泻、胃痛禁用本品。

艾　叶

艾叶味苦、辛，性温。临床应用时分为两种：

1. 艾叶　有温中祛寒，温暖子宫，调经，安胎等功能。对腹中冷痛、小腹寒痛、子宫寒冷而久不受孕、虚寒性痛经等，可配合当归、干姜、炒白芍、肉桂、小茴香、吴茱萸、香附等同用。

2. 艾炭　艾叶炒炭后则主用于止血，对于下元虚寒而致的月经过多，崩漏（子宫出血），以及孕妇受寒、腹中疼痛、胎动不安等症，可配合当归、白芍、熟地黄、阿胶、棕榈炭、益母草、桑寄生、续断炭等同用。

将艾叶捣成绒状，名艾绒，功能与艾叶相同，但较优于艾叶。艾绒又是做艾卷或艾炷（用于针灸）的原料。

用量一般2.5～6g，止血时可用艾炭15～30g。

阴虚有血热者不宜用本品。

胡 芦 巴

胡芦巴味苦性大温。有温补肾阳，散寒除湿的功能。最常用于治疝气寒痛。

对因肝肾虚寒而致的疝气疼痛、睾丸坠痛、小腹疝瘕、睾丸肿痛寒冷等症，可用本品配小茴香、吴茱萸、炒橘核、乌药、川楝子、肉桂、青皮等同用。我曾用上述药物，随证加减，用于睾丸结核、慢性睾丸炎、副睾丸炎等睾丸痛坠而无红肿热痛者，收到比较好的效果，仅供参考试用。

因受寒凉而引致肠胃痉挛疼痛，也可用本品配高良姜、香附、木香、干姜、吴茱萸等同用。

小茴香治疝偏于行气散寒，胡芦巴治疝偏于温肾散寒。

用量一般3～9g。

阴虚阳亢者忌用本品。

半　夏

半夏味辛性温，有毒。有燥湿化痰，健脾胃，和中降逆，止呕吐的功能。

1. 燥湿化痰　脾主运化水湿，湿不运化就可生痰，前人有“脾为生痰之源”的认识。如湿盛痰多而致肺失肃降出现咳嗽，胸闷，咳痰白稀易出，量多而不太黏稠，舌苔白厚腻，脉象滑等症，可用半夏配橘红、茯苓、紫苏子、胆南星、炒莱菔子、杏仁等同用。中焦虚寒，水饮不化，水饮上犯于肺而出现咳嗽、咳吐清稀水样或泡沫样痰、胸背畏冷等，可用本品配苏子、橘红、桂枝、猪苓、茯苓、白术、干姜、细辛、五味子等同用。脾恶湿，半夏能燥湿化痰，故也能健脾胃。

2. 和中降逆　中焦湿浊太盛而致脘腹满闷，气逆呕吐，可用半夏配姜竹茹、丁香、吴茱萸、藿香、生姜、陈皮、茯苓等同用。我曾用半夏配生赭石、旋覆花、生大黄、生甘草、瓜蒌、槟榔、桃仁泥等随证加减，治疗顽固的神经性呕吐，取得良好效果。请参考试用。

配生姜、干姜、附子、苍术、橘红等，可治寒痰：配皂角、天麻、天南星等可治风痰；配竹沥、白芥子等，治经络、四肢、皮里膜外之痰，用于中风、半身不遂。

姜半夏偏用于治呕吐；清半夏、法半夏偏用于化痰燥湿健脾胃；半夏曲化痰兼能助消化。

据近代研究报道，半夏有抑制呕吐中枢而止呕的作用；有镇咳作用。

用量一般 3～9g。

本品于一切阴虚血少、津液不足、舌赤无苔者及妊娠后期均禁用，不要与乌头同用。

天南星（附：胆南星）

天南星味苦、辛，性温，有毒。主要功能为祛风痰。临床应用时根据两种不同炮制品种而治症有所不同，今分述于后：

1. 制南星（用生姜制过的） 主用于因风痰上扰而致的眩晕，中风仆倒、口眼歪斜、舌强失语、痰声漉漉，以及惊风、癫痫、破伤风等。制南星能燥痰，祛经络中的风痰。常配天麻、白术、半夏、茯苓、菊花、白蒺藜治眩晕，配桑枝、红花、桃仁、赤芍、炙穿山甲、地龙、瓜蒌、钩藤、陈皮治中风，配郁金、全蝎、天竺黄、远志、菖蒲、朱砂、僵蚕治惊风、癫痫，配白附子、羌活、防风、蜈蚣治破伤风。

2. 胆南星（用牛胆汁制过的） 经过牛胆汁制造，其性变寒凉，既能豁痰又能清热，故适用于痰热引起的癫痫、小儿惊风、大人中风等症（身热、舌苔黄、大便秘、痰黄稠、脉滑数）。常配合瓜蒌、天竺黄、郁金、菖蒲、远志、黄连、牛黄、雄黄、朱砂、生大黄、竹沥等同用。

半夏化痰辛而能守，主要是燥湿痰、健脾胃，兼能止呕。制南星化痰辛而不守，主要是化经络风痰，主用于中风、破伤风等。

我常用制南星配半夏、茯苓、瓜蒌、天竺黄、竹沥、桑枝、远志、桃仁、红花、钩藤、菊花、赤芍、地龙、炙穿山甲等随证加减，用于治疗脑血栓形成、脑栓塞等病表现为痰盛者。也常用胆南星配郁金、白术、半夏、黄连、全蝎、天竺黄、菖蒲、远志、化橘红、茯苓、蜈蚣、僵蚕、香附等随证加减，用于治疗癫痫、小儿惊风等，效果较好。以上仅供参考。

我常用胆南星配天竺黄、郁金、生明矾（少量）、远志、菖蒲，治疗由于痰热迷心而致的精神呆滞、言语失常等证。

用量一般3~6g，病重者也可用至9g。胆南星用量可略小些，但也可以与上述相同。

阴虚有燥痰者及孕妇，均忌用本品。

据近代研究报道，用动物实验证明有显著的祛痰作用，并有镇痛、镇痉、镇静作用。

白 芥 子

白芥子味辛性温。主要功能为利气豁痰、消肿散结。

白芥子能利肺气，化寒痰、水饮，对于寒痰水饮，结聚于胸胁，肺失宣肃，气逆不降而气喘咳逆、胸闷胁痛等症，可配合炒莱菔子、炒苏子、葶苈子、半夏、陈皮、茯苓等同用。再如《三因方》控涎丹（甘遂、大戟各3g，白芥子6g，共为细末，水丸，如梧桐子大，每服10丸，根据具体情况增减用量）可治气喘两胁作痛。

白芥子能祛皮里膜外、胁旁的寒痰结聚，因寒痰结滞而起肿块、皮色不变、不热、不痛、不易移动等症，此为阴疽。可用白芥子6g、肉桂3g、熟地黄30g、麻黄1.5g（与熟地黄同捣）、炮姜1.5g、鹿角胶9g、生甘草3g（阳和汤），水煎成后加白酒少许服用。我曾用此方加减，治疗下肢闭塞性脉管炎，取得效果，仅供参考。胁肋处痰浊水饮停聚而咳嗽牵引胁痛、气短，甚至不能平卧，可以白芥子配瓜蒌、椒目、半夏、陈皮、桑白皮、猪苓、茯苓、杏仁、苏子、白蒺藜、葶苈子、桂枝等同用。

苏子降气化痰。莱菔子行气消痰。白芥子温肺豁痰。

葶苈子苦寒，泻肺行水，偏治痰水在胸膈。白芥子辛温，利气豁痰，偏除痰在皮里膜外、胁旁。

白芥子为末，也可作外敷用。我曾将芥子末适量用浓茶水调为稀糊状，摊匀在预先根据患部上下大小裁好的布上，贴在患部（约4~8小时取下），同时服用应证汤药（可参考“白附子”项），治疗周围性面神经麻痹有效，请参考试用（汤药每日1付，白芥子末外敷隔一、二或三日一次。每次外敷时，同时用针在口腔内轻轻挑刺患侧颊内的黏膜约八九处，使之微微出血，效果更好）。

用量一般3~9g。

肺虚有热的咳嗽及阴虚内热各证，均忌用本品。

据近代研究，芥子外用能刺激皮肤，扩张毛细血管，为皮肤黏膜刺激药。食用大量芥子后，可使心容量和心率下降。

皂角（附：皂角刺）

皂角味辛、咸，性温，有小毒。为强烈的祛痰药，并有开窍搜风的功能。

中风不省人事，口噤不开，可用皂角（或配同量的细辛）为末，吹入鼻中取嚏，打嚏喷后，则肺窍通，气血较为通畅，然后针灸，用药较为易治。如吹鼻后无嚏，则气血闭塞不通较为难治。对体质壮实、痰涎壅盛、喉中痰声漉漉者，也可用皂角末30g，配白矾末15g混合，每次用3g，温开水调灌，有稀涎降痰作用，或微吐出一些稀涎，然后再辨证用药。

皂角内服，有消痰积、破癥结、下风秘（中风病人大便秘结）的功能。对痰多阻塞气道、咳嗽多痰、痰白黏难出者，可用本品（酥炙）为末，蜜丸如梧子大，每服3丸，每日三四次（《金匮》皂荚丸）。也可以本品配合紫苏子、半夏、橘红、茯苓、莱菔子、杏仁等同用。对腹中痰积结聚成块而生癥瘕者，可以本品配合枳实、白术、生牡蛎、炙鳖甲、桃仁、红花、三棱、莪术、山楂核、炙穿山甲等同用。对中风痰盛而又大便秘结、数日不下者，可以本品配合瓜蒌、桃仁泥等煎水服。

皂角刺功能与皂角差不多，但皂角刺偏用于活血、散结，常于痈疽未溃时，配合当归尾、赤芍、红花、天花粉、金银花、连翘、陈皮、炙穿山甲等同用。笔者常以皂角刺配白蒺藜（皂角刺活血、化痰、散结，白蒺藜入肝经、行肝气，引皂角刺入肝经），再结合调肝理气、和胃助消化、活瘀的药品，例如柴胡、黄芩、半夏、川楝子、五灵脂、红花、焦三仙、刘寄奴、焦槟榔等，随证加减，治疗传染性肝炎有胁痛、肝大、腹胀者（服20~50剂），效果较好，仅供参考试用。

白芥子辛窜，偏入皮里膜外、胸胁肋旁之处而温化痰结。皂角辛咸消痰结，偏用于痰盛咳逆、中风痰盛及腹中痰积结块。

用量一般0.9~3g，皂角刺可用3~9g。

虚证有痰、痈疮已破者及孕妇，均忌用本品。

白 附 子

白附子味辛、性温、有毒。有祛风化痰、逐寒湿的功能。常用于治风痰。

1. 中风口眼歪斜　头面部受风寒侵袭，经脉拘急，风痰阻滞经络，口眼歪斜等症，可用白附子配白僵蚕、全蝎（牵正散）等同用，我常以牵正散方加白芷、荆芥、防风、红花、制南星、白芥子、皂角刺、桃仁、苏木等同用，治疗面神经麻痹，除汤药内服外，还同时把汤药渣装入布袋内，趁热熨敷患侧面部，每收较理想的效果。仅提供参考。

2. 破伤风　因破伤引起项强、四肢强直抽搐、角弓反张、牙关紧闭等，叫破伤风。可用本品配合白芷、天南星、天麻、羌活、防风、蝉蜕、全蝎、蜈蚣、钩藤等同用。

3. 风痰、寒湿所致的头痛、偏头痛等症　本品辛热升散，性能上行，入阳明经走头面部，祛风痰，逐寒湿，常配合白芷、川芎、半夏、天麻、蔓荆子、防风等同用。

川附子逐风寒湿冷，偏于入肾经，温助肾阳。白附子祛风痰寒湿，偏于入胃经，治上部头面游风。

白僵蚕偏于治风热痰结，喉痹咽肿。白附子偏于治风痰寒湿所致头面诸病。

用量一般2.5～6g，重症者有时用到9g。

实热中风、火热上犯诸证禁用本品。

硫　　黄

硫黄味酸，性热，有毒。大补肾阳，性虽热但不燥，且能疏利大肠，治老人虚秘（阳虚而大便秘结）。

内服可用于肾阳虚衰而致两足寒冷无力、阳痿、阴冷以及阳气暴绝、命欲垂危者，可配合熟地黄、山茱萸、巴戟天、淫羊藿、肉苁蓉、补骨脂、肉桂、附子、人参等同用。

老人或久虚者下焦阳虚、二便启闭失司，大肠传导无力而致大便秘结不下者，可用硫黄配半夏、肉苁蓉、当归、熟地黄等同用，有助阳通便的功能。前人有半硫丸（半夏、硫黄）专治老人虚秘。笔者曾用硫黄0.9～1.5g，随汤药送服，每日2次，治疗慢性脊髓炎下肢截瘫大便不能自排者，取得了满意的效果。现把当时用的汤药方写在下面，谨供同志们参考：熟地黄30～45g、山茱萸9g、当归12g、肉苁蓉15～25g、桃仁泥12g、巴戟天12g、淫羊藿12g、肉桂6～9g、半夏9g、生大黄9g（过去用大黄大便也不下）、槟榔9g，水煎服。硫黄1.8～3g，分两次随汤药冲服。可以随证加减。

本品外用可治疥癣湿疮等皮肤病，常作为油膏或外洗剂、搽剂等。

用量一般0.6～2.5g。常作为丸剂服用，或为末随汤药冲服。

本品有毒，用量不可太大，也不可服用太久。

本讲药物小结见书末表6（第402页）。

第8讲
活血化瘀药

一般说来，活血化瘀药能治疗由于瘀血停滞或血行失畅所致的各种证候和疾病。运用活血化瘀药物时，必须考虑到产生瘀血的原因和各个方面的因素，因而要密切结合辨证论治的原则，进行整体考虑，全面分析，针对病情，结合应证药物，灵活运用。

另外，不少活血化瘀药物，也同时具有止血作用，所以还要注意它们的炮制和配伍。并且也可与第九讲中具有止血作用的药物互参，因为有些止血药物兼具行血作用。

活血化瘀药有时也可用于没有瘀血的疾病，而是利用这类药物增强气血流行的作用，以达到治疗疾病的目的。例如前人有“治风先治血，血行风自灭”、“活血透疹”、“活血解毒”等宝贵经验。所以对活血化瘀药的理解，不要太呆板。

川　芎

川芎味辛性温。辛温走窜，为血中气药，上行头目，下行血海，一往直前，走而不守。功能行气活血、搜风、开郁等。

1. 行气活血　血中气滞而血行不畅，可致妇女月经不调、行经腹痛、经闭、难产、胞衣不下等，本品入血行气，气行则血活，故可用于治疗这些病证。常配合当归、芍药、红花、益母草、熟地黄、香附、艾叶等同用。本品无论胎前、临产、产后皆可随证应用，为妇科常用的药物。我对妇女产后血瘀气滞而致小腹作痛或产后虽已多日，但自从产后即致小腹或少腹疼痛、月经不调等症，常用川芎6～9g，配当归9g、红花3g、桃仁3g、炮姜1.5～2.5g（生化汤法）再加益母草9～15g、五灵脂9g、延胡索6g等随证加减，确有较好效果，仅供参考。内科因血瘀气滞而造成的各种位置固定不移的疼痛，常配合红花、桃仁、五灵脂、乳香、没药等随证选用。

2. 燥湿搜风　血中风寒湿凝阻，血滞而运行失畅引致肢体关节疼痛、麻木不仁、手足拘挛等症，川芎可入血行气，气行则血活，血行则风寒可散，并且能燥血中的湿邪，故风寒湿所致的痹证均可应用，如三痹汤（党参、黄芪、川芎、当归、白芍、生地黄、杜仲、牛膝、桂心、细辛、秦艽、独活、防风。清·张石顽于本方中去生地黄、杜仲、牛膝、秦艽、独活，加入防己、白术、乌头，亦名三痹汤，可随证选用）。头部受风寒而致血滞气阻产生头痛或偏头痛，本品能上行头目，散风疏表，常配白芷、羌活、防风、细辛、薄荷（如川芎茶调散）等同用；如兼风热者，可配菊花、蔓荆子、荆芥、薄荷、黄芩、金银花等同用。本品能入肝、胆经，故又为治偏头痛的引经药。

3. 开郁调肝　肝主藏血，以气为用，血郁、气郁都可影响肝经气血的调畅而致胸闷、胁痛、偏头胀痛、月经失调等症，可用川芎辛散（肝以辛散为顺）解郁，常配合香附、柴胡、白芍、川楝子、当归、苏梗、枳壳等同用。

川芎加入补血剂中，能行血滞，并能行血中湿气。例如四物汤（熟地黄、白芍、当归、川芎）中即利用川芎的行血散湿气以防止熟地黄、白芍的黏腻滞碍，而促使补血药物能更好地发挥补血作用。但用量要随证增减。

川芎是产于四川省的芎藭，因其性味辛温走窜，走而不守，性味燥烈，所以前人不主张单用或单味久服，认为久服会对人有损，因而《本草从新》中说：（川芎）“单服久服，令人暴亡”。因此我们也应注意互相配伍应用。

白芷偏于治阳明经（前头部）风湿头痛。川芎偏于治少阳经（头两侧部）血郁气滞头痛。

据现代研究报道，本品动物试验有降低血压的作用；小量可使受孕动物的子宫收缩增强，但大量反使收缩受抑制。

用量一般为1.5～9g。

阴虚火旺证者不宜用本品。

丹　　参

丹参味苦，性微寒。功能活瘀血，生新血，凉血，安神。

1. 活瘀血　凡因气血瘀滞所致的诸种疾病，均可随证选用。例如：

（1）月经不调或经闭：可配合当归、赤芍、熟地黄、川芎、桃仁、红花、香附、生蒲黄、牛膝、茜草等同用。

（2）癥瘕积聚（包括肝脾肿大、腹部囊肿、包块等）：可配合炙鳖甲、生牡蛎、枳实、当归尾、桃仁、红花、白术、茯苓、三棱、莪术、山楂核、苍术、香附、桂枝等同用。前人有单用丹参久服，治疗腹中病块者，如《沈氏尊生》丹参散。

（3）瘀血腹痛（痛处较为固定，病程久，舌上有瘀斑或有跌打损伤史等）：可配合当归、赤芍、白芍、红花、桃仁、木香、乌药、吴茱萸、五灵脂、生蒲黄、刘寄奴等同用。对于病程长久的（久病入血分）胃脘痛（包括溃疡病在内），往往虚实证并见、寒热证交错出现，我常用丹参饮（丹参30g、檀香6g〈后下〉、砂仁3g）活瘀调气，配合良附丸（高良姜9g、香附9g）、百合汤（百合30g、乌药9g）同用，瘀血明显者还可加失笑散（五灵脂、蒲黄），再结合具体病情加减二三味药，大部分取得了良好效果，为了容易记忆，取名三合汤或四合汤，仅供参考。

（4）关节肿痛：风、寒、湿邪，痹阻经络，郁而化热关节肿痛兼见红、热者，可用丹参配合忍冬藤、秦艽、威灵仙、薏苡仁、红花、赤芍、黄柏、羌活、独活、桑枝、蚕砂等同用。

（5）丹毒、痈肿：可配牡丹皮、赤芍、天花粉、金银花、连翘、蒲公英等同用。

2. 生新血　本品专走血分，有祛瘀生新的作用。前人有“一味丹参饮，功同四物汤”的经验。对血虚而微有热象者，最为合适，功能生新血而补血虚。也可配合当归、生地黄、白芍、川芎、党参、白术、茯苓等同用。近些年来对各种贫血以及血小板减少性紫癜（表现为血热者）等，均常使用，有一定效果。本品性微寒，如气血两虚没有热象者，可用炒丹参，能改善其微寒之性。

3. 凉血、安神　温病热入营血而致血热心烦、昼静夜躁、或出斑疹等症，可用丹参配生地黄、玄参、赤芍、牡丹皮、地骨皮等同用。对血虚有热，烦躁不眠者，可配合生地黄、黄连、郁金、远志、酸枣仁、珍珠母、麦冬等同用。

当归性温，补血的作用大于祛瘀。丹参性微寒，祛瘀的力量大于补血，但能祛瘀生新，故也可有生新血的作用，但补力不如当归。

紫丹参破血通经而通九窍、利二便，偏入肝经，丹参祛瘀生新而养血安神，偏入心经。

据现代研究报道，动物实验观察丹参有降血压的作用；有人报道它对晚期肝炎和血吸虫病的肝脾肿大，有促进肝脏生理功能好转，并使肿大的肝脾缩小变软的作用；含有碘，故对缺碘引起的甲状腺肿大有一定疗效。

用量一般为 9 ~ 30g。

月经过多及咳血、尿血者，慎用本品。

延 胡 索

延胡索又名元胡，味辛、微苦，性温。主要功能为活血行气。前人认为它能“行血中气滞，气中血滞”。通过活血行气而能治一身上下、心腹、腰膝、内外各种疼痛。常用于以下情况：

1. 治诸痛　本品辛温善走，活血利气，血气通则不痛。例如热性胃脘痛（口干、舌苔黄、时痛时止、喜凉饮食，脉数），可配金铃子（金铃子散）、黄连、香附、炒栀子等同用；腹中冷痛（喜暖、舌苔白、喜热饮食、脉弦），可配高良姜、肉桂、干姜、附子等同用。气滞作痛（攻冲刺痛、生气加重），可配香附、青皮、木香、砂仁、沉香等同用；瘀血作痛（痛处不移、病程长、或舌上有瘀斑、或有跌打损伤史等），可配五灵脂、乳香、没药、桃仁、红花等同用；睾丸偏坠疼痛或痛引少腹的疝痛，可配小茴香、橘核、荔枝核、乌药、川楝子、吴茱萸等同用；妇女痛经，可配香附、当归、白芍、川芎、熟地黄等同用；上肢疼痛，可配桂枝、桑枝、羌活、片姜黄等同用；下肢疼痛，可配桑寄生、牛膝、川续断、独活等同用；跌打损伤疼痛，可配乳香、没药、血竭、苏木、骨碎补等同用。同时，要注意辨证论治，随证加减，不可呆板地搬套。

2. 除癥瘕　腹中（尤其是下腹部）血凝气聚，成条成块，长期存在，固定不移的，称为癥；发病则有，不发则无，时大时小，时有时无的，叫做瘕。本品走血分，能散瘀利气，消积除癥。可配当归、赤芍、红花、桃仁、牛膝、泽兰、炙穿山甲、莪术、三棱、大黄、乌药、青皮等同用。

胡芦巴偏用于腹痛喜热、喜按者，延胡索偏用于腹痛筋急拒按者。

香附与延胡索均为气血药。香附主入气分，善理十二经八脉诸气，行气之中兼行气中血滞；延胡索主入血分，善理一身内外上下诸痛，行血之中兼行血中气滞。

小茴香治疝瘕疼痛，偏重于理气。延胡索治疝瘕疼痛，偏重于活血。

据现代研究报道，延胡索含有延胡索素，有镇痛作用，兼有镇静、镇吐、催眠等作用；对治疗胃肠系统疾病引起的钝痛以及周围神经痛、肢体痛等有效；对暂时性的失眠，也有一定效果。

生用活血效力大，醋炒也可用于止血。

用量一般为 2.5 ~ 9g。目前常把它研为细粉，随汤药冲服，每次 0.9 ~ 2.5g，每日 2 次。

血热气虚者不用本品，孕妇忌用本品。

姜　黄

姜黄味辛、苦，性温。主要功能为破血、行气。

姜黄破血兼理血中气滞，入肝脾二经，善破肝脾二经的血瘀气结，功能活血化瘀、行气止痛。治疗血瘀气滞而引致的胸胁疼痛，可配合枳壳、苏梗、桔梗、川楝子、香附、延胡索、桂心等同用；治疗胃脘痛、腹痛，可配合高良姜、香附、砂仁、木香、干姜、乌药、延胡索等同用；止月经痛，可配合当归、白芍、艾叶、香附、五灵脂等同用。我常用片姜黄或姜黄配合枳壳、白蒺藜、川楝子，加入应证汤中，治疗肝炎患者肝区痛表现明显者，对除疼痛恢复肝功能，均有一定帮助，仅供参考。据现代研究报道，姜黄对肝炎病毒有抑制作用，有改善肝脏实质病损的作用。

片姜黄功用与姜黄大致相同，但有入肩背手臂等处活血祛风而治风湿痹痛的特点，常配合桂枝、羌活、当归尾、红花、防风、秦艽等，多用于治疗风寒湿痹疼痛表现在上肢及肩关节者。我常用片姜黄配桂枝，治疗风湿肩痛和上肢及手指关节痛。

郁金、姜黄均能破血活瘀，但郁金苦寒入心，偏于活血，姜黄辛温入肝脾，兼理血中之气。

莪术苦温，偏入肝经气分，兼破气中之血，姜黄辛温，偏入肝经血分，兼行血中之气。

据现代研究报道，姜黄有兴奋子宫平滑肌的作用，使子宫阵发性收缩；能促进麻醉犬的胆汁分泌，但作用较弱而持久。

用量一般为2.5～9g。

无瘀血及身体虚弱者慎用本品。

郁　金

郁金味辛、苦，性寒。主要功能活瘀、凉血、行气、解郁。常用于以下几种情况：

1. 吐血、衄血　由于郁怒伤肝，肝气郁结，气郁生火，血热血瘀，肝火上逆，夹血上犯而致吐血、咳血、衄血，胸胁刺痛，吐血有块，以及妇女倒经（每到月经期鼻出血）等症，本品有凉血散瘀、解郁行气的作用，可配生地黄、丹参、牡丹皮、炒栀子、三七、藕节、牛膝、泽兰等同用。

2. 血热神昏、癫狂惊痫　由于邪热入心，血热痰浊蒙心而致神志不清以及惊狂、癫痫等症，可用本品清心热而开心窍，活瘀血而化痰浊。常配合朱砂、黄连、天竺黄、牛黄、远志、菖蒲等同用。本品配白矾，名“白金丸”，可用于治癫痫、惊狂。笔者常以郁金配生香附、生白芍、生赭石、珍珠母、天竺黄、胆南星、远志、菖蒲、半夏、茯苓、黄连、生铁落、生大黄等，随证加减，用治疗精神分裂症及癔病的狂躁不眠、笑骂无常等，有一定效果，仅提供参考。

3. 胁肋胀闷、胸腹疼痛　郁金辛散苦降，入肝肺二经，解气郁，散血瘀，故由气滞血瘀而引致的胸胁胀闷刺痛、腹中作痛等，可配合柴胡、赤芍、香附、枳壳、青皮、陈皮（治胸胁胀痛)、当归、白芍、延胡索、桃仁、木香(治腹痛)等同用。

4. 胆热黄疸　由于肝胆郁热而致胆热液溢而生黄疸，可用本品散肝郁、凉肝血、活血散瘀、健胃利胆(据现代研究本品有促进胆汁分泌的作用)。常配合茵陈蒿、栀子、生大黄、车前子、黄柏、泽泻、焦三仙、枳实等同用。

川郁金活血化瘀的作用优于理气，广郁金行气解郁的作用优于活血。

香附行气之中兼能理血，郁金破血之中兼能理气。

现代有人报道，郁金中含有挥发油，能溶解胆固醇，促进胆汁分泌和胆囊收缩，可用于治胆结石、胆囊炎及黄疸等。

用量一般为3~9g。

血虚无瘀滞者及孕妇均忌用本品。

莪　术

莪术味辛、苦，性温。为常用的行气破血消积药，兼能助消化。常用于以下情况：

1. 消除痃痞癥癖　腹中气血凝滞，积之日久，结聚成块，偏在脘腹正中(或略偏右)者，叫痞；偏在两胁隐蔽之处者，叫癖；偏在脐旁、脐下处，成条状、如弓弦紧急，或如小儿臂者，叫痃；偏在下腹部者，叫癥(时有时无者叫瘕)。都可以用本品配合桃仁、红花、三棱、赤芍、槟榔、山楂核、炙穿山甲、当归等同用。一般说治痞块可酌加神曲、麦芽、莱菔子、半夏、黄连、枳实之类。癖块在右胁者可酌加柴胡、枳壳、生牡蛎、片姜黄之类。癖块在左胁者，可酌加柴胡、炙鳖甲、蛤粉、射干之类。治痃积可酌加香附、青皮、丹参、郁金、桂枝之类。见癥块可酌加延胡索、牵牛子、牛膝、泽兰、五灵脂、土鳖虫之类。总之须结合辨证论治随证加减，注意扶正与祛邪的辩证关系，不可单纯地攻伐积块，应全面考虑。

2. 助消化、消胀痛　本品有行气活瘀、助消化、消积滞的作用。对因饮食偏嗜、食伤脾胃而致脾胃功能失调，出现脘腹胀痛、消化不良、饮食积滞不化等症者，可配合谷芽、槟榔、枳实、木香、炒山楂、砂仁、香附、大腹皮等同用。

三棱苦平，破血中之气，破血的力量大于破气。莪术辛温破气中之血，破气的力量大于破血。二药常合用，散一切血瘀气结。

香附行气而活血，通行十二经，以行气为主。莪术行气破血，主入肝经，以散肝经气滞血结为主。香附力缓，莪术力峻。

延胡索、郁金、姜黄皆为血中气药（活血行气）。莪术为气中血药（行气破血）。

据现代研究报道，莪术有一定的抗癌作用，近些年有的用为抗癌药。可资参考。

我在治癌症加用本品时，往往出现患处疼痛的情况，将用量减少，再逐步加量（从 3g 渐至 9g），则不痛。故建议不可突然用大量。仅供参考。

用量一般为 3 ~9g。

气血虚弱者及孕妇忌用。

三　　棱

三棱味苦性平。主要功能是散血行气，软坚消积。常与莪术同用。

凡因血瘀气滞而引致的腹中硬块（包括肝脾肿大等）、食积、痰滞以及妇女血瘀经闭等症，皆可以本品活血化瘀，行气消积，通经散结。一般说，对腹中硬块，常配合莪术、生牡蛎、炙鳖甲、炙穿山甲、焦山楂、神曲、牵牛子、红花、桃仁、当归等同用。对食积痰积、消化不好，常配合木香、砂仁、麦芽、谷芽、半夏、莱菔子、陈皮、茯苓等同用。对血瘀经闭，常配合当归、赤芍、桃仁、红花、牛膝、香附、茜草等同用。

莪术行气破血、散瘀消积的功力优于三棱。三棱软坚散结、削除老块坚积的功力优于莪术。

三棱、莪术经常用以消积除癥，但须用于实证。对中气不运而成积块者，应健运中焦佐以削磨积块之品，使积渐消，切不可不顾正气而一味攻伐。

用量一般为 3 ~ 9g。

脾胃虚弱者及孕妇忌用本品。

乳　香

乳香味辛、苦，性微温。主要功能有二：

1. 行气活血　本品气香能香窜调气，味辛能散瘀活血，性温能通经络。凡因气滞血瘀，凝涩不通而致的心腹痛、跌打肿痛、痈肿疼痛等，皆可随证选用。例如：

（1）治心腹痛，可配延胡索、五灵脂、草豆蔻、没药各等分，为细粉，每服 3 ~ 6g，酒调服，或温开水送服，前人称此方为“手拈散”，意思是能很快止痛。

（2）治跌打损伤，伤处青紫肿痛，可配当归尾、红花、川芎、牛膝、续断、骨碎补、没药等同用。

（3）治痈疽疮毒初起，红肿高大疼痛，可配金银花、连翘、赤芍、红花、天花粉、皂角刺、炙穿山甲、白芷、防风等同用。如已溃烂破口，则不宜用，并去皂角刺、穿山甲。如脓已排净，可用乳香、没药，加入煅龙骨、血竭、儿茶、冰片等，研细粉外敷用（以膏药贴护）有生肌收口作用。如痈疽初起，平塌，不痛不红，可配当归、黄芪、连翘、木香、没药、桂心、桔梗、党参、甘草等同用，有托里通经、活瘀消肿作用。乳香并有托里护心，使毒气外出而不致内攻的作用，是外科常用药。

2. 伸筋舒络　本品能温通经脉，伸筋舒络。对于风寒湿痹或中风偏枯等病由于气血不通畅而致的肢体筋脉拘挛难伸等症，可配合羌活、独活、防风、川芎、当归、没药、红花、地龙、炙穿山甲、薏苡仁等同用。

另外，乳香能入心，有时配辰砂、酸枣仁、远志等，用以治癫狂等症。

用量一般为1.5～9g。

无气血瘀滞者及孕妇忌用本品。痈疮破溃后，则不宜作内服用。

没　药

没药味苦、辛，性平。功能散瘀血、通结滞、消肿定痛。常用于以下几种情况：

1. 痈疡肿毒　痈疡初起，红肿热痛，可用本品活瘀散结，消肿定痛。常配合金银花、连翘、赤芍、红花、防风、白芷、当归尾、炙穿山甲、皂角刺等同用。

2. 跌打损伤　由于跌打损伤而瘀血青紫、筋骨肌肉肿痛，可以本品配合当归、川芎、牛膝、红花、续断、骨碎补、乳香等同用。

3. 经闭癥瘕、产后腹痛　因血凝气滞，月经久闭不潮，腹中凝血日渐增大，形似怀孕，按之有块，或剧烈疼痛而拒按等症，可以本品配合当归、桃仁、红花、川芎、三棱、莪术、乳香、延胡索、水蛭、虻虫、生大黄等同用。妇女产后瘀血未尽而下腹疼痛，可配当归、红花、川芎、延胡索、炮姜、益母草等同用。

4. 风湿痹痛　本品能入十二经，通滞血，散结气，消肿定痛。对于风寒湿痹引致的肢体关节疼痛，可配合羌活、独活、防风、桑寄生、威灵仙、细辛、当归、赤芍、红花、炙穿山甲、制附片等同用。

乳香、没药皆能活血止痛。乳香是行气以活血兼能伸筋，通经舒络而止痛；没药是散瘀而活血，消肿定痛。二药一偏于气，一偏于血，合用则相得益彰，故临床多是二药合用。用乳香、没药止痛，须详审疼痛的病因，有风祛风，有热清热……，再佐以乳、没定痛则可，若单持乳、没去止痛，则不符合辨证论治的精神。

乳香、没药于疮疡破溃后不宜内服。

乳香、没药用醋制后可加强疗效。

用量一般为1.5~9g。

因本品有活血散瘀的作用，孕妇不宜用。

红花（附：西藏红花）

红花味辛、甘、苦，性温。功能活瘀血，生新血。少用有活血养血作用，多用可有破血行瘀的作用。

红花是最常用的活血化瘀药，妇科使用尤多。凡血瘀经闭，或月经量少，行经有血块，或经期后延等症，皆可选用。常配合当归、川芎、白芍、熟地黄、桃仁、茜草、香附、牛膝等同用。行经腹痛者，还可选加五灵脂、延胡索、蒲黄、川楝子、吴茱萸、小茴香等。

若胎死腹中，也可用本品配当归、川芎、牛膝、肉桂、车前子、生大黄、芒硝、桂枝、桃仁等同用。

内科疾病中，凡因瘀血阻滞而产生的胃脘痛、腹痛、腹中积块等，皆常应用。例如胃脘痛可配高良姜、香附、五灵脂、蒲黄、砂仁等同用；腹痛可配合当归、白芍、丹参、延胡索、桂枝、吴茱萸、木香等同用；腹中有积块者，还可选加三棱、莪术、炙鳖甲、生牡蛎、桃仁、炙穿山甲、海藻等同用。

由于瘀血不去、新血不生而致气血两虚者，也可用本品（量不可大）配当归、丹参、白芍、生地黄、熟地黄、白术、党参、茯苓、陈皮、炙甘草等同用，有祛瘀血、生新血的作用。

本品能入心经兼入肺经，对于血瘀气滞或气血不通畅而致的胸痹心痛，可以本品配合瓜蒌、薤白、桂枝、五灵脂、枳壳、苏梗、檀香等同用。我常用瓜蒌30g、薤白9g、桂枝3～6g、檀香6g（后下）、制乳香3g、红花9g、五灵脂9～12g、蒲黄9g、槟榔6～9g、远志6～9g、半夏9g、茯神木15g，随证加减，用于冠心病、心绞痛，有一定疗效，仅供参考。

对于传染性肝炎（肝大或不大）表现有胁痛、腹胀闷、病程久、或舌质黯、或舌有瘀斑，中医认为有血瘀气滞证候者，我常用红花配合柴胡、皂角刺、白蒺藜、茜草、川楝子、苏木、泽兰、泽泻、焦三仙、槟榔等同用，每周服6付，连用4～10周，对恢复肝功能及使肿大的肝变软变小有一定帮助，仅供参考试用（肝大而较硬者，可随证加减，如加入莪术3～6g或炙穿山甲6g、片姜黄6～9g、生牡蛎30g、炒莱菔子9g等，并应服用较长时间）。

治中风半身不遂，可用本品配合桑枝、当归、赤芍、川芎、桃仁、炙穿山甲、地龙、黄芪、牛膝、片姜黄、竹沥等同用。

红花有南红花、藏红花（藏红花即西藏红花）的分别。二者功用相近似，但南红花祛瘀活血的作用较强，而养血作用较差。藏红花性质较润，养血的作用大于祛瘀作用。处方上只写“红花”时，药房中即给南红花（又名草红花）。藏红花价较贵，多不入汤药同煎，常用0.9～1.5g放入酒杯中，再放黄酒半杯多，隔杯用开水炖化，兑入汤药内服用。

桃仁治瘀血，偏于局部有形、或在下腹部者；红花治瘀血，偏于散在全身无定处者。二者常同用，有协同作用。

用量一般为2.5～9g。

前人有“过用能使血行不止”的经验记载，故不可过用。无瘀血者及孕妇忌用本品。

据现代研究报道，红花煎剂能使实验动物的在体或离体子宫平滑肌兴奋；尤其对已孕子宫作用更为明显；对实验动物有降血压作用；能使犬心脏的收缩及扩张增加；对实验动物的支气管平滑肌有收缩作用。

桃　仁

桃仁味苦、甘，性平。主要功能破血散瘀，润燥滑肠。分述如下：

1. 破血散瘀　凡因瘀血、蓄血引致的疾病，均可随证选用。例如：

（1）妇女血瘀经闭：可用桃红四物汤（桃仁、红花、当归、川芎、熟地黄、赤芍）随证加减。

（2）膀胱蓄血：伤寒病热邪与瘀血蓄结于下腹部，症见小腹胀满，大便黑，小便利，烦躁谵语，发热如狂，名为膀胱蓄血。可用桃仁承气汤（桃仁、大黄、芒硝、甘草、桂枝）随证加减。

（3）肺痈：多由热毒内郁、气血壅滞所致。可用千金苇茎汤（桃仁、冬瓜仁、生薏苡仁、芦根）随证加减。

（4）肠痈：由于热毒内聚，气血凝滞，肠道传导不利，气血壅塞，蕴结成痈，初起恶寒发热，腹部疼痛拒按，腿喜屈蜷，相当于西医学急性阑尾炎。可用大黄牡丹皮汤（大黄、牡丹皮、桃仁、冬瓜仁、芒硝）随证加减。

（5）跌打损伤：可配合当归尾、赤芍、苏木、姜黄、红花、乳香、没药等同用。

（6）痈毒：痈肿毒疮初起，可配合金银花、连翘、赤芍、红花、天花粉、炙穿山甲、乳香、没药等同用。

2. 润燥通肠　年老体衰，或久病血虚津亏，或产后失血过多而致血少肠燥大便秘结不通，可用桃仁泥（桃仁捣碎）配杏仁泥、火麻仁、郁李仁、柏子仁（五仁丸）、当归、瓜蒌、地黄等同用。

杏仁入气分，用于大肠气秘引致的便秘。桃仁泥入血分，用于大肠血秘引致的便秘。二药也常同用。

用量一般为2.5～9g。

无瘀血者及孕妇忌用本品。

据现代研究报道，桃仁醇提取物有显著的抑制凝血的作用。

五 灵 脂

五灵脂味甘性温。主要功能为活血散瘀，通利血脉。炒炭用也可以止血。主入肝经血分。前人经验认为“血闭能通，经多能止。”能治“男女一切心腹肋胁诸痛”，临床上常用于瘀血所致的各种疼痛（痛处较为固定、病程较久、舌有瘀斑等）。例如：

1. 胃脘痛　可配合蒲黄、乳香、延胡索、高良姜、香附等同用。

2. 腹痛　可配合当归、白芍、川芎、桂枝、吴茱萸、丹参、炮姜等同用。少腹痛可加川楝子、小茴香、胡芦巴等。

3. 胁肋痛　可配柴胡、枳壳、青皮、白蒺藜、片姜黄、皂角刺、赤芍等同用。

4. 关节痛　可配鸡血藤、桑枝、桂枝、附子、松节、威灵仙、当归、红花、羌活、独活、炙穿山甲等同用。

5. 妇女痛经及产后腹痛　痛经可配当归、川芎、熟地黄、白芍、桃仁、红花、蒲黄、香附、川楝子等同用。产后腹痛可配蒲黄、泽兰、牛膝、益母草、延胡索、炮姜、川芎、红花、桃仁、当归等同用。

但应注意本品主要用于活血散瘀，并无生血的作用。所以五灵脂与丹参、当归尾、红花等的活血作用不同，要注意随证配伍应用。

据现代研究报道，本品有缓解平滑肌痉挛的作用。

五灵脂炒炭，可用于兼有瘀血引起的出血过多，如妇女崩漏下血、痔疮出血等。

前人有关于五灵脂炒用兼能治痰涎夹血结成窠囊而致咳嗽痰中带血，时发时止，多年难愈的记载。我曾在辨证论治的基础上，加用炒五灵脂，治疗支气管扩张的咳血有效，仅供参考。

用量一般为3～9g。

本品不要与人参同用（相畏）。血虚无瘀滞者不用本品。

蒲　黄

蒲黄味甘性平。生用性滑有活血祛瘀、凉血、利小便的作用。炒用性涩，有止血作用。

凡因血瘀化热而致的各种出血，如吐血可配生地黄、阿胶、侧柏叶、白及等同用；衄血可配大小蓟、芦根、玄参、青黛、生地黄等同用；尿血可配白茅根、生地黄、冬葵子、黄柏炭等同用；便血可配槐花炭、防风、地榆炭、槐角等同用。

因有利小便、通淋的作用，故对小便涩痛不利、尿中带血，可配合滑石、猪苓、黄柏、车前子、泽泻、萹蓄、瞿麦、大小蓟、白茅根等同用。

蒲黄有活血化瘀而止痛的作用，可用于因瘀血而致的疼痛。如月经痛可配合当归、川芎、五灵脂、红花、白芍、香附、延胡索等同用。产后腹部攻痛，按之有瘀块，名叫“儿枕痛”。可配当归、川芎、红花、炮姜、桃仁、五灵脂等同用。心腹痛可配五灵脂、高良姜、香附、延胡索、乳香、没药等同用。据现代药理研究报道，本品有收缩子宫平滑肌作用。

本品为黄色粉末状，外伤出血时用此粉掺于伤口，可止血。对口舌生疮、皮肤湿疹，可用炼过的猪油或蜜调和本品如膏状，敷患处，有滋润、凉血、消肿作用。

五灵脂活血散瘀，偏于温散。蒲黄活血化瘀，兼能凉血、止血。

用量一般为3～9g。

血虚无瘀滞者慎用本品。

穿　山　甲

穿山甲味咸性微寒。主要功能为通经络，活瘀血，消痈肿，下乳汁。性善走窜，能直达病所。

由血瘀气滞而引起的胁肋疼痛，可配合白蒺藜、片姜黄、延胡索、香附、川楝子等同用。对血瘀而致的月经闭止，可配桃仁、红花、当归、白芍、川芎、茜草、牛膝、泽兰等同用。

对风寒湿痹导致的手足麻木、四肢疼痛、拘挛等症，可用本品通经络，活气血。常配合羌活、防风、天麻、川芎、当归、独活、桂枝、伸筋草、威灵仙、络石藤等同用。

痈肿毒疮初起，多由气血凝聚，壅遏血脉，影响气血运行，热毒内聚而致。可用本品配合皂角刺、当归尾、赤芍、红花、乳香、没药、金银花、天花粉、贝母、防风、白芷、陈皮（《外科正宗》仙方活命饮）等同用。本品治痈肿疮毒，未成脓者，可使消散，已成脓者，可促使破溃。如已破溃者，则不适用。

妇女产后因气血瘀滞而致乳房胀硬、乳汁不下者，可用本品配合王不留行、通草、路路通等同用。我常用当归9～12g、天花粉12g、党参9g、炙穿山甲9g、王不留行12g、通草9g、路路通9g，水煎服，治疗产后乳汁不下或乳少；如乳房胀痛发硬而乳汁不下（不是乳汁少而是不通）者，可去党参、天花粉，再加漏芦9～12g，炙穿山甲与王不留行的用量也可酌情加重些；如乳房软、乳汁少而不下者，可适当加重党参、天花粉、当归的用量，并且再加服猪蹄汤，或再加黄芪、生白术等同用。

我治疗病程较久、病情较重的风湿性关节炎、中风半身不遂、类风湿性关节炎等疾病时，常在应证汤（丸、散）药中，加入适当量的炙穿山甲，除加强通活血脉作用外，并有引药“直达病所”的作用，对提高疗效有一定的帮助，仅提供参考。

地龙通经活络，性偏下行，长于治腰、膝、腿、脚之疾。穿山甲通经活络，力达全身，可用于身体任何部位的不通和疼痛。

王不留行偏于治由于血脉不通的乳汁不下。穿山甲偏于治由于经络阻滞的乳汁不下。

皂角刺与穿山甲均能破溃痈肿疮疡。但皂角刺兼能搜风、消痰结，穿山甲偏于通经活络、消肿排脓。

用量一般为1.5～9g。

无经络瘀滞及痈疡已破溃者，不宜用本品。

王不留行

王不留行味苦、甘，性平，其性走而不停，故名“不留”。功能通血脉、除风痹、下乳汁。

对因血脉不通，气血闭塞而致的月经闭止、痈疡肿痛等，均可随证选用。例如经闭可配桃仁、红花、当归、川芎、熟地黄、白芍、茜草、牛膝、泽兰、香附等同用。痈肿可配当归尾、赤芍、连翘、皂角刺、炙穿山甲、红花、白芷等同用。

前人有“治风先治血，血行风自火”的经验和理论。本品能通经活血，使血畅行，血行风自灭，故可用于风、寒、湿、瘀血等引致的肢体关节痹痛。而风邪较盛之证（疼痛游走性较大，有时上肢关节痛，有时下肢关节痛，有时大关节痛，有时小关节痛，有肿胀者也是随疼痛的游走而起落无常），常配合羌活、独活、防风、桂枝、红花、威灵仙、赤芍、炙穿山甲、鸡血藤等同用。

王不留行最常用于下乳。群众中间流行着“穿山甲、王不留，妇人吃了乳长流”的经验。妇人产后乳汁不下，可用本品配合穿山甲、路路通、沙参、麦冬、通草等同用（参看穿山甲项下）。

通草、王不留行均能下乳。但通草味淡体轻，能使阳明经精气升发上达而下乳汁，王不留行入阳明、冲、任经血分，通血脉而下乳。

用量一般为1.5～9g，特殊重症时可用15～30g。

孕妇及无血脉瘀滞者忌用本品。

泽　　兰

泽兰味苦、甘、辛，性微温。主要功能为行血、利水。补而不滞，行而不峻，性质和平。常用于以下情况：

1. 月经不调　因宿血瘀滞而月经后错或两三个月来一次者，可用本品破宿血调月经，常配合当归、川芎、牛膝、赤芍、红花、桃仁、香附等同用。

2. 产后腹痛　产后瘀血未尽而小腹作痛者，可配当归、川芎、桃仁、炮姜、红花、益母草等同用。

3. 产后水肿　本品能利尿消水肿。常配合防己、茯苓、泽泻、车前子、川芎等同用。

我常用泽兰配牛膝加入应证汤药中，治疗瘀血腰痛（痛处固定，或有扑打跌损病史，舌有瘀斑等）有效。前人有牛膝配泽兰可利腰膝间死血的经验。证之临床，确有一定效果。

泽兰配牛膝有“利腰膝间死血”的作用，我常将此二药用于治疗强直性脊柱炎。

我治疗早期肝硬化有少量腹水者，常以泽兰配合水红花子、防己、抽葫芦等，加入应证汤药中使用，有助于消腹水。仅供参考。

益母草、泽兰皆能行血利水。但益母草行血调月经的作用较优；泽兰除行血通经外，还有消水的作用，尤其是对与血分有关的水肿，效果较好，如血臌的大肚腹水常随证选用。

用量一般为 3～9g，重症可再加多些。

益　母　草

益母草味辛、苦，性微寒。功能行瘀血，生新血。专入血分，行瘀血而新血不伤，养新血而瘀血不滞。兼能利水消肿。

本品为妇产科最常用之品，无论胎前、产后，皆可随证选用。前人称它为“经产良药”。例如：月经不调，可配川芎、当归、白芍、丹参、白术、香附、茺蔚子（如益母胜金丹）等同用。难产或胞衣不下，可配麝香、当归、川芎、乳香、没药、黑荆芥等同用。

益母草膏有和血顺气、养肝益心、调理月经的作用，胎前、产后诸疾皆可服用。药房中有成品出售。

本品还有利水作用，对肾虚气化不利而小便少，引致慢性水肿，腰脚酸重，食后腹部胀闷，面色苍黄，行动困难，精神疲倦等，可用本品配茯苓皮、冬瓜皮、车前子、茯苓、泽泻、桂枝、淫羊藿等同用。或每日用益母草 125g，煎汁 300ml，分为 3 次服。

近些年来有人报道，本品有利尿作用，可用于治疗急、慢性肾炎水肿。

据现代实验研究报道，益母草有增强子宫收缩力的作用，其作用与脑垂体后叶素、麦角相近似。益母草与益母草子有降血压作用；益母草子含有维生素 A 类物质。

用量一般为 6～9g，特殊情况有时用到 30～60g。

益母草子名茺蔚子，作用与益母草近似，但兼能明目益精，行中有补。常用于肝热而致的目赤肿痛、目昏和眩晕、头痛、心烦等症。用量一般为 3～9g。瞳孔散大者忌用。

骨 碎 补

骨碎补味苦性温。主要功能为活血、止血，补肾接骨，兼能祛骨风、治牙痛。常用于外伤骨折，肾虚久泻，骨痛、牙痛等症。

1. 外伤骨折　本品能入肝肾活血祛瘀、止血、接骨续筋，外伤骨折常配合当归、红花、桃仁、苏木、续断、自然铜、土鳖虫、乳香、没药等同用。

2. 肾虚久泻　本品能入肾，肾司二便。久泻多属肾虚，不可专责脾胃。可配合补骨脂、肉豆蔻、吴茱萸、五味子、炒山药、茯苓、赤石脂、制附片等同用。

3. 肾虚牙痛　齿乃骨之余，属肾经。肾虚，肾阳浮动而致牙痛者，可用本品配合地黄、山茱萸、山药、茯苓、泽泻、牡丹皮、牛膝、细辛、独活等同用。

由于本品有补肾、祛骨风的功能，所以我在治疗类风湿和强直性脊柱炎的药方中常用此药。

补骨脂、骨碎补皆能补肾。但补骨脂偏用于温补肾阳，治五更泄；骨碎补偏用于祛骨中毒风，治痿躄骨折，并能坚肾固齿。

续断疗折伤，主治在筋。骨碎补疗折伤，主治在骨。

寻骨风治风寒湿痹之骨痛。骨碎补治毒风瘀血之骨痛。

用量一般为3～9g。

胃火盛而牙痛者忌用本品。

刘 寄 奴

刘寄奴味苦性温。专入血分，通行走散。主要功能为破血通经。

本品内服可用于血瘀经闭、产后瘀血作痛、跌打损伤等。常配合当归、川芎、桃仁、红花、牛膝、泽兰、乳香、没药、延胡索等同用。外用，可敷治跌打损伤、或金刃破伤。对外伤又有活瘀止血作用。

我常以刘寄奴（取其通行走散）配柴胡、黄芩、皂角刺、白蒺藜、红花、泽泻、焦三仙、槟榔、茜草等，用于慢性肝炎，对恢复肝功能、消除症状、解除肝大等有一定帮助，仅供参考。

骨碎补破血，尚能补肾，长于治骨折。刘寄奴破血，通行走散，无补力，但外用能活瘀止血，长于治金疮破伤。

用量一般为3~9g。顽固重病，用量可加大。

无瘀血者慎用本品。

苏　木

苏木味甘、咸，性平。入三阴经（少阴、太阴、厥阴）血分。主要功能为活血化瘀，行血祛风。常用于以下几种情况：

1. 中风　对中风失语或半身不遂，前人有"治风先治血，血行风自灭"的经验和理论。本品既能行血又能祛表里风邪，符合"血行风自灭"的精神，故常用于中风。可配防风、桑枝、红花、赤芍、桃仁、地龙、片姜黄、胆南星、茯苓、半夏、竹沥等同用。

2. 瘀血心腹痛　因瘀血而致的胃脘痛，可配五灵脂、蒲黄、香附、高良姜、苏梗等同用。腹部绞痛、刺痛，可配当归、赤芍、白芍、丹参、延胡索、吴茱萸、五灵脂、乌药、木香等同用。

3. 产后腹痛、胀闷　产后瘀血未尽而腹痛、腹胀、闷痛欲死等症，可用本品配当归、红花、桃仁、炮姜、川芎、益母草、延胡索、紫苏等同用。

4. 跌仆损伤　可配合乳香、没药、骨碎补、续断、当归、红花、牛膝等同用。

前人经验认为苏木有治“心腹绞痛”的作用。根据这一经验，我常用本品15～30g，配合瓜蒌30g、薤白9g、檀香6g（后下）、五灵脂9g、红花9g、蒲黄9g、槟榔9g、远志9g、茯神木15g，随证加减，用于治疗心绞痛，可有一定效果，仅提供参考。

红花行血，长于破瘀，多用破血，少用养血。苏木行血，长于祛风，多用破血，少用和血，并能祛风。

茜草行血通经，兼能止血（炒用）。苏木行血通经，兼能消肿止痛。

用量一般为3～9g，特殊情况可用15～30g。

茜　草

茜草又名红茜草，味苦、微酸，性微寒。生用能行血活血，消瘀通经，炒炭用可以止血。常用于以下情况：

1. 月经闭止　妇女月经不通，可用本品31g，黄酒煎服，有行血通经作用。《内经》有四乌贼骨一芦茹（即茜草）丸方，用乌贼骨125g、茜草31g，为细末，用麻雀卵和为丸，每次3～6g，每日2次，用鲍鱼汤送下，治女子血枯、月经衰少不来。我曾用本方治愈一青年女子，月经闭止一年半左右，骨蒸盗汗，消瘦颧红，气短疲倦，行动无力，经几个医院检查，未找到确切原因，经服用滋阴清热、养血舒郁等应证汤药，同时兼用上述丸药，治疗约3个月左右，月经即渐通，诸症逐渐消失而愈。目前此人已将近四十岁，身体健康，在工厂工作。

2. 跌打损伤、血瘀肿痛　可用本品配合红花、赤芍、苏木、乳香、没药、骨碎补等同用。

3. 吐血，咳血　由于血热或血瘀而致的吐血、咳血、衄血等失血症，可用本品炒炭用，既能止血，又不致发生瘀血。常配合生地黄、阿胶、三七、藕节、白及等同用。据现代研究报道，茜草炭有缩短家兔出、凝血时间的作用。

4. 妇女崩漏　对子宫出血（突然大量出血叫崩，时常小量出血叫漏），可配合桑寄生、川断炭、炒白术、阿胶珠、棕榈炭、艾叶炭、当归、益母草、菟丝子、赤石脂等同用。

另外，根据本品有治“风痹、黄疸”的作用，可与羌活、独活、防风、威灵仙、穿山龙等配合，用于关节炎的关节疼痛。配茵陈、栀子、黄柏、车前子、泽泻等，用于治黄疸型传染性肝炎的黄疸和胆道不畅通而致的黄疸等。

紫草、茜草均能行血活血。但紫草偏用于透发斑疹，兼通二便；茜草偏用于通经活血，兼治崩漏、便血，炒炭后止血作用优于紫草。

用量一般为6～9g，特殊情况可用至30g。

血虚、血少者不宜用本品。

赤　芍

赤芍味辛、苦，性微寒。与白芍有相类的作用，但赤芍偏于活血散瘀，凉血，消痈肿。常用于以下情况：

1. 血热吐衄　常配合生地黄、牡丹皮、玄参、白茅根等同用。

2. 血瘀经闭　常配合当归、川芎、桃仁、红花、香附、牛膝、茜草等同用。

3. 跌打损伤、血瘀作痛　可配合桃仁、红花、乳香、没药、续断、骨碎补等同用。

4. 胁肋疼痛　胁肋部属肝经，本品能入肝经，活血通络，凉肝清热。可配柴胡、香附、郁金、枳壳、片姜黄、川楝子等同用。

5. 痈肿疮毒　血中毒热郁壅瘀滞而生痈肿疮毒，可用本品凉血活血、散瘀消肿而止痛。常配合金银花、连翘、白芷、天花粉、蒲公英、野菊花、地丁、炙穿山甲等同用。

总之，凡因血瘀、血热而引致的疼痛、红肿、出血、斑疹等，皆可随证选用。

白芍偏于养血柔肝，性收而补，善治血虚疼痛。赤芍偏于行血活血，性散而泻，善治血瘀疼痛。

牡丹皮泻心经之火，除血中伏热而凉血和血。赤芍泻肝经之火，行血中瘀滞而活血散瘀。

用量一般为4.5～10g。

本品不可与藜芦同用。腹中冷痛、腹泻及无瘀血者忌用本品。

血　竭

血竭味甘、咸，性平。内服有活血散瘀、止痛的功能；外用有去腐生肌、收疮口的功能。

凡一切血瘀、血聚而引致的疼痛、瘀肿等都可选用。例如瘀血心痛，可配瓜蒌、薤白、五灵脂、红花、细辛、桂枝等同用。瘀血积滞腹痛，可配当归、红花、延胡索、炮姜等同用。跌伤、骨折、瘀血疼痛，可配苏木、续断、乳香、没药、骨碎补等同用。跌打损伤疼痛最常用的成药，如七厘散（血竭、乳香、没药、红花、儿茶、麝香、冰片、朱砂）等即含有血竭。

我对心绞痛或心肌梗死的疼痛表现为血瘀证（疼痛较固定，刺痛，舌质青紫或瘀斑明显，脉涩）者，常用血竭粉0.6～1.5g，装入胶囊中，随汤药吞服。或再加三七粉0.3～0.6g。对活血止痛有帮助。其他血瘀明显的证候，也有时使用。如用七厘散（服法同上）效果更好。仅提供参考。

外科多外用本品，常配入生肌散类药物中。

内服用量一般为每次0.6～2.5g，每日2次，为丸剂或装胶囊中吞服。外用适量即可。

本品入血分功专活血，单用、多用会引起气血失调，故不可多用、久用。

水　　蛭

水蛭味苦、咸，性平，有毒。主要功能为破血活瘀、散结。

对血瘀所致的经闭、癥瘕，可配合当归、桃仁、红花、三棱、莪术、黄芪、知母、泽兰、牛膝等同用。

伤寒病六七日，表证仍在（恶寒、发热、头痛等），或已无表证，脉沉，小腹硬满、拒按，小便自利（注意如小便不利即非蓄血证），其人喜忘或狂躁，大便色黑，为蓄血证，应用抵当汤：水蛭 20 个（猪脂炒黑）、虻虫 20 个、桃仁 15 个、大黄 9g（看具体情况而定）水煎，分两次服。下瘀血则愈。

据现代研究报道，水蛭含有水蛭素；水蛭素能延缓和阻碍血液凝固，从而有抗凝血作用。

用量一般为 1.5～3g，水煎服；或 0.6～1.8g，为细粉，装胶囊服用。

本品破血力猛峻，孕妇及无严重瘀血者，均忌用。

虻　　虫

虻虫味苦，性微寒，有毒。功能破血逐瘀，消癥通经。"能攻真气运行不到之血"。常与水蛭同用。例如：

腹中有瘀血积块（癥块），月经闭止不来者，可用本品配水蛭、桃仁、红花、川芎、三棱、莪术、当归、赤芍等同用。

治跌打损伤、瘀血肿痛，可配牡丹皮、骨碎补、续断、乳香、没药等同用。

水蛭与虻虫虽都有破血逐瘀作用，但水蛭药力较缓而作用持久，偏入肝经、膀胱经，逐瘀效果较好；虻虫破血力较水蛭更猛峻，遍行经络，通利血脉，服后即可致泻（药力过后即止），逐瘀效果不如水蛭较稳。二药常配合使用，则相得益彰。

用量一般为1～3g，水煎服或研末服。

本品于孕妇及无瘀血者忌用，体弱者慎用。

土 鳖 虫

土鳖虫又名䗪虫，味咸，性寒。功能破瘀血，消癥瘕，续筋接骨。

临床上用于活血通经、消癥瘕的药方有大黄䗪虫丸：大黄、土鳖虫、干漆、蛴螬、赤芍、甘草、桃仁、生地黄、虻虫、水蛭、黄芩、杏仁，蜜丸，每丸3g余（市场上有成药出售），主治血瘀不通引起的经期不准、经闭不通、积聚痞块、血瘀腹痛、身体瘦弱、午后发烧、肌肤甲错（高度的干燥不润）、干血痨症。遇有上述诸症，我时常使用此丸，每次1丸，每日2次，温开水或温酒送下。重病可配合应证汤药服用。效果可靠而且平稳。

在猩红热、丹毒等急性热病中，或其他热毒瘀血壅滞于舌部，而致舌头的一部分或全部肿大、发硬，疼痛剧烈，口流唾涎，咀嚼、咽下均感困难，前人称为“木舌”，可用土鳖虫6g、食盐3g，研末服，每日2次，或煎汤服。也可同时用土鳖虫煎汤含漱。

本品有活瘀血、续筋骨的特殊作用，凡是跌打损伤、骨折筋断等症，可配合乳香、没药、龙骨、自然铜、三七、海风藤、骨碎补、川续断等为细末，配入麝香少许，温酒服用。外科接骨方药中，多有本品。对闪腰岔气，疼痛不能转侧，也可用土鳖虫9个，焙黄研末，每日分2次服用。或配合牛膝、泽兰、续断、狗脊、桃仁、赤芍等煎汤同服。

过去市场上曾将龙虱当做䗪虫，而另将土鳖虫分开。根据文献记载及目前市场出售情况，现在土鳖虫即䗪虫，龙虱不再叫䗪虫。

虻虫破血，遍行经络，能祛除真气运行难到之处的瘀血。

土鳖虫破血，搜剔血积，接补筋骨折伤又为其专能。

用量一般为 1.5～4.5g。入汤剂可稍多，入丸散可稍减。

孕妇及无瘀血者忌用本品。

本讲药物小结见书末表 7（第 413 页）。

第9讲 其他药物

在前面八讲中已介绍了200多种药物。按照前面几讲的分类法，还有一部分药物没有归纳进去，例如止咳化痰药、祛风湿药、熄风止痉平肝药、止血药、芳香开窍药、消食导滞药、杀虫药、截疟药、抗肿瘤药等等，这些药物就都放在本讲中介绍。因为从这些药物的性味、功能、主治来看，不能归属于同一类，所以把本讲称做“其他药物”。

苦杏仁

苦杏仁味苦、辛、微甘，性温，有小毒。主入肺经，功能降气行痰，除风散寒，润燥通肠。常用于以下几种情况：

1. 治咳嗽　风寒犯肺，肺失宣发肃降的功能，肺气不利而致咳嗽，常伴有寒热、头痛、咯痰、胸闷等症，可用苦杏仁散风寒、降肺气、化痰利肺而止咳平喘。常配桔梗、前胡、紫苏叶、陈皮、半夏、炙甘草（如杏苏散）等同用。风热犯肺、肺失清肃而发热、口渴、咳嗽、不恶寒，可以本品配桑叶、菊花、桔梗、薄荷、牛蒡子（桑菊饮）等同用。肺气苦上逆，本品主要有降肺气的作用，故虽无风寒外感，但凡由于肺气上逆而导致的咳嗽均可应用。这种情况，常配合旋覆花、紫苏子、白前、炒莱菔子、枇杷叶等同用。

2. 平喘促　肺为娇脏，凡外感、内伤之邪（如风寒、风热、痰、饮、火、热等），影响到肺，肺失肃降，肺气不利而上逆，则可发生呼吸喘促。苦杏仁专能降利肺气而平喘，尤其是配合麻黄同用（麻黄宣肺、苦杏仁降气）更能加强定喘作用，所以前人有“杏仁是麻黄的臂助”的说法。常用治喘方剂中多有麻黄、杏仁，例如三拗汤（麻黄、杏仁、甘草）治风寒喘；麻杏石甘汤（麻黄、杏仁、生石膏、甘草）治肺有郁热、外受风寒的喘；定喘汤（麻黄、杏仁、白果、款冬花、桑白皮、紫苏子、黄芩、半夏、甘草、生姜）治肺虚感寒，气逆膈热而作哮喘等。

3. 润燥通肠　肺与大肠相表里，由于肺气不降而致大肠气秘、大便干结者，可用本品降肺气、润肠燥、开气秘而润肠通便。常配合瓜蒌、桃仁泥、槟榔、枳实等同用。本品含有丰富的脂肪油，对老人（或久病体弱）肠道乏津而大便燥结难下者，也常用本品配火麻仁、郁李仁、桃仁、松子仁、柏子仁等同用。

桃仁泥（打碎的叫“泥”）偏治大肠血秘。杏仁泥偏治大肠气秘。都应少佐陈皮以行气。

治咳、喘时用杏仁，兼大便秘者用杏仁泥。

杏仁有苦杏仁、甜杏仁两种，处方上只写杏仁，药房即给苦杏仁，须用甜杏仁时须写清楚。苦杏仁力较急，适用于壮人、实证。甜杏仁味甘、性平、力较缓，适用于老人、体虚及虚劳咳喘。

苦杏仁有小毒，小儿使用时，须注意用量不可过大，以防中毒而致呼吸麻痹。

用量一般为3～9g。儿童用量要小心。

久咳肺气虚者慎用本品。

苦杏仁中毒时，轻者可用杏树皮60g煎汤服用，重者须急送医院抢救。

桔　梗

桔梗味苦、辛，性平。主要功能为宣通肺气，疏风解表，祛痰排脓，利咽，升提。兹分述如下：

1. 宣通肺气、疏风解表　肺主皮毛，若外感风寒，邪束皮毛，就可造成肺气不宣，因而发生外感咳嗽，症见恶寒、发热、头痛、鼻塞、咳嗽、胸闷吐白痰等。可用桔梗宣通肺气，疏散风寒。常配苦杏仁、紫苏叶、前胡、陈皮、荆芥、防风、炙甘草等同用。若风热从皮毛、口鼻犯肺，而导致风热咳嗽（发热多、恶寒少或不恶寒、头痛、口渴、脉数、咳嗽、吐黄白痰或黄痰），可用本品宣肺疏表以散风热，常配桑叶、菊花、苦杏仁、牛蒡子、芦根、荆芥、薄荷等同用。因肝气郁滞、气机不畅影响到肺气失宣（胸闷、胁胀、喜长吁、性急躁、生气则咳嗽加多等）者，也可用本品宣散肺郁，常配合厚朴、苦杏仁、枳壳、苏梗、香附等同用。

2. 祛痰、排脓　对肺失宣畅，气机不利而肺中痰阻，咳嗽、多痰，或痰多不易咯出等症，本品能宣畅肺气，祛痰止咳，常配合半夏、橘红、茯苓、紫苏子、瓜蒌、苦杏仁等同用。若风寒束肺，兼有内热未能及时宣发疏散，邪郁化热，壅滞不散，蕴而成痈，发生肺痈（咳嗽声重、胸胁部隐痛，或中府穴处疼痛，咯吐脓、血状痰、或脓痰如米粥，其味腥臭），可用本品祛痰排脓，促使痰浊脓汁排出体外。常配合生甘草、生薏苡仁、冬瓜子、金银花、贝母、桃仁、芦根等同用。现代实验研究表明，本品有祛痰作用。

3. 利咽　咽喉为肺胃的门户，肺有火热可致咽喉红肿疼痛、口渴、喜冷饮等症，可用本品宣散肺热而利咽喉、止疼痛。常配生甘草、山豆根、薄荷、射干、牛蒡子等同用。若阴虚火旺、虚火上炎而致咽喉疼痛（没有明显红肿）、夜晚口渴、手足心热等症，可配合麦冬、生地黄、玄参、炙鳖甲等同用。

4. 升提 桔梗有引药上浮入肺的作用，故常用本品作为引经药；本药又有升提肺气的作用。肺主通调水道，如因肺气不得宣通而气化失利导致全身水肿、尿少者，可用本品加入应证汤药及利水药（桑白皮、冬瓜皮、陈皮、大腹皮、茯苓等）中，可起升提肺气而利尿的作用（此法前人称为提壶揭盖法），常配合桑白皮、紫苏叶、苦杏仁、枳壳等同用。此外，本品配炙黄芪、柴胡、升麻等同用，可升阳气，常配合应证汤药用于中气下陷、胃下垂、子宫脱垂、脱肛等症。

苦杏仁降肺气而化痰浊，桔梗升宣肺气而祛痰排脓。

生薏苡仁利湿排脓而治肺痈，桔梗宣肺、祛痰、排脓而治肺痈。

用量一般为3～6g。肺痈破溃后，用于排脓时，用量可稍增大。用量太大可引起呕吐。

虚证咳嗽及干咳无痰者不用本品。

白　前

白前味辛甘，性微寒。功能下气降痰。凡因肺气不降或肺气上逆而致胸膈逆满、肺气壅实、痰浊不下之症，均可选用本品。例如：外感风寒而致肺气上逆咳喘痰多者，可配合苦杏仁、紫苏叶、紫苏子、荆芥、前胡、生姜等同用；肺热而致咳嗽、气逆、痰多者，可配合桑白皮、地骨皮、黄芩、瓜蒌、知母等同用；久嗽上气，浮肿气短，胸闷胀满，昼夜不能平卧，喉中痰鸣，前人有白前汤（白前、紫菀、半夏、大戟），可随证加减选用。

前胡宣畅肺气，偏用于外感咳嗽。白前泻肺降痰，偏用于痰实气逆而致的咳喘。

旋覆花下气行水，偏用于胸膈痰结坚痞，痰唾黏如胶漆。

白前下气降痰，偏用于胸胁逆气、肺中痰实的喘嗽。

用量一般为 3～10g。

虚证咳嗽及体弱者慎用本品。

贝母（附：土贝母）

贝母一般分川贝母与浙贝母两种。

川贝母味苦甘性平，主要功能润肺化痰，开郁宁心。因能润肺化痰，故常用于阴虚劳热所致的咳嗽，可配合百合、沙参、麦冬、玄参、蜜紫菀、石斛、蜜枇杷叶等同用。肺痈溃后，脓已吐尽，尚有咳嗽、吐痰、气短、午后烦热、口燥咽干者，可配合桔梗、当归、生黄芪、甘草、麦冬、天花粉等同用。因其有开散心经气郁的作用，故也可用于心胸气机郁结而致的胸闷、胸痛、心悸、少眠、善忘、郁郁不乐等症，常配合远志、茯苓、香附、红花、郁金、石菖蒲、瓜蒌、枳壳等同用。我有时用川贝母配珍珠母、生赭石、远志、茯苓治疗心悸有效。川贝母还有引药入心的作用。

浙贝母味辛、苦，性微寒。功能与川贝母差不多，但辛散、清热之力大于川贝母，故适用于外感咳嗽，常配合桑叶、菊花、苦杏仁、桔梗、前胡、牛蒡子等同用。对于痰火郁结（气有余便生火）而致颈部起瘰疬、肿大疼痛，或单侧、或双侧，或单个、或成串者，可用本品散郁清热、消痰散结，常配合生牡蛎、玄参（消瘰丸）、夏枯草、白芍、香附、海藻等同用。疮疡肿毒等初起，局部硬结肿痛者，可以本品散结开郁以助疮毒消散，常配金银花、连翘、赤芍、红花、炙穿山甲、地龙、天花粉、陈皮等同用。

土贝母可供散结解毒用，多用于外科，不可与川贝母、浙贝母相混。

半夏性温燥，主用于脾经湿痰。贝母性凉润，主用于肺经燥痰。

用量一般为3～9g。川贝母可研为细粉，随汤药冲服，每次0.9～1.5g。

据现代研究报道，川贝碱能增强离体子宫的收缩，抑制离体肠管的蠕动。大量川贝碱能使中枢神经系统麻痹，呼吸运动抑制，并使周围血管扩张，血压降低，心搏变慢；浙贝碱有较明显的镇咳作用。

有湿、停食、脾胃虚寒者，均忌用。

紫菀

紫菀味苦、辛，性微温。本品功能化痰降气，清肺泄热，通调水道，是常用的治咳药。例如：紫菀汤（紫菀、知母、贝母、阿胶、党参或人参、茯苓、甘草、桔梗、五味子、莲子肉）适用于劳热咳嗽、肺痈（后期）、肺痿、吐血等症；紫菀丸（紫菀、五味子）适用于咳嗽日久痰中带血；止嗽散（紫菀、白前、荆芥、桔梗、百部、陈皮、甘草）适用于伤风咳嗽；紫菀散（紫菀、款冬花、百部，共为细末，每次9g，用乌梅1个、生姜3片，煎汤送服）适用于久咳不愈。本品还对"血痰"有较好疗效。前人认为本品能"泄上炎之火，散结滞之气"。可资参考。

据现代研究报道，本品对实验动物有祛痰作用，并有一定的抑菌作用，对流感病毒有抑制作用。

本品苦能降气达下，辛可益肺，能使气化下达于膀胱而利小便。因肺经有邪，肺气壅滞，气不能下达于膀胱而小便不利、尿少短赤者，可配合茯苓、通草等同用。

紫菀用蜜炙后，可增强其润肺止咳的作用。肺劳咳嗽、痰中带血者，或肺燥、咽痒、干咳者，均须用蜜炙紫菀。

款冬花偏于温肺，多用于寒性痰饮所致的咳嗽。紫菀偏于开散肺气郁滞，多用于风热郁肺的咳嗽。

本品辛而不燥，润而不寒，补而不滞，故无论内伤、外感所致的咳嗽，常随证加减选用。

用量一般为3～10g。

用于治阴虚咳嗽时，须与滋阴药同用。

款冬花

款冬花味辛、微苦，性温。主要功能温肺化痰，止咳平喘，蜜炙后能润肺。是治疗咳嗽常用的药物。把款冬花烧烟，用纸筒吸烟，也能治咳嗽。

对外感风寒而致咳嗽、气喘、喉中有痰似水鸡声者，本品辛温能散寒化痰，微苦能降气平喘。可配合射干、麻黄、半夏、细辛、紫菀、苦杏仁、甘草等同用。

对久咳、劳嗽，常用本品润肺止咳，多与川贝母、甜杏仁、紫菀、麦冬、沙参、玄参等同用。久咳、痰中带血者，可加百合、藕节；肺中有热者，可加桑白皮、知母、黄芩等。

款冬花偏于治寒性咳嗽，火热性咳嗽不宜用。马兜铃偏于治火热咳嗽，寒凉咳嗽不宜用。

百部对新久咳嗽都可以随证选用，款冬花则偏用于日久咳嗽。

紫菀偏于宣肺化痰而治咳。款冬花偏于温肺化痰而治咳。二药常合用，能增强止咳的作用。据现代研究报道，紫菀无显著的镇咳作用，但有明显的祛痰作用；款冬花祛痰作用并不显著，但有显著的镇咳作用。

用量一般为3～9g。

火热咳嗽忌用本品。

百部

百部味甘、苦，性微温，有小毒。功能润肺而止咳。本品温而不燥，润而不腻，对新久咳嗽，都可采用。

对伤风感冒咳嗽，常配荆芥、桔梗、紫菀、白前、陈皮、甘草、紫苏叶、苦杏仁等同用。

对肺痨咳嗽，常配合沙参、贝母、知母、麦冬、百合、阿胶、甜杏仁等同用，若兼见潮热、盗汗、下午颧红、五心烦热等症者，可加炙鳖甲、牡丹皮、地骨皮、生地黄、玄参、秦艽等。据现代研究报道，本品对人型结核杆菌有完全抑制作用。对各型肺结核均可在辨证论治的基础上加以运用。有的报道单用本品久服，对肺结核也有治疗效果。

对小儿百日咳的痉挛性咳嗽，可配细辛、生姜、五味子、麻黄、白术、紫菀等同用。用本品单味药制成糖浆治疗百日咳，也有一定效果。本品对百日咳还有预防作用。据现代研究报道，本品有镇咳作用，对实验性流感有预防作用也有治疗作用。

百部能杀蛔虫、蛲虫、蝇、虱及一切树木蛀虫。单用煎剂、粉剂，或灌肠用，对治蛲虫有一定的疗效。也可配合使君子、大黄、鹤虱、槟榔、苦楝皮等同用，煎汤内服，治蛔虫也有一定作用。

用本品烧烟可灭虱（人头发内虱、体虱、阴毛虱），或用水煎洗。对树木蛀虫可用烟熏或煎水喷洒。

本品煎水洗疥癣也有疗效。

用量一般为3～9g。外用适量。

消化不良及大便溏泄者，不宜用本品。

马兜铃

马兜铃味苦、辛，性寒。主要功能清肺热，降气止咳，并能泻大肠之热而治痔疮肿痛。

本品主用于治肺热咳嗽，功能凉肺降气。常配桑白皮、栀子、黄芩、贝母、苦杏仁、甘草等同用；如兼有咳血者，可加阿胶、白及、藕节、白茅根等。

桔梗治咳，偏于开宣疏通，适用于感冒外邪的新得咳嗽；

马兜铃治咳，偏于清降凉肺，适用于咳久而致的肺热咳嗽。

前胡宣散外感风热，祛痰降气而止咳；马兜铃清泻嗽久而生的肺热，凉肺降气而止咳。

肺与大肠相表里，肺热移于大肠，可生痔疮便血。本品能清泻大肠热邪，对痔疮肿痛，可配合地榆、槐花、槐角、枳壳、黄芩、连翘等同用。

对自觉咽中似有梅核，咯之不出，咽之不下的梅核气，可用本品15～30g，水煎服。我常与旋覆花（包煎）、生赭石、黄芩、香附、紫苏梗、半夏、茯苓、乌梅炭、金果榄等同用。

前人对马兜铃有“汤剂中用之，多作吐”的记载。个人于临床，如用生马兜铃，确见多数人发生呕吐，有的人甚至吐得很厉害。如用蜜炙马兜铃就很少发生呕吐。

用量一般为3～6g。

据现代研究报道，本品有祛痰和扩张支气管的作用。

风寒咳嗽初起，不宜用本品。

据近几年报道，本品含有马兜铃酸，久服、多服对人体有害，故不宜单用、久服。我国前人多用蜜炙马兜铃，不知蜜炙后是否对马兜铃酸有影响。看来对中药的现代研究，还需深入。

马兜铃的根名青木香，有清热解毒、消肿止痛的功能，主用于外科。但也有用于胸、腹、胃痛者。现代研究报道青木香与马兜铃都有降血压的作用，可用于治疗高血压病。

桑 白 皮

桑白皮味甘、辛，性寒。主要功能泻肺火，降肺气，利小便。兹分述如下。

1. 泻肺火、降肺气而清肺止咳　肺有火热而致咳嗽、吐黄痰或黏稠痰、口渴、气喘、咳血等症，可用本品配地骨皮、黄芩、生石膏、知母、甘草、川贝母、瓜蒌、芦根等同用。

2. 利水消肿　由于肺失清肃，影响到水分的正常排泄而致水停肌肤，出现水肿、胀满、呼吸喘促、头面、四肢皆肿、小便不利等症，可用本品清肺热而利水，常配合大腹皮、茯苓皮、陈皮、生姜皮、冬瓜皮、车前子等同用。

桑叶凉血、祛风、清热；桑枝通关节，达四肢，治风湿，疗痹痛。

地骨皮、桑白皮均能清肺中火热。其中，地骨皮入肺经血分，降肺中伏火，兼能益肾除虚热；桑白皮入肺经气分，泻肺中实火，兼能利水消肿。

车前子利水，偏于利水之下窍；桑白皮利水，偏于利水之上源。

桑白皮用蜜炙后，可稍减其寒性，并可有些润肺的功用。利水须用生桑白皮。

用量一般为3～9g。

肺气虚及风寒咳嗽者慎用本品。据现代研究报道，本品有显著的利尿作用。

枇　杷　叶

枇杷叶味苦性平。功能泻肺降火，清热化痰，和胃降气。本品最大的特点是“下气”。常用于痰热咳嗽、呕逆哕吐等症。

1. 痰热咳嗽　肺气不降，气郁化热，肺热生痰而致痰热咳嗽（咳逆上气、痰黏稠难出或痰黄、口渴、脉滑数、舌苔黄腻），可用本品清肺降气，气下则火降，火降则痰消，常配合黄芩、栀子、沙参、瓜蒌、知母、苦杏仁等同用。本品用蜜炙后，能增加润肺的作用，常用于肺热伤津或肺燥气逆而致的咳嗽。

2. 呕逆、哕、吐　胃气失和，气逆而呕，或胃热火逆而致干哕或吐物热臭酸腐、口渴等。本品具有清热和胃、降气止呕的功效，可配合竹茹、茯苓、槟榔、生姜、半夏、佩兰、紫苏子等同用。本品用姜汁炙后，能增强降逆止呕的作用，可用于胃气上逆而致的呕吐。

桑白皮与枇杷叶均能治肺热咳嗽，但桑白皮兼能泻肺行水，枇杷叶兼能降气和胃。

马兜铃与枇杷叶都能清肺热，但马兜铃兼能清大肠热而治痔疮，枇杷叶兼能清胃热而降逆止呕。

用量一般为6～12g；鲜者可用15～30g。用时刷净绒毛。

独　活

独活味辛性温。功能搜风去湿，发散风寒。常用于伤风头痛、牙痛，风寒湿痹引起的腰痛、腿痛等。兹分述如下。

1. 伤风头痛、牙痛　独活能发散风寒并且善搜肾经伏风。因伤风寒而致头痛连及齿、颊皆痛者，是风邪波及肾经所致，常配合细辛、防风、白附子、荆芥、川芎等同用。

2. 风湿痹痛　风寒湿三邪侵入致气血流行不畅而产生腰、膝、足、胫筋骨疼痛，可用本品搜风、祛湿、散寒，常配合桑寄生、杜仲、细辛、牛膝、当归、威灵仙、续断、制附片、地龙等同用。

羌活、独活皆能祛风湿。其中，羌活药力雄厚，比较猛峻，偏入足太阳（膀胱）经，善治风湿相搏的头痛（后头部疼痛较重者，效果更好）、肢痛、一身尽痛；独活的药力较羌活稍缓和，偏入足少阴经（肾经），善搜少阴经伏风，多用于腰、膝、足、胫的筋骨痹痛。羌活偏于治游风，独活偏于治伏风。

威灵仙祛风湿，能达十二经，兼能祛痰水积聚，性极快利；独活祛风湿，主搜肾经伏风、寒湿，兼治奔豚（古病名，从证候表现看，类于胃肠神经官能症，而出现肠道积气和蠕动亢进或痉挛状态。因其发作时有如小猪奔闯，故名）、疝瘕。

细辛偏入肝肾二经血分，善治风寒、风湿，兼通九窍；独活偏入肾经气分，善治伏风、寒湿，兼治齿痛。

用量一般为3～9g。

阴虚者不宜用本品。

五 加 皮

五加皮味辛、苦，性温。主要功能为祛风湿，壮筋骨，消水肿。最常用于腰腿筋骨疼痛、两脚软弱无力等。

1. 风湿痹痛、腰膝软弱　本品既能祛风湿，又能益肝肾、壮筋骨、强腰膝。肾主骨，肝主筋，肝肾两虚，风寒湿侵入筋骨而致腰腿疼痛、关节拘挛者，可用本品配合苍术、薏苡仁、牛膝、萆薢、木瓜、威灵仙、独活等同用。对小儿脚软行迟，可配牛膝、木瓜、苍术等同用。

2. 阴部湿痒、全身水肿　因风湿邪气引起的阴部湿痒，可配黄柏、石菖蒲、蛇床子、苦参、防风、荆芥、生艾叶等煎汤外洗。

对由于肾虚而致腰疼、全身浮肿之症，可配合猪苓、茯苓、车前子、续断、冬瓜皮、葶苈子、泽泻、大腹皮等同用。

白鲜皮祛风湿，气寒善行，偏用于风疮疥癣，诸黄风痹；五加皮祛风湿，兼益肝肾，偏用于筋软骨弱。

木瓜理筋病，偏用于筋急、筋软；五加皮壮筋骨，偏用于筋软弱骨无力，缓筋急则不如木瓜。

五加皮有南、北的分别，南五加皮祛风湿、壮筋骨之力较优，偏用于腿软脚弱。北五加皮消水肿之力较好，偏用于腿脚浮肿。

据现代研究报道，南五加皮含有丰富的维生素A、B及挥发油，对维生素B不足所致的脚气病有治疗作用；北五加皮含有强心苷，有类似毒毛旋花子苷K样作用。一般习惯上认为南五加皮效果较好，有补益肝肾的作用，为正品；北五加皮有一定毒性，注意不可用大量。

用量一般为南五加皮 4.5～9g，北五加皮 3～6g。

北五加皮如用量较大，可产生呕吐，并使心跳减慢，须密切注意。

威　灵　仙

威灵仙味辛、咸，性温。主要功能祛风湿，其性善走，无处不到，可以宣通五脏、十二经络，兼能除痰消积。主用于全身关节疼痛、屈伸不利。对腰膝腿脚疼痛，效果更好。常配合羌活、独活、桑寄生、桂枝、续断、当归、红花、防己、薏苡仁、炙穿山甲、制附片等同用。

豨莶草偏用于湿重的关节疼痛，威灵仙偏用于风重的关节疼痛。

秦艽治风湿痹痛偏在阳明经者，威灵仙治风湿痹痛偏在太阳经者。

老鹳草祛风湿、健筋骨，主用于筋骨肌肉损伤、麻木和风湿痹痛；威灵仙祛风湿，主用于风寒湿留滞于经络的痹痛。

此外，对癥瘕积聚、黄疸浮肿、风湿痰气、冷气作痛等，均可结合应证药物加入本品。其性走窜快利，可使收效迅速。

前人有用威灵仙 37.5g、砂仁 31g、砂糖一匙，煎汤频服，以治疗鱼骨鲠于咽部的经验。曾有一医院报道用威灵仙治鱼骨鲠咽数十例，确有较好效果。可供参考。

用量一般为 3～12g。

本品于体虚气弱者慎用，血虚而致筋骨拘挛疼痛者忌用。

秦　艽

秦艽味苦、辛，性平。主要功能祛风利湿，退骨蒸劳热。常用于以下情况：

1. 风寒湿痹、周身及关节拘挛疼痛　风寒湿三种邪气侵入机体，合而为病，影响气血正常运行，气血痹阻，而致全身肌肉或关节疼痛，或筋肉拘挛疼痛，或兼发热、关节肿胀等。秦艽有祛风利湿、退热、缓解拘挛的作用。常配合独活、桑寄生、威灵仙、当归、红花、防己、牛膝、薏苡仁等同用。寒重者可加制附片、桂枝；湿重者可加苍术、白术；风盛者可加防风、羌活；筋脉拘挛重者可加木瓜、白芍、伸筋草、炙穿山甲等。据现代研究报道，秦艽所含生物碱 A 能通过神经系统间接影响脑垂体使肾上腺皮质功能亢进，故对关节炎有治疗作用。可资参考。

2. 阴虚劳热　由于阴虚而引起的骨蒸劳热（下午潮热、两颧发红、肌肉消瘦、盗汗、晚间口干渴、舌红、脉细数），本品可退虚热，常配合银柴胡、地骨皮、白薇、青蒿等同用。例如秦艽鳖甲散（秦艽 15g，鳖甲、柴胡、地骨皮各 30g，当归、知母各 15g，为粗末，每付用 15g，加乌梅 1 个、青蒿 1.5g，清水煎服，早晚各 1 付）就是临床上治疗骨蒸劳热常用的药方，可根据此方随证加减。

3. 退黄疸　本品兼有通便利水、退黄疸的作用，前人有用本药治“黄疸、酒疸”、“去遍身黄疸如金”的记载。对湿邪郁蒸而致发黄者，可配茵陈、黄柏、车前子、栀子、茯苓等同用。1971 年我会诊一黄疸型传染性肝炎患者，曾经住医院用大量的茵陈、栀子、黄柏、板蓝根、蒲公英等多剂，黄疸久久不退，真是遍身如金。当时我想既服茵陈等无效，若再用茵陈剂当然仍是无效，因而想到了秦艽、白鲜皮均有退黄疸作用，即根据辨证立法，在处方中重用了本品和白鲜皮，结果黄疸渐渐退除。其处方如下：柴胡 12g、黄芩 9g、车前子 15g、黄柏 12g、秦艽 12g、白鲜皮 30g、茯苓 12g、泽泻 12g、焦三仙各 9g、槟榔 9g、蒺藜 12g、草豆蔻 9g。随证加减，约服 20 剂而渐愈。通过此例来看，本品确有退黄作用。一得之见，仅供参考。

此外，本品兼能入大肠经，有通便、治下牙肿痛、口眼歪斜等作用，可随证选用。

银柴胡治虚劳，偏用于寒热交作的；秦艽治虚劳，偏用于潮热骨蒸的。

独活与秦艽都能治身体下部风湿疼痛，但独活用于风湿寒痛，秦艽用于风湿热痛。

用量一般为3～9g。

脾胃虚寒、大便泄泻者勿用。

据现代研究报道，秦艽碱A经动物实验证明其抗风湿作用和可的松近似。有一定的抗过敏性休克及抗组胺作用，有升高动物血糖的作用，并使肝糖原明显下降。

豨 莶 草

豨莶草生用味苦、辛而性寒，蒸制后味甘性温。主要功能祛风湿，蒸制后兼可益肝肾，去肝肾风气。常用于筋骨、关节疼痛，四肢麻痹，腰腿无力等症。今举几个常用方剂如下：

1. 豨莶丸（《济生方》） 治中风，口眼歪斜，口吐涎沫，语言滞涩，手足酸软无力。豨莶草500g（鲜者洗净，用蜜、酒拌蒸，蒸9次，每次蒸约半小时；晒干再蒸）、赤芍31g、白芍31g、熟地黄62.5g、川乌18g、羌活31g、防风31g，共为细末，炼蜜为丸，如梧桐子大，每次100丸，每晨空腹时温酒或米汤送服。市场上有成品豨莶丸，与本方稍有出入，可用于关节炎、坐骨神经痛等。

2. 豨桐丸（验方） 治感受风湿传于四肢经络，致两足酸软无力，两手不能举等。豨莶草（炒）250g、臭梧桐（花叶茎子均可，切片晒干炒用）62.5g，共研细末，炼蜜为丸，如梧桐子大，每服12.5g，早晚白开水送服。忌食猪肝羊血。另一方是：豨莶草31g、臭梧桐93g，共为细末，每服6～9g，或渐增至12～15g，日服2次。

对于湿邪较重的关节疼痛或两腿沉重、酸软无力等症，我常以本品15～31g，配合独活、桑寄生、续断、南五加皮、牛膝、威灵仙、薏苡仁、防己等同用；若兼寒重；疼痛明显者，再加制附片、补骨脂等，每收理想效果。请参考试用。

据现代研究，豨莶草有降低血压作用。

用量一般为6～13g，重症可用到15～31g。

海风藤

海风藤味辛、苦，性微温。主要功能为祛风湿，通经络。常用于风寒湿痹所致的关节、肌肉疼痛，屈伸不利，四肢拘挛或麻木不仁，阴天下雨则加重等症。可配合羌活、独活、秦艽、当归、桂枝、川芎、桑枝、乳香、木香、青风藤、豨莶草同用。

青风藤祛风兼能行痰，偏用于风湿流注、历节（以关节红肿、大小关节游走性剧烈疼痛为特点）、鹤膝（以关节肿大疼痛，而股胫的肌肉消瘦为特征，形如鹤膝，故名）；海风藤祛风、通经络，偏用于风寒湿所致的关节、肌肉疼痛。

用量一般为6～15g，重症可用至30g。

血虚、阴虚及肾虚（无风寒湿邪）腰腿痛者不宜用本品。

络石藤

络石藤味苦性微寒。功能通经络，利血脉，祛风湿。适用于关节疼痛、肌肉酸楚、筋脉拘急、屈伸不利，风寒湿邪久郁不愈，郁而化热，或机体阳盛，正邪相搏从阳化热而出现关节疼痛处发热、身有微热、患肢于夜间不欲多盖衣被等热象者。常配合桑枝、防风、红花、赤芍、忍冬藤、当归、乳香、没药、豨莶草、伸筋草等同用。我常用于风湿性关节炎兼有发热者。

海风藤治风湿痹痛，偏用于风寒湿较重无热象者；络石藤治风湿痹痛，偏用于兼有热象者。

豨莶草用于湿邪偏重、腰腿疼痛、乏力者，兼有益肝肾作用；络石藤用于风湿化热、筋脉拘急疼痛者，善通经络，无补益作用。

用量一般为6～15g，重症有时用30g。

海　桐　皮

海桐皮味苦，性平。主要功能祛风湿，治腰腿疼痛、四肢肌肉疼痛，对风湿痹痛明显者，随证加入，常可减轻疼痛。常与羌活、独活、威灵仙、当归、防风、海风藤、桂枝、桑枝、红花、制附片等配合应用。

对于较顽固的、容易复发的皮肤痒疮、痒疹、荨麻疹等，我常以本品随证配合防风、荆芥、红花、赤芍、丹参、白鲜皮、炙穿山甲、皂角刺、苦参、连翘、蛇蜕（0.3～0.6g）等同用，常可取效。仅供参考。

本品用酒浸外用，可用于疥癣等皮科、外科疾患。

五加皮（南五加皮）偏于壮骨舒筋而用于腰脚乏力，筋脉拘挛疼痛；海桐皮偏于祛风湿、通经络，用于风湿性疼痛，止痛的效果较明显，并可外用于治疥癣。

用量一般为内服3～9g，外用适量酒浸。

据现代研究报道，海桐皮所含的生物碱对横纹肌有松弛作用，对中枢神经有镇静作用。

本品也有积蓄作用，毒性主要表现为心肌及心脏系统的抑制，大剂量使用，可引起明显的心律紊乱及低血压。

千　年　健

千年健味辛、甘、苦，性温。功能壮筋骨，祛风气，活血通络，适用于老年人筋骨无力、手足麻木等症。对于青壮年人风湿疼痛、手足拘挛、筋骨屈伸不利等症，也常随证选用。老年人可配合熟地黄、当归、枸杞子、南五加皮、续断、桂心、独活、羌活、红花、山药、党参、白术、山茱萸、川芎等同用。一些壮筋骨的药酒中，常有本品。临床常配合当归、红花、独活、桑寄生、续断、炙穿山甲、透骨草、骨碎补、络石藤、海桐皮等同用。

千年健有浓厚香气，用于胃痛，也有良效，一般可配香附、高良姜、木香、砂仁、丹参等同用。对老人胃痛更为适合。

络石藤偏于通经络，千年健偏于壮筋骨。

豨莶草偏于祛湿邪，千年健偏于祛风气（治风气作痛）。

用量一般为6～12g，重症也可能加至30g。

老鹳草

老鹳草味苦、辛，性温。主要功能祛风湿，疏通经络，活血，健筋骨。对于风寒湿三邪侵入机体而引致的关节痹痛、肢体麻木、皮肤麻痒等，可配合当归、桂枝、赤芍、红花、羌活、独活、防风、海风藤等同用。我对风湿性关节炎患者，关节屈伸不利，血脉不通者，常加用本品30g，似有一定效果，仅供参考。

老鹳草单用时可以浸酒饮用，也可以熬成流浸膏服用。

用量一般为9～15g，特殊情况可用到30g。

伸筋草

伸筋草味苦、辛，性温。主要功能舒筋活络，兼能祛风湿。对风湿痹痛而出现关节屈伸不利、筋脉拘急不易伸开等情况者，可在应证汤药中加用本品15～30g，对舒筋活络有帮助。常配合羌活、独活、当归、白芍、木瓜、生薏苡仁、红花、桃仁、桂枝、鸡血藤、海风藤等同用。对于肝肾不足筋失所养而致筋骨屈伸不利之症，常配合熟地黄、山药、山茱萸、枸杞子、潼蒺藜、当归、白芍、千年健、红花、南五加皮等同用。

络石藤偏用于通经活络，伸筋草偏用于舒筋活血。

用量一般为9~15g，重症可用至30g。

透　骨　草

透骨草味辛，性温。主要功能祛风湿、活血止痛。对于风湿疼痛，筋骨拘挛、肢体麻木等症，均可用本品配合独活、羌活、附子、伸筋草、千年健、海桐皮、红花等同用。也可单用透骨草煎汤熏洗。本药外洗也有引药透入经络、血脉而祛风、活血、止痛的作用，又是本药的特点。

对疮疡肿毒、阴囊湿疹等，可用本品配合生艾叶、白鲜皮、蛇床子、忍冬藤等煎汤外洗。

对于较深痼的风湿疼痛，筋骨拘挛，屈伸不利者，我常在应证汤药中加用透骨草15~30g、川乌6~9g、伸筋草25~30g、骨碎补9~12g，往往能提高疗效。仅供参考。

最近几年，我在治疗痹证时，常用透骨草15g、自然铜6g（先煎）、焦神曲12g三药同用以代虎骨，有强骨壮筋之功用。

用量一般为9~15g；特殊情况，可用30g。外用时，量可适当加重。

因本品有活血作用，孕妇忌用。

追　地　风

追地风味酸、涩，性温。功能祛风湿，常用于风湿痹痛、筋骨酸痛、足膝酸软麻木等症，可与独活、桑寄生、细辛、威灵仙、制附片、红花、透骨草、薏苡仁等同用。

本品除入肝肾两经外，兼能入大肠经，如风湿化热侵及大肠经，上攻而致牙痛、咽喉痛者，可配玄参、生地黄、地骨皮、丹参、山豆根等同用；下注而致下痢赤白、大便带血者，可配地榆、槐花、黄柏、黄连、木香、防风等同用。

用量一般为6～12g，特殊情况可用到15～30g。

桑　　枝

桑枝味苦性平。功能祛风除湿，利关节。对风湿引起的肩臂膝足疼痛、全身关节疼痛、屈伸不利等症，可配片姜黄、防己、海桐皮、络石藤、豨莶草、独活、桑寄生、续断、牛膝、威灵仙等同用。对中风半身不遂、四肢拘挛不利等症，可以本品配防风、菊花、蒺藜、半夏、陈皮、竹沥、胆南星、红花、桃仁、赤芍、地龙等同用。

桑枝配萆薢、茯苓、薏苡仁、牛膝、泽泻、苍术、秦艽等，可用于湿热下注的脚气。

桂枝辛温，能通达四肢阳气，偏用于风寒痹痛。桑枝苦平，能利四肢关节，祛风气，偏用于风邪化热的四肢关节痹痛及中风半身不遂（有热象者）。

据现代研究报道，桑枝有显著的降血压作用，含有维生素B_1。

用量一般为10～30g。

松　　节

松节味苦性温。功能祛风湿，活经络，利关节。常用于风湿痹痛（包括风湿性关节炎）较久，关节、筋骨拘挛疼痛，或关节胀痛、屈伸不利者。可配合桂枝、伸筋草、透骨草、木瓜、防己、红花、威灵仙、羌活、独活、炙穿山甲等同用。寒湿较重者，可加制附片、细辛、桂心等。本品对膝关节的寒湿疼痛效果较好，可与牛膝、木瓜、海桐皮等同用。

伸筋草、透骨草偏用于筋骨拘挛的风湿痹痛。松节偏用于关节屈伸不利或关节肿胀的寒湿痹痛。

用量一般为9～15g，重症可用至30g。

丝 瓜 络

丝瓜络味甘性平。功能清热凉血、理气、通经络。

对胸胁部攻窜疼痛，可用本品配香附、郁金、枳壳等同用。对胸胁部跌打损伤疼痛，可配红花、桃仁、桔梗、片姜黄等同用。对闪腰岔气疼痛，可配乳香、没药、荔枝核、延胡索等同用。对风湿性关节炎的关节疼痛，可配独活、羌活、松节、威灵仙等同用。

本品还有凉血、止血的作用，对妇女崩漏、大便带血、痔疮出血等，可用丝瓜络炒炭，研末，每服3g，每日二三次。或配续断炭、艾炭、阿胶珠、棕榈炭（治崩漏）、地榆、槐花炭、防风、炙槐角、黄芩炭（治便血、痔出血）等同用。

用量一般为6～12g。

蕲 蛇

蕲蛇又名白花蛇，味甘、咸，性温，有毒。主要功能为搜风活络，治一切风。前人有“能内走脏腑，外彻皮肤，透骨搜风，截惊定搐”的经验记载。常用于以下几种情况：

1. 中风、口面歪斜、半身不遂　大人中风，风痰瘀血阻塞经络，血脉不畅而致口面歪斜、半身不遂等症，可配合桑枝、防风、胆南星、天竺黄、竹沥、蒺藜、当归、红花、赤芍、炙穿山甲、地龙、桃仁等同用。

2. 小儿风热、急慢惊风、抽搐、惊痫　小儿脏腑稚嫩，风热炽盛，突然惊吓，最易引起抽搐、惊风以及小儿下肢瘫痪等症，可以本品配朱砂、石菖蒲、郁金、胆南星、天竺黄、远志、全蝎、蜈蚣、羚羊角、牛黄等同用。常做成丸剂使用。

3. 比较重的骨节疼痛、肢体麻木　因风寒湿三邪痹阻经脉而致骨节疼痛、肢体麻木不仁者，可以本品配合独活、羌活、荆芥、防风、威灵仙、薏苡仁、防己、秦艽、附子、红花、当归等同用。

4. 遍身疥癞、白癜风、痒疹、癣疮　本品搜风能够内走脏腑，外彻皮肤，一切皮肤风症，可用本品配合白鲜皮、苦参、连翘、海桐皮、红花、丹参、蝉蜕、薄荷、皂角刺等同用。

乌梢蛇性味甘平，无毒，与蕲蛇功效相近。一般说，乌梢蛇偏用于皮肤不仁、大风（麻风）、疥癞等症，蕲蛇偏用于大人中风、小儿惊痫等症。

用量一般为0.9～3g，水煎服；如炒研为细末，随汤药冲服，每次可用0.3～0.9g，温开水送服，每日二三次。

无风邪者、或属于血虚生风者忌用本品。

僵　蚕

僵蚕味咸、辛，性平。主要功能祛风解痉，消痰散结。常用于以下情况：

1. 小儿抽搐、惊痫夜啼　可以本品配合防风、全蝎、蜈蚣、胆南星、钩藤、天竺黄、蝉蜕、焦三仙等同用。

2. 肝风上扰所致的头痛、头晕　可配天麻、菊花、钩藤、蒺藜、白芍等同用。

3. 头面受风、口面歪斜　可配蜈蚣、全蝎、白芷、白附子等同用。

4. 颈部瘰疬、乳蛾（扁桃体炎）、痄腮（腮腺炎）等　可配合桔梗、生甘草、锦灯笼、山豆根、射干（治乳蛾）、板蓝根、牛蒡子、马勃、青黛（治痄腮）、玄参、生牡蛎、贝母（治瘰疬）等同用。

用量一般为3～9g。

全　蝎

全蝎味甘、辛，性平，有毒。功能熄风、止抽搐，能引各种风药直达病所。对各种抽搐、惊风、惊厥，可配合蜈蚣、天麻、钩藤等同用。例如小儿慢脾风（呕吐泻痢之后而出现的慢惊风），可用全蝎9g、白术9g、麻黄9g，共为细末，两岁以下者每用0.6～0.9g，3岁以上者1.5g，薄荷汤送下。对大人中风、口眼歪斜、半身不遂等，可配僵蚕、白附子（牵正散，治颜面受风、口眼歪斜）、桑枝、防风、半夏、陈皮、红花、桃仁、赤芍、炙穿山甲、地龙（治中风半身不遂）等同用。

全蝎得防风同用，可增强熄风、止痉、定搐的作用。

蜈蚣祛风镇痉对于角弓反张、痉挛强直疗效好；全蝎熄风镇痉，对于频频抽动、手足震颤、头部摇动效果好。二者合用，可互相增强治疗效果，故常同用。

用量一般为1.5～9g。特殊病重者，可再增重些。单用蝎尾者，一般每次3～8条。

蝎尾祛风止痉的效果最好，多用于小儿抽风。

蜈　蚣

蜈蚣味辛性温，有毒。主要功能止痉熄风，解毒。常与全蝎同用。对癫痫常配天麻、钩藤、全蝎、天竺黄、胆南星、半夏、朱砂、远志、石菖蒲、川贝母等同用。

因高热动风而出现神志不清、四肢痉挛、颈项强直、抽搐、牙关紧闭等症，可配合黄连、郁金、天竺黄、羚羊角、全蝎、僵蚕、钩藤、防风、蒺藜等同用。

对破伤风病牙关紧闭、颈项强直、四肢抽搐等症，可配合防风、南星、全蝎、白附子、僵蚕、钩藤等同用。

此外，本品也可用于风寒湿痹的筋肉疼痛、麻木、僵板不灵活等，可配羌活、独活、秦艽、防风、威灵仙等同用。对疮毒、烫火伤、瘰疬等，也有解毒作用。常配合乳香、没药、儿茶、雄黄等外用。

蜈蚣与全蝎镇痉熄风的作用差不多，但蜈蚣熄风、止痉、止痛的作用比全蝎好，全蝎治舌僵、言语不利、震颤、抽搐的作用比蜈蚣好。

全蝎主用于定风，蜈蚣除熄风外，还可用于解毒（以毒攻毒）。

用量一般为1～3条，或1.5～4.5g。

地　龙

地龙味咸性寒。功能清热熄风利水，通经络。

温热病高热而狂言语乱，甚或抽搐者，可用本品清热而安神、止痉。常配合黄连、郁金、远志、大青叶、石菖蒲、天竺黄、连翘、钩藤等同用。

因湿热积蓄于中、下二焦而出现腹水、下肢浮肿、小便不利者，可用本品清热利水，常配合猪苓、茯苓、车前子、大腹皮、冬瓜皮、泽泻、川木通等同用。

本品性善下行而利水湿，故常用于脚气所致的足跗浮肿、脚缝湿痒、顽麻足软等症。可配合木瓜、防己、吴茱萸、槟榔、紫苏等同用。

对四肢麻木、疼痛、屈伸不利等症，本品有通经活络的作用，可配合桑枝、桂枝、络石藤、红花、炙穿山甲、伸筋草等同用。

近些年来用地龙治支气管哮喘有效，有的做成粉剂服用，有的做成注射液应用。

穿山甲、地龙均有通经活络、引药直达病所的作用，但穿山甲偏走全身、无处不到，地龙偏于下行，故治脚气常用，并能利水湿而消水肿。

用量一般为3～9g。

据现代研究报道，本品有扩张支气管、解热、抗组胺、降血压等作用。

蒺　藜

蒺藜原称白蒺藜，即刺蒺藜，味辛、苦，性微温。功能疏肝郁，散肝风，泻肺气，明目。常用于以下几种情况。

1. 头痛、头晕、目眩　由于肝风上扰而致头晕、头痛、目眩、口苦、目多眵等症，可用本品疏肝郁、散肝风，平肝以治头痛、眩晕。常配合菊花、桑叶、天麻、钩藤、白芍、生牡蛎、羚羊角等同用。

2. 目赤、目痛、多泪　外感风热或肝郁化热生风等而致目赤、目痛、流泪、眼花、羞明、多眵等症，可用本品散风清热、平肝。常配合栀子、黄芩、木贼草、荆芥、桑叶、菊花、草决明、石决明、密蒙花等同用。

3. 胸胁胀痛　肝气郁结或肺气失宣而致胸胁胀满疼痛，可用本品疏散肝郁，宣泻肺郁。常配合柴胡、枳壳、香附、郁金、片姜黄、川楝子、延胡索、皂角刺等同用。对肝炎患者的胁痛，我常在辨证论治的汤药中，加用蒺藜9～12g，同时配用皂角刺4.5g或片姜黄6～9g，每收较好效果。请参考试用。

4. 癖块积聚　由于气血瘀滞、影响气血流通，久积成块，或左或右，可用本品疏肝气、散肝郁而行血散结。常配合延胡索、当归尾、红花、桃仁、皂角刺、炙穿山甲、炙鳖甲、生牡蛎等同用。

潼蒺藜偏于平补肝肾，蒺藜偏于通散肝郁。

钩藤清肝热而熄风，蒺藜散肝郁而熄风。

用量一般为6～9g。

血虚气弱者及孕妇均慎用本品。

天　麻

天麻味辛，性平。功能熄风、祛痰、止痉。最适用于虚风内动、风痰上扰而致的眩晕、四肢麻木、抽搐等症。常用于以下几种情况：

1. 头痛、眩晕　本品味辛能散风，能入肝经，善熄内风(肝风)，有自内达外之功。并有祛痰的作用，所以一味天麻既能熄风，又能祛痰。一般祛风、化痰药均有燥性，惟天麻辛润不燥，通和血脉，有益筋骨，故前人称天麻是“风药中之润剂”。如因肝风内动，风痰上扰而致头痛、眩晕、眼黑、走路不稳、手足麻木等症，可配合钩藤、蒺藜、菊花、川芎、赤芍、胆南星、桑叶、生地黄、泽泻等同用。如中风口眼歪斜、口角流涎，可配僵蚕、全蝎、白附子、荆芥、白芷、南星、半夏、苏木等同用。

2. 中风　中风半身不遂、言语不利、半身麻木等，可配合桑枝、半夏、制南星、红花、防风、桃仁、赤芍、地龙、蒺藜、钩藤、鸡血藤、川芎等同用。

3. 惊风、癫痫　小儿惊风、大人癫痫而致的抽搐、牙关紧闭、眼吊、烦躁不安等症，可配合全蝎、蜈蚣、钩藤、天竺黄、黄连、黄芩、郁金、石菖蒲、远志、香附、陈皮等同用。

据现代研究报道，本品对实验性癫痫的动物，有制止癫痫反应的作用。

此外，本品配合羌活、独活、防风、秦艽、威灵仙、桑枝、当归、陈皮等，也可用于风湿痹痛（包括风湿性关节炎、风湿痛等)、肢体麻木不仁等症。

苍耳子发汗散风湿，治头痛、头晕，善搜外风。天麻祛痰熄风、定惊痫，治眩晕、头痛，偏治内风。

蔓荆子散上部风热，偏治外感实邪的头痛，内伤虚性头痛慎用。天麻偏治头痛眩晕属于内风夹痰者，外风头痛较少用。

用量一般为3~9g。

血虚者慎用本品。

钩　　藤

钩藤味甘，性微寒。功能清心热，熄肝风，定惊痫，止抽搐。善治大人头旋目眩，小儿惊风瘈疭（手足抽动）。常用于以下几种情况。

1. 头重眩晕　由于肝风内动而致头旋、目眩、耳鸣、失眠、头重脚轻、筋惕肉瞤等症。可配合菊花、天麻、防风、半夏、茯苓、蒺藜、泽泻、生石决明、生赭石等同用。据现代研究报道，本品有降血压作用，故可用于高血压病。

2. 小儿发热抽搐　小儿高热不退、热极生风可致咬牙、项强、眼吊、四肢抽搐、烦躁不安等症，本品能清心热、熄肝风而解痉镇静。常配合菊花、全蝎、蜈蚣、黄连、郁金、天竺黄、桑叶、连翘、胆南星等同用。

3. 中风　肝风内动、风痰上扰而致忽然昏倒、口面歪斜、半身不遂、言语失利等症，名叫中风。本品有熄肝风的作用，又有一定的舒筋活络作用。常配合半夏、陈皮、茯苓、菊花、桑枝、桑叶、蒺藜、红花、赤芍、地龙、炙穿山甲等同用。

忍冬藤偏于清经络中的风热而治经络疼痛。钩藤偏于熄肝风、清肝热而治筋惕肉瞤、手足抽搐。

络石藤舒筋活络而治筋脉拘挛、不易屈伸。钩藤熄风镇痉而治筋脉瘈疭（痉挛性抽动）、手足挛急。

僵蚕祛风偏治惊痫、中风，兼能化痰散结。钩藤熄风偏止旋晕、抽搐，兼能清肝心热邪。据现代研究报道，本品除有降低血压的作用外，还有镇静作用，但无安眠作用。

前人使用钩藤熄风时主张“后下”，认为钩藤后下力大、久煎力小。近人实验研究证明，本药煮沸煎熬超过 20 分钟，其降低血压的成分即受到部分破坏。

用量一般为 6～15g，特殊重症可用到 30g。

石决明

石决明味咸性凉。主要功能为平肝潜阳，益阴明目。是治疗肝阴不足、肝阳上亢最常用的药物。多用于以下几种情况。

1. 头痛、眩晕　由于肝肾阴虚而致肝阳上亢而出现头痛、偏头痛、头晕、目眩、急躁易怒、失眠、轰然而热等症（包括高血压病出现这些症状者），本品可养平肝阴、潜镇肝阳。常配合生赭石、生地黄、白芍、黄芩、香附、夏枯草、菊花、天麻、钩藤、桑寄生、牛膝、泽泻、蒺藜等同用。对于神经衰弱出现上述症状者，我常用生石决明 15～45g（先煎）、生赭石 25～45g（先煎）、生地黄 12g、生白芍 12g、香附 9g、黄芩 9g、蒺藜 12g、菊花 9g、远志 9g、夜交藤 15～30g（暂自拟方定名为“挹神汤”），以此为基础随证加减，曾统计观察 55 例（痊愈者 8 例，基本痊愈者 8 例，显著有效者 17 例，有效 19 例，无效 3 例），有一定效果。可供参考。本方也常用于妇女围绝经期综合征，请试用。

2. 视力障碍　因肝经有热而致目赤肿痛、羞明或目生障翳等，可用本品清肝热、明目，常配合桑叶、菊花、蔓荆子、黄芩、生地黄、木贼草、决明子等同用。如因肝肾阴虚、肝阳上亢而致头胀、目痛、视力减退，或目生内障、青光眼等，本品可养肝阴、清肝热而明目，常与生地黄、熟地黄、地骨皮、石斛、菟丝子、山萸肉、五味子、枸杞子、菊花、夜明砂、知母等同用。如夜盲、视物不清，可与猪肝、羊肝、苍术、决明子等同用。

石决明生用，养肝阴、清肝热、潜降肝阳的力量较强；煅熟后，潜降清热的力量则较缓。故临床上用生石决明较多。

牡蛎潜阳兼入肾经，主治浮阳外越。石决明潜阳主入肝经，潜降肝阳上扰。牡蛎主收，石决明主降。

珍珠母潜阳，但偏于养心安神；石决明潜阳，但偏养肝潜降，降力大于珍珠母。

用量一般为生者9～45g，煅者9～20g。

赭　石

赭石，也叫代赭石，味苦、甘，性寒。功能镇逆、降火、平肝、养血。分述如下。

1. 镇逆　由于胃气上逆而致呕吐、噫气（比呃逆轻些比嗳气重些）、胃满气逆上冲、脘间痞闷不下，甚至反胃、噎膈等，可用赭石配旋覆花、半夏、生姜、大枣、槟榔、公丁香、紫苏梗等同用。年老、久病或胃气较虚者，可去槟榔加党参；噎膈可加沙参、贝母、山慈菇、杵头糠等；反胃可加附子、肉桂、刀豆子等。

2. 降火　本品有降火凉血、止血的作用。对火热迫血妄行而致的鼻衄、吐血、咳血以及便血、子宫出血等症，可以本品配合生地黄、牡丹皮、栀子、玄参、阿胶、白茅根、大小蓟等同用；便血可加槐花炭、地榆炭；子宫出血，可酌加棕榈炭、艾叶炭、续断炭等。

3. 平肝　由于肝阳上亢而致的头痛、眩晕，可用本品配菊花、蒺藜、钩藤、黄芩、天麻等同用。因肝火上冲或肝气郁滞、郁久化热而出现急躁易怒、头胀胸闷、不眠，甚或吵闹、骂人、打人等症，可重用本品以重镇、平肝、清热，常配合黄芩、黄连、天竺黄、胆南星、生香附、生牡蛎、生铁落等同用。对惊痫抽搐等症，都可加入应证汤药中使用，以平肝、重镇，有很好效果。据现代研究报道，本品对中枢神经有镇静作用。

4. 养血　本品能入肝经（肝藏血）、心包经（心主血）血分，性味甘苦而寒，能清热而养血。对因血热而吐血、衄血、咳血而致血虚心慌、面黄等症，可用本品配白芍、当归、生地黄、熟地黄、沙参、玉竹、龙眼肉、陈皮等同用，有养血生血的作用，此时用量不可过大。据现代研究报道，本品含有铁质，内服后能收敛胃肠壁、保护黏膜面；吸收入血后有促进红细胞和血红蛋白新生的作用。

旋覆花入气分，降肺胃之气，除痰浊，止呕逆；赭石入血分，镇降肝胃气逆，清热养血，止吐衄。

赤石脂温涩而止久利、便血、崩漏，偏用于下部出血；赭石苦寒重镇而止吐衄、疗崩漏，上、下部出血皆可用。

磁石坠少阴（肾经）炎上之火，引肺气入肾，为补肾纳气之品；赭石镇厥阴（肝经）之逆，除血脉之热，为养血镇肝之品。

赭石生用降火、平肝、镇逆、凉血、清热的效果好；煅用则兼有收敛之性，可用于止血、止泻。目前临床多用生赭石，遇有须用生赭石而患者又有便溏者，可用煅赭石。生赭石用量可大些，煅赭石用量须小些。

用量一般为生者9～30g，重症可用至60或90g；煅者6～15g。

肠胃虚寒者及孕妇忌用本品。

夜明砂

夜明砂味辛性寒。功能清肝经血分之热，散瘀血，为明目、消翳障的常用药。

对于肝热所致的目昏、夜盲、青光眼等症，可以本品配合决明子、生地黄、枸杞子、菊花、谷精草、密蒙花、生石决明、蒺藜、黄芩等同用。

夜明砂有散瘀血、消疳积的作用，对于目生内障、外翳而致的目盲、羞明久不愈以及小儿疳眼等症，可以本品配朱砂、密蒙花、决明子、望月砂、木贼草、蕤仁、羊肝、鸡肝等同用。

用量一般为2.5～9g。

大蓟（附：小蓟）

大蓟味甘、酸，性凉。主要功能为凉血、止血，兼能散瘀消肿。常用于以下情况。

1. 衄血、咳血、吐血、尿血　这些出血往往与血热妄行有关。本品能凉血清热而止血。常配合侧柏叶、茜草根、小蓟、白茅根、栀子、大黄、牡丹皮、棕榈皮、薄荷，共烧炭（用纸包放在地上一宿，以出火毒），为细末，每服6～9g，用生藕汁或墨汁送服（此方名十灰散，常用于咳血、吐血等）。

2. 妇女子宫出血　妇女子宫大量出血叫做“崩”；小量出血、经常不止，叫做“漏”。对妇女崩漏，常以本品配合棕榈炭、艾叶炭、阿胶、桑寄生、续断炭、白术、仙鹤草、当归炭、蒲黄炭等同用。

3. 疮毒痈肿　本病多由血热、毒火壅结不散而致，本品能凉血、散瘀而消肿。常配合金银花、连翘、赤芍、蒲公英、红花、野菊花、牡丹皮等同用。鲜大蓟绞汁饮服，每次1～2汤匙，每日2次，可用于肠痈（包括急性阑尾炎）。

另有小蓟一种，其性味、功能基本相同，并且常与大蓟在一起同用。但细分析，也有些不同之处。二者在凉血止血方面效果近似，但大蓟还有散瘀消肿的作用，无论内服或外用均对疔毒痈疮有效，小蓟则无此作用。小蓟治尿血的效果较佳，例如小蓟饮（小蓟15～30g、生地黄30～60g、滑石15g、通草6g、蒲黄9g、藕节9～15g、竹叶6g、当归6g、生栀子9g、甘草4.5g）则是治疗下焦结热、血淋的著名方剂。本方再加川木通、车前草、猪苓、萹蓄等，可用于急性泌尿系感染。

据现代研究报道，大蓟有降低血压的作用，炒炭后能缩短出血时间而起止血作用；小蓟生用止血作用好，能收缩血管，并能使凝血时间和凝血酶原时间缩短，炒炭后反不如生用，有利胆作用，并能降低血中胆固醇，也有降低血压作用。

用量一般为3～15g；鲜者常用60～90g；特殊重病，干者也可用至30g；炒炭后用量可稍小些。

地 榆

地榆味酸、苦，性微寒。能清下焦血热，而治大小便出血。因有酸涩之性，故兼有止泻作用。生用凉血清热的效果好，炒炭用止血的效果好。

本品能清热、凉血而止血，可用于各种出血，但特长是治下部出血。例如：治大便出血，可配黄芩、槐角、槐花炭、当归、白芍、阿胶、黄柏炭等同用；治尿血，可配合川木通、生地黄、泽泻、猪苓、茯苓、瞿麦、黄柏炭、白茅根炭、小蓟等同用。

地榆酸寒凉血，可外用于痈肿疮疡及烫火伤。可单用本品为细末，香油调涂患处，能止痛并使愈合加快。或用生地榆62.5g、冰片0.6g、麝香少许，共研细末，伤处破者可撒布此粉于伤面上；如未破者，可用香油调涂患处。也有用地榆末与黄连素同研为均匀细粉，用于烫伤或烧伤，取得良好效果者。

白及止血，偏理上焦出血；地榆止血，偏理下焦出血。

棕榈炭、地榆炭均能止血，但棕榈炭无论寒热的出血均可应用，地榆炭则偏用于下焦湿热性的大便出血。

据现代研究报道，本品有抗菌作用，但经高压消毒后，抗菌力下降，甚至消失；本品能缩短出血时间，对小血管出血有止血作用，其稀溶液作用更显著；对溃疡病大出血及烧伤有较好的疗效，并能控制感染而防止毒血症，减少渗出，促进新皮生长。

用量一般为6～15g，重病用量可再稍大些。止血宜炒炭用，治痈肿、烧伤宜生用。

虚寒性出血者慎用本品。

侧 柏 叶

侧柏叶味苦、涩，性微寒。主要功能益阴、凉血、止血，常用于治疗各种出血。

本品性微寒，故常用于热性出血。例如衄血可配生地黄、大蓟、小蓟、白茅根等同用；咳血可配生藕节、白及、苦杏仁、炒栀子等同用；吐血可配白及、地榆、生赭石、旋覆花、乌贼骨、茜根炭等同用；尿血可配生地黄、川木通、小蓟、黄柏、知母、白茅根等同用；妇女崩漏可配合桑寄生、续断炭、益母草、仙鹤草、艾叶炭、棕榈炭等同用等。如配合炮姜炭、艾叶炭等也可用于寒证出血。

本品生用除凉血、止血外，尚能益阴清热，炒炭用则只可用于止血。实际上本品最常用于凉血、止血，生用的机会较多。例如四生丸（生侧柏、生地黄、生艾叶、生荷叶）常用于各种热性出血。这是前人对本药的使用习惯及经验。据现代研究报道，本品生用能缩短出血和凝血时间，炒炭后凝血作用反较生用效果差。我对妇女倒经（每到月经期则衄血）常在应证汤药中，加入生侧柏 15～30g、大小蓟各 15g，效果较好，谨提供参考。

本品性较寒凉，久服、多服可影响中焦温运的功能而引起胃部不适或食欲减退等症，故可在使用本品时佐用一些强健中焦的药物，如陈皮、生姜、焦神曲、炒谷芽、炒麦芽等。

白茅根甘寒，凉血止血并能泻火；侧柏叶苦涩微寒，凉血止血兼能养阴（对肺阴虚的咳嗽、痰中带血有效）。

地榆酸寒收敛而止血，偏治下部的出血；侧柏叶益阴凉血而止血，偏治上部的出血。

艾叶温通理血而止血，侧柏叶清血中湿热而止血。

用量一般为 6～12g，重症也可用 15～30g。

白茅根（附：白茅针、白茅花）

白茅根味甘性寒。主要功能凉血止血，清热利水。本品味甘而不腻胃，性寒而不伤胃，利水而不伤阴津，是常用的清热止血药。

对衄血、咳血、吐血、尿血等各种出血性疾病，常配合小蓟、藕节、芦根、黄柏炭、牡丹皮炭、生地黄炭等同用。本品治尿血的效果尤好，也是其特点之一。

本品有清热利水的作用，对湿热淋（包括泌尿系感染）、水肿等病，可配合车前子、川木通、萹蓄、瞿麦、猪苓、茯苓、黄柏等同用。我常在应证汤药中加入白茅根炭30g、黄柏炭12g、小蓟15g，用于尿中红细胞满视野或数十个，久久不愈者，每收理想效果。久病致虚而兼腰痛者，可酌加续断或续断炭、桑寄生。谨供参考。

侧柏叶清血中的湿热，苦涩而止血；白茅根清血中的伏热，甘寒而止血。

白茅根炭偏用于止血；生白茅根偏用于清热利尿、凉血；鲜茅根清热凉血的效果更好。

白茅针（茅根刚出的新尖）可用于外科，能溃脓破肿。

白茅花（白茅根的花）治吐血、衄血等上焦血热而出血的疾病优于白茅根；白茅根治尿血优于白茅花。

芦根、白茅根均能清热，但芦根偏于清气分的热，生津止渴；白茅根偏于清血分的热，益胃止渴。

据现代研究报道，白茅根有显著的利尿作用；白茅花能缩短出血和凝血时间，并能降低血管通透性，故有止血作用。

用量一般为6～18g。鲜者可用30～60g。单味使用时可用至100g，甚或200多g。白茅花、白茅针一般为3～9g。

棕榈炭

棕榈炭味苦、涩，性平。是一种收涩止血药。

对衄血、咳血、吐血、尿血、便血、血崩等各种出血，均有收涩止血的作用。常配合侧柏叶、大蓟、小蓟、白茅根、茜草炭、牡丹皮炭、荷叶炭、阿胶等同用。

艾叶炭、棕榈炭常同用于止血。但艾叶炭暖子宫、逐寒湿、理气止血，偏用于妇女崩漏带下；棕榈炭苦涩收敛而止血，偏用于下部大出血，有“涩可固脱”的效力。棕榈炭无收涩瘀滞的缺点，棕榈炭对有瘀血或瘀阻未尽者不适用。

侧柏叶益阴凉血而止血，血证的初、中、末三期均可使用；棕榈炭收涩止血，故血证初起瘀阻未尽者不宜使用。

花蕊石涩而止血，但能化瘀血、下死胎；棕榈炭无化瘀血的作用。

用量一般为6～12g，特殊重症可用到30～60g。

血证初起不可用此药过早，以免发生留瘀的弊害。

三　七

三七味甘、微苦，性温。主要功能为止血，散瘀消肿而定痛。

本品常用于各种出血。例如配沙参、炒栀子、黄芩、白及、苦杏仁、生藕节、枇杷叶等，可用于咳血；配生赭石、竹茹、黄芩炭、白及、焦神曲、乌贼骨、仙鹤草、灶心土等，可用于吐血；配白茅根、大小蓟、炒栀子、荷叶炭、血余炭、金银花炭等，可用于鼻衄血；配黄柏炭、瞿麦、白茅根炭、小蓟炭、灯心草炭、生地黄等，可用于尿血；配防风、地榆炭、赤石脂、槐花炭等，可用于便血；配阿胶、艾叶炭、棕榈炭、莲房炭、当归炭、续断炭、桑寄生等，可用于子宫出血或月经过多。单用本品为细末，用温开水送服0.9～2.5g，每日二三次，也有止血效果。但配合应证汤药使用则更好。

三七既有止血作用，又有散瘀血、消肿定痛的作用。常配合乳香、没药、骨碎补、续断、血竭等，用于跌打损伤、瘀血青肿等症，既可内服，又可外用。用三七为末掺于伤口或捣烂外涂于受伤处，既能止血又能散瘀消肿而定痛。

本品配金银花、连翘、赤芍、红花、当归尾、天花粉、乳香、没药等，也可用于痈肿疮疡的肿痛。

近些年来常配本品作为活血化瘀药，用于各种瘀血证及血瘀气滞证。例如紫癜、心肌梗死、溃疡病慢性穿孔等。

对于心肌梗死，舌质紫黯或舌上有瘀斑，痛处固定不移者，除根据辨证论治服用汤药外，还可用三七粉 0.9～1.5g 配人参粉 0.9～1.5g，温开水送服，1 日 2 次，连用 2～4 周或更长些时间，有良好帮助，请参考试用。对频繁发作的心绞痛患者，也可应用，但用量可稍轻些。

白及、三七都能止血，但白及偏用于肺胃出血，如咳血、吐血，三七则可用于一切出血。

乌贼骨为末外掺于伤口处，也能止血，但其作用是敛涩而止血；三七为末外掺（或捣烂外涂），能粘合伤口、散瘀消肿而止血，同时有很好的止痛作用。

据现代研究报道，用三七所含的三七皂苷做动物试验有强心作用，低浓度时对实验动物的血管有收缩作用，高浓度时对血管有扩张作用；用三七温浸液做动物试验能缩短家兔血液凝固时间，有止血作用。

本品一般不作煎剂用，常作为粉末用温开水送服或随汤药冲服。

用量：每次 0.6～3g（止血）或 3～6g（治外伤、筋骨折伤等），1 日 2 次。前人有用小量或中等量能止血、活瘀，用大量则破血的经验，可资参考。

白　　及

白及味苦、甘、涩，性微寒。主要功能为止血、消肿、去腐、生肌，并有补肺、收敛的作用。

本品最常用于肺胃出血。例如配生藕节、黑栀子、苦杏仁、沙参、生地黄、百合、玄参等，可用于咳血；配炒黄芩、知母、乌贼骨、蒲黄炭、茜草炭等，可用于吐血。

近些年来，常以本品配乌贼骨、贝母、甘草，共为细末，每服3～6g，温开水送服，一日二三次。或白及粉3g配三七粉0.9～1.5g同服，一日二三次。治疗溃疡病出血，有较好效果。我常用白及配合杏仁、百部、紫菀、麦冬、百合、瓜蒌、生地黄、黄芩、生藕节等，用于肺结核咳血，每收良好效果。再根据前人用药经验，认为白及有补肺作用，我也曾用白及粉每服3～6g，1日3次，饭后用紫菜（约1.5～3g）煎汤送下，将紫菜也吃掉，用于肺结核有空洞者，常收到较为满意的效果（临床症状多者，可随时运用辨证论治的方法配合汤药；临床症状不多者，也可配合异烟肼内服）。据现代研究报道，本品在试管内对人型结核杆菌的生长有显著的抑制作用。以上用法仅供参考。

本品还有逐瘀生新、去腐生肌、收敛疮口的作用，故外科也常用于痈肿、疔毒、疮疡等的治疗。内服、外用均有效。

荷叶炭、棕榈炭等止血，因收涩太过，常可引起血瘀、血滞；白及止血，同时又有祛瘀生新的作用，虽久用也不发生瘀血。

三七可止一切出血，白及偏止肺胃出血；三七可散瘀定痛，白及可去腐生肌。

生藕节止血之中兼能养阴生津，白及止血之中兼能补肺收敛。用这二药止血均不会产生瘀血。

用量一般为3～9g，水煎服；如用粉末吞服，每次可用

1.5～4.5g，1日2～3次。

不可与附子、乌头同用。

仙鹤草

仙鹤草味苦性凉。主要用为止血药。兼有治热痢的作用。

对于咳血，常以本品配白及、生藕节、黄芩、炒栀子、阿胶珠等同用；对吐血可配合炒黄芩、知母、白及、乌贼骨、焦三仙、焦槟榔、茜草炭等同用；对妇女崩漏，可配合益母草、桑寄生、当归炭、生地黄炭、白芍、阿胶、艾叶炭等同用。

对于热痢便血，可配合地榆、槐花炭、白芍、木香、黄连、黄柏、白头翁、马齿苋等同用。

益母草可用于妇女崩漏，但兼能活血祛瘀；仙鹤草也可用于崩漏，但没有活瘀作用，故须配伍一些活瘀药同用。

据现代研究报道，仙鹤草含有仙鹤草素、维生素K；仙鹤草素能使血小板增加，使凝血时间缩短。我曾用仙鹤草30～60g，配合生地黄、玄参、白芍、当归、白茅根、阿胶、茜草炭、鬼箭羽、牡丹皮炭等随证加减，用于血小板减少性紫癜，确有一定帮助，请参考试用。

用量一般为15～30g。

藕节

藕节味甘、涩，性平。鲜用凉血止血，晒干生用收涩止血，炒炭用止血力更强。

藕节收涩止血之中兼有活瘀血的作用，故能止血而无留瘀之弊，是治疗各种出血的很好的辅助药，常用于咳血、吐血、衄血等症，多与白及、侧柏叶、大蓟、茜草炭、棕榈炭等同用。热证出血宜生用，或采购鲜者，绞汁饮服，效果更好；虚寒证出血，宜炒炭用。现代实验证明，本品能缩短出血时间，炒炭后作用更显著。

棕榈炭为收涩止血之品，专为治标济急时使用，早用、多用、单用有引起血瘀涩滞的弊害，故同时加用活血化瘀药较妥。藕节则兼有活血化瘀的作用，故不但可以单用，而且还可与棕榈炭同用以免除棕榈炭产生留瘀的弊害。

用量一般为9～15g，鲜藕节可用到30～60g。

石 菖 蒲

石菖蒲味辛，性温。主要功能开通心窍，宣气除痰，聪耳目，发声音。

1. 开通心窍、宣气除痰　对于热入心包和痰迷心窍而致的神志昏迷、神明失常、昏懵不语、甚或抽搐等症，常以本品开通心窍、宣气除痰以醒脑清神。可配合远志、胆南星、天麻、全蝎、蜈蚣、天竺黄、郁金、茯苓、朱砂、川贝母等同用。

因痰浊、气郁影响心神而致心悸、善忘、惊恐、精神不安，以及痫症、癫狂等症，也可用本品宣气除痰、开心窍以安心神。常配合远志、香附、郁金、琥珀、朱砂、僵蚕、全蝎、胆南星、防风、龙齿、茯苓等同用。

2. 聪耳目、发声音　对于痰气上冲而迷心窍或中风卒倒导致耳聋、目瞀（看不见东西）、目花、舌謇难言或言语不利等症，本品有通九窍、出声音的作用。可配合远志、天竺黄、半夏、蝉蜕、细辛、陈皮、茯苓、香附、生赭石、槟榔、磁石等同用。

此外，石菖蒲对中焦湿浊阻滞或气郁妨中焦而致的胸腹胀闷、腹痛吐泻、食欲不振等症，常配合藿香、厚朴、紫苏、半夏、陈皮、茯苓、焦神曲等同用。有温肠胃、宣气消胀、治心腹痛的作用。

远志、石菖蒲皆能入心开窍。其中，远志交通心肾而补心益肾，偏用于惊悸、善忘、失眠、失神；石菖蒲开窍、宣气、除痰而益心肝，偏用于痰气迷心（神昏）、耳聋、目瞀、失语。

气闭于胸膈之间而胸闷胀痛等，用石菖蒲开通，甚有效。根据这些经验，我对心绞痛偏于气闭不通者，常在应证汤药中加石菖蒲6～9g，有帮助除闷止痛的功效。仅供参考。

在使用地黄、玉竹、麦冬、山药等药时，佐用一些菖蒲，可使其宣导而不生滞。

用量一般为3～9g。

心气散者忌用。

麝　香

麝香味辛性温。功能开心窍，通经络，通行十二经上下，内透骨髓，外彻皮毛，为芳香走窜之品，善长开关利窍。常用于以下情况：

1. 神志昏迷　由于中风、热入心包、痰迷心窍等所致的神志昏迷、牙关紧闭等症，可用本品开心窍、醒心神。常配合苏合香、檀香、丁香、石菖蒲、朱砂、郁金、牛黄、珍珠、犀角（现已禁用）等同用，如苏合香丸（散）、安宫牛黄丸（散）等。

2. 经络气血阻滞　经络气血阻滞时则可产生疼痛、痈肿、结核、癥瘕、痃癖等，可在通气活血的药方中，加用本品少许，能增强通经活络的作用，以达止痛、消痈肿、除癥瘕等作用。一般常作丸（散）剂使用。常用丸药如西黄丸、醒消丸、小金丹、化癥回生丹等中，均有麝香。

3. 跌打损伤　伤处气血壅塞瘀滞故青肿疼痛，可在活血化瘀药中加用本品行气、通经络，能增强消肿止痛的作用。例如七厘散（血竭、乳香、没药、红花、儿茶、麝香、冰片、朱砂），治疗跌打损伤，既可内服（每次0.2～0.9g），又可外敷（皮肉未破者）。

本品芳香走窜，用之不当或太过，可耗散人体正气，宣散气血之力速猛，孕妇忌服。据现代研究报道，麝香能促进人体诸腺的分泌，使呼吸心跳增快，血细胞增加。

用量一般为0.06～0.1g或用至0.6～1g。但很少与汤药同用。本品多研入丸、散剂内使用，特殊需要时才随汤药吞服。在丸散剂中应用时，虽然用量往往很小，但其性能飞扬走窜，有助其他药物功效的发挥与增强。

冰　片

冰片又名梅片。味辛、苦，性微寒。香窜善走，无处不到。功能散郁火，通诸窍；兼能清心醒脑，去目赤云翳。可用于以下诸情况：

1. 风痰急闭、惊痫卒倒　凡由于风痰上扰、痰热迷心、小儿热病急惊风、癫痫、中风卒倒而发生神志昏迷、吊眼、抽搐、失语等症，皆可用本品开心窍、清心热而醒脑安神。常配合牛黄、胆南星、雄黄、麝香、天竺黄、全蝎、蜈蚣、防风、黄连、郁金、石菖蒲、远志等，作为丸剂服，例如牛黄清心丸、镇惊丸（成药）等。

2. 咽喉肿痛、口疮、牙痛　因火热郁闭、火热上攻而致的咽喉疼痛、口舌生疮、牙龈肿痛等症，可用本品配合黄连、黄芩、牛黄、生大黄、玄参、生地黄、连翘、防风、山豆根等同用。常用的成药如牛黄上清丸等。并可作为外用药，例如：灯心草3g，黄柏1.5g，同烧存性，为细末。再研入枯白矾2g、冰片0.9g。每次用0.3～0.6g，吹喉。可用于风热上壅，咽喉肿痛，喉闭痰壅之症。再如：冰片3g、朱砂3g，为细末，搽涂牙痛，有止痛作用等。

3. 疮疡痈肿、目赤云翳　各种疮疡肿毒，皆可外用消肿止痛，已溃者还可祛毒生肌、除臭。例如：《重楼玉钥》生肌散（赤石脂、乳香、没药、轻粉、硼砂、煅龙骨、孩儿茶、梅花冰片）等。

风火上攻头目而致目赤疼痛、睛生云翳等症。可用本品配炉甘石、朱砂、硇砂、麝香、珍珠、熊胆等（须精制）作为点眼剂点眼，可退赤退翳而明目止痛。市上常售的明目眼药、光明眼药膏中，皆有冰片。

樟脑辛热除湿，不甚走窜，常作外用杀虫防腐剂用。冰片辛苦微寒，走窜甚速，无处不达，能透骨髓，散邪外出。

病在深部者用之，能引药深入病处。若病邪尚在人体浅部者，用之反有引病深入的可能性。

麝香走窜飞扬，其性温，通经活络的效力强于冰片，孕妇忌用。冰片走窜开窍，其性凉，清热解毒的效力优于麝香，也能醒脑提神，孕妇不忌。

用量一般为0.09～0.3g。很少入汤药，多作为丸散剂使用。

神　曲

神曲味甘、辛，性温。主要用为帮助消化药。能开胃健脾、化食消积。

对于饮食积滞而致胃胀、腹痛、食欲不振等症，可配合麦芽、山楂、炒莱菔子、藿香、陈皮、枳实等同用。

对于饮食久积、痰食互结而生癖块癥瘕等，可配山楂核、苍术、白术、三棱、莪术、麦芽、红花、桃仁、生牡蛎、炙鳖甲等同用。

对脾胃虚弱、食欲不振、消化不良等症，可配党参、白术、茯苓、炙甘草、陈皮、谷芽、麦芽等同用。

本品炒焦用，消食的效力可增强，故消导药中常用焦神曲。生用除健脾开胃外，兼有些发散之力，故停食兼有外感发热者，宜生用。

本品有帮助金石药品消化、吸收的作用，故使用磁石、赭石等金石药品时，可佐用一些神曲，既能助运化吸收，又能保护消化功能。例如古方“磁朱丸”即是将磁石、朱砂为细末，用神曲糊为丸，这种配伍方法很好。

用量一般为3～9g。

麦　芽

麦芽味甘，性微温。功能消食开胃。能化一切米面果实积滞；能助胃气上行而资脾健运，使浊气下降而除胀宽肠。用大量兼能回乳。

对饮食积滞（对米面果实、薯类积滞较好），可配神曲、半夏、炒莱菔子、炒鸡内金、焦山楂、槟榔、枳实、苍术等同用。

对于产妇欲回乳者，可用炒麦芽60g煎水服，每日1剂，连服数剂，乳汁即渐少而回乳。

麦芽生用有鼓舞胃气助消化开胃的作用，可用于胃呆少食或食滞兼有胃热者，并有些舒肝调气作用；炒后偏用于食滞兼有胃寒者；炒焦用消食化积的作用最大。可根据具体情况选用。

用量一般为3～9g。

无积者久服反伤正气。

山　楂

山楂味甘、酸，性微温。主要功能消积化痰、行气活瘀的作用。兼能发小儿痘疹。

1. 消积化痰　对于肉食积滞效果好，常配合炒鸡内金、神曲、麦芽、炒槟榔、莱菔子等同用。对中焦痰湿阻滞，久生积块者，可以本品化痰消积，常配白术、枳实、半夏、陈皮、神曲、麦芽、三棱、莪术、红花、桃仁、炙穿山甲等同用。

2. 行气活瘀　山楂能入血分，既能行气又能活瘀。对于妇女产后下腹部瘀血疼痛（俗名儿枕痛）、恶露不尽等症，可配合桃仁、红花、炮姜、川芎、当归等同用。我对胸痹疼痛（包括心绞痛）者，常在应证汤药中加用生山楂15g左右，有活血止痛的作用。

3. 发痘疹　小儿痘疹，迟迟不易出齐、出透者，可用本品6～9g，煎水饮服。

山楂生用，适于开胃消食、活血化瘀；炒焦用适于消食导滞；山楂炭适用于消食止泻。

神曲善于消谷积，兼能化痰导滞可使金石药容易消化；麦芽善于消面积，兼能助胃气；山楂善于消肉积、癥块，并能行气活血。

山楂核消食磨积，兼能治疝气（指腹股沟及少腹部疝气攻窜作痛或睾丸肿痛）疼痛。

乌梅、山楂皆有酸味，但乌梅酸而收涩，敛肺涩肠；山楂酸而破泄，消积散瘀。

焦神曲、焦麦芽、焦山楂，三药合用称为“焦三仙”，能互相增加其消食导滞的能力；如再加焦槟榔则称“焦四仙”，下气消积的功效更强。这几味药常同用。

据现代报道，用50%的山楂酒，每次服10～20ml，可止心绞痛。

用量一般为3～15g。

本品多服、久服反伐脾胃生发之气，故凡脾胃虚弱无积者慎用。

鸡 内 金

鸡内金味甘，性平。主要功能消食开胃，兼有通淋化石和止小儿遗尿的作用。分述于下：

1. 消食开胃　对大人、小儿消化力差而致饮食停滞，脘腹发胀、呕吐、泄泻、食不消化等症，可用本品健脾开胃、消水谷、助运化。常与藿香、紫苏、焦神曲、焦山楂、焦麦芽、枳实、半夏、陈皮等配伍使用。对小儿疳积、消化不好、面黄肌瘦、下午低烧者，可去藿香，加胡黄连、银柴胡、使君子、焦槟榔等同用。

2. 通淋消石　对小便淋漓疼痛，尿中有砂石者（泌尿系结石），可用本品配合冬葵子、车前子、瞿麦、萹蓄、茯苓、猪苓、牛膝、泽兰、金钱草、川木通等同用。对胆结石疼痛，也可配合枳实、半夏、川楝子、柴胡、白芍、郁金、川木通、生大黄、金钱草等同用。

3. 止遗尿　对小儿遗尿及大人尿床者，本品能止遗尿收小便，可在应证汤药中加用本品。

本品生用，适用于通淋化石，炒用适用于消食开胃。

用量一般为3～9g。

昆　布

昆布味咸性寒。功能软坚散结，化痰消积。

由于痰气结聚而生瘰疬、瘿瘤（包括颈淋巴结结核、甲状腺肿等），可用本品配合玄参、生牡蛎、夏枯草、贝母、黄芩、赤芍、红花、百部、海藻等同用。

腹中因痰食、瘀血积久成块而生痞、癖、癥瘕（包括肝脾肿大、腹腔囊肿肿块等），可以本品配合炙鳖甲、生牡蛎、生香附、草红花、炙穿山甲、焦神曲、山楂核、当归、桃仁、三棱、莪术等同用，以消散积块。

据现代研究报道，本品可用于甲状腺功能亢进症及缺碘性甲状腺肿。

海藻与昆布作用相仿，惟海藻药力较和缓，昆布药力较雄悍而且滑利。对海藻、昆布之类，前人有多服能令人瘦的说法，我有时用于体胖、动脉硬化、血脂高者，或嘱其多食海带，似对治疗有一定帮助。仅供参考。

用量一般为6～9g。

脾胃虚寒及寒痰积聚者不宜用本品。

海　藻

海藻味苦、咸，性寒。功能与昆布差不多，但海藻药力较和缓，兼有利水作用。多用于消瘰疬，可配连翘、陈皮、青皮、半夏、夏枯草、胆南星、黄芩、玄参、生牡蛎、牛蒡子等同用；也用于消瘿瘤，常配合昆布、川芎、夏枯草、当归、白芷、细辛、官桂、生牡蛎、香附、胆南星等同用。

海带也能软坚消瘿，但药力不如海藻和昆布。

用量一般为6～12g。

脾胃虚寒者不宜用；不可与甘草同用。

使君子

使君子味甘性温。功能健脾胃，除虚热，消积杀虫。常用于小儿由脾胃不健而引起的各种疾病。

小儿脾胃虚弱容易停乳、食滞、湿热郁阻，消化不良而致成疳疾、虫积、痞疾等。一般常表现为：面黄肌瘦、毛发枯脆、消化不良、便泄、腹大青筋、低热、食欲不振、爱吃泥土、肝脾大、倦怠、易哭啼等。本品健脾胃，除虚热，消积杀虫。常配合胡黄连、焦三仙、鸡内金、槟榔、白术、茯苓等同用。例如加味肥儿丸（麦芽、神曲、白术、山楂、使君子、胡黄连、槟榔、木香、枳实、鸡内金、陈皮。为末，蜜丸）、健脾肥儿散（使君子、鸡内金、白术、山药、甘草、茯苓、山楂，共为细粉）等。

本品有驱蛔虫的作用。实验证明，其水溶性成分（使君子酸钾）可使猪肉蛔虫头部麻痹而被排出。可单用本品（每日3～15g，水煎服；或剥去外皮，把仁烤熟嚼服），或配合苦楝子、芜荑、甘草、猪胆汁等同用。

此外，对钩虫、蛲虫也有效。治钩虫可配榧子等同用。治蛲虫可与百部、大黄合用（使君子、大黄，水煎服；再加用百部煎汤灌肠）。

用量一般为3～9g。

大量服用可引起呃逆、腹胀、头晕、恶心等副反应。

苦 楝 皮

苦楝皮味苦、性寒、有毒。主要用于驱蛔虫。因其性苦寒，故也能泻湿热。

一般多用煎剂驱蛔虫，可以本品制成100%的浓煎剂（成人每日5～10ml）内服。也可用干燥粉末制成丸剂服用。

我曾用苦楝树根皮煎成50%的浓汤剂，给6～12岁的儿童30多人服用（每日5～10ml一次服），绝大多数都能打下蛔虫，并且不必用泻药。

本品可单味使用。也可与芜荑、雷丸、鹤虱等配伍使用。

用量一般为3～9g，新鲜根皮可用到25g。

据现代实验研究证明，本品的作用与山道年相近似，但作用较缓慢，毒性比山道年小。

本品的毒性反应可表现为头晕、头痛、恶心、呕吐、面红、腹痛、腹泻、四肢麻木等，严重者可有抽搐和心律紊乱。

本品于身体虚弱及有心脏病、活动性肺结核者慎用，孕妇不用。

芜 荑

芜荑味辛、苦，性温。主要用于治肠寄生虫病，兼有燥湿、化食的作用。

由于蛔虫、绦虫等所致的面黄肌瘦、腹痛、腹胀、泄泻、低热等症，可用本品配大黄、鹤虱、槟榔、诃子、木香、干姜、附子、乌梅、神曲、麦芽等同用。

本品还可用于心腹寒湿疼痛及冷痢等症，常与肉豆蔻、高良姜、砂仁、诃子等同用。

用量一般为4.5～6g。

脾胃虚弱者禁用本品。

鹤 虱

鹤虱味苦、辛，性平，有小毒。主要用于各种肠寄生虫病。

对由于肠寄生虫而导致的腹痛、腹胀（面上有白斑，唇上有虫疹斑点，腹痛时发时止，嗜食生米、泥土）等症，可单用本品为末，用肉汤汁送服；或与苦楝皮、槟榔、使君子等同用。例如化虫丸（芜荑、鹤虱、苦楝皮、槟榔、枯矾、使君子、木香、雷丸，为末，炼蜜为丸），可用于虫积、食积、乳积而致的肚腹膨胀、疼痛、呕吐嘈杂、饮食少进等症。

用量一般为2.5～6g。

雷 丸

雷丸味苦、性寒、有小毒。主要用为驱虫药，对绦虫、囊虫病、钩虫、蛔虫、丝虫均有效。

最常用于绦虫、囊虫病。因为吃未煮熟的带有虫卵的猪、牛肉，或饮食不洁所感染。临床症状可有下利、腹痛、腹部发胀、食欲不振、恶心、呕吐、粪便中常见有虫体之节片排出。有囊虫病者可见身上皮下有小结节如黄豆或蚕豆大小（活体组织检查可证实为囊虫），如囊虫生在脑部，可有癫痫样发作。本品能将肠中绦虫虫节及囊虫破坏而达到驱虫作用。单味用时，每日内服60g，连服2天。据现代报道用雷丸配合干漆、雄黄、炙穿山甲等，制成丸剂，比较长时间服用，对脑囊虫病有一定效果。本品对丝虫也有效（用本药30g煎汁，连服7日），但煎服对蛔虫无效。

有人用本品125g，研粉，分为3包，每日1包，3天为一疗程，对钩虫有效。

用量一般为9～20g。

作丸、散剂服用较好。

据实验报道，本品加热至60℃半小时则大部失效，加热一小时则全部失效，故不适用于煎服。

紫 硇 砂

紫硇砂味咸、苦、辛，性热，有毒。主要功能为消积、破结、软坚、散瘀消肿。可用于以下情况。

1. 消肉积　过食肉食而伤脾胃，影响中焦运化，气血瘀滞，痰食互结，渐生痃癖癥块。可用本品配阿魏、焦山楂、焦神曲、白术、牵牛子、丹参、炙鳖甲、莪术等，配为丸药服用。

2. 治噎膈　前人多以本品配合槟榔、丁香、厚朴、苍术、黄丹等，配为丸、散剂，治疗噎膈、反胃等病。据现代研究报道，本品对小鼠肉瘤180、瓦克癌256及腹水癌，均有一定的抑制作用。我曾根据前人以本品治疗噎膈的经验，结合现代研究本品有抗癌作用的科研成果，用本品内服治疗食管癌（经X光检查确诊者）数例，有的病人经治疗后可以吃下面条、饺子，精神、体力、食纳均有明显好转，自觉症状大为减轻，似有一定疗效。今将我使用的方法介绍于下。可惜观察的时间不长，只不过3～5个月，以后未能继续观察，不能做结论，仅供参考。

紫硇砂12g，荞麦面适量，将荞麦面用水调和成如包饺子用的面一样，把硇砂用此面包裹起来，似大元宵状（面皮厚约1～1.3cm），用木炭火煅至焦黄色，待凉，将其剖开，取中心潮湿硇砂，焙干，取6g，再研入鸡心槟榔12g、公丁香4个（有的还加沉香粉3g），共研合为细粉。每次服0.2～0.3g，用温开水或温黄酒送服，每日3次，饭前1小时服。同时服用应证汤药，我常以下方加减：生赭石30g（先下）、旋覆花10g（布包）、半夏10g、党参9g、沙参10g、丹参15g、川贝母6g、焦三仙各9g、生大黄2～10g、甘草2～6g、刀豆子10g、杵头糠（即“细糠”）一撮、瓜蒌30g，水煎服。每日1付，分2次服。

紫硇砂也用于腐蚀恶肉的外用药中。现代也有用于治皮肤癌的。眼科也用于治目翳胬肉的点眼药中，但都须加工炮制，没经验者，不可轻用。

白硇砂有化痰作用，可用于咳嗽痰多黏稠不易出者，不用于抗癌。药方上只写“硇砂”，药房一般即付给紫硇砂。处方时最好写清楚。

用量一般为0.2～1g。

服药时忌食羊血。

常　山

常山味苦、辛，性寒，有毒。功能消痰、引吐及截疟。

本品有强烈的致吐作用，前人有时用它涌吐胸膈间痰浊、痰饮的停留结滞，用常山配甘草内服，可吐出痰涎水饮等，使胸膈间感到宽畅，但现在已很少用吐法，所以本品目前主要用于治疗疟疾。

用常山治疗疟疾，前人称做“截疟”，意思是说常山能强力止住疟疾的发作，但是还须要根据辨证论治的精神用其他的药物调理整体、除去各种致病因素才较全面。因此，在常山截疟时，主张须先用和解表里、提邪外出、解散表邪、除痰消积、清解肝胆、调理肠胃等药物，进行几天治疗，使疟邪已出于阳分，再在应证的汤药中加用常山截疟。前人这些经验可供后人参考。我在使用常山治疗疟疾时，常组成下方：

柴胡9～30g、黄芩9～12g、半夏10g、常山6～9g、草果

9g、槟榔9g、乌梅3～4.5g、生姜3片、大枣3～5枚、炙甘草3～6g，水煎服（必须有一次在发作前3～4小时服用，故服用时间可根据情况而定）。大便干秘者可加生大黄3～9g；发作时热多寒少，甚至只发热不发冷，出大汗，口渴思冷饮者，可加生石膏30～60g、知母9～12g；如发作时主要是发冷而不觉发热或发冷时间很长，发热时间极短且较轻者，可加桂枝9～15g、白芍9～15g、吴茱萸6～9g；如病已久，多法治疗不愈，人体已渐虚弱、或年老体虚者，可加党参15～30g、何首乌15～30g。以上体会，仅供参考。

服用常山可使胸胃之气上逆而致呕吐，配用槟榔降气、半夏和胃，可防止致吐的副作用。

草果除瘴疠湿气，偏治瘴疟（因感受山岚瘴气而发生的一种疟疾，类于恶性疟疾）。常山祛痰积，偏治间日疟、久疟。配入应证汤药中，可用于各种疟疾。

据现代研究报道，常山治疗间日疟比奎宁效果好；有的报道说本品有解热作用。

用量一般为3～6g，重症可用9g。

虚弱患者慎用本品。

草　果

草果味辛、性温。本品芳香燥湿，辛温祛寒，并能截疟。

寒湿之邪停滞于肠胃、影响中焦运化而致胃痛、腹胀、腹痛、呕吐、泄泻、中焦满闷、食欲不振等症，可用本品芳香燥湿，祛寒温中。常配合藿香、砂仁、木香、生姜、半夏、吴茱萸、高良姜、香附等同用。因中焦寒湿太盛而胸脘痞闷、食欲不振者，可配厚朴、陈皮、草豆蔻、麦芽、茯苓、苍术、砂仁等同用。

对湿邪盛而致的疟疾，或疟疾兼有中焦寒湿阻滞者，可用本品配合柴胡、黄芩、半夏、苍术、佩兰、草豆蔻、槟榔、常山、厚朴等同用。对山岚瘴气、秽浊湿邪所致的瘴疟，效果较好。

草豆蔻偏于温中调胃，止呕消胀。草果偏于燥湿祛寒，除瘴截疟。

用量一般为2～6g，重症可用至9g。

脾胃无寒湿者忌用本品。

山 慈 菇

山慈菇味甘、微辛，性寒，有小毒。功能清热解毒，消痈散结。

本品主要用于治疗疔痈恶疮，瘰疬结核，蝎螫虫咬等。可与金银花、连翘、蒲公英、紫花地丁、苍耳子（或茎叶）、五倍子、朱砂等同用。临床上最常用它的复方制剂“紫金锭”，其处方及制法如下：

山慈菇60g、红芽大戟（醋炙）45g、千金子霜30g、五倍子30g，共为细末，再研入朱砂粉9g、雄黄粉9g、麝香9g；另取糯米面96g，用适量的水调和、蒸糊，将此面糊与药粉搅拌和合均匀，作成每3g一块的锭剂（湿重约3.5g左右）。内服每次1.5g，研碎，温开水送下，1日2次。同时再用醋研磨敷涂患处。主治一切脏腑毒热，时疫瘟邪，腮项红肿，疔毒恶疮，结核瘰疬，虫咬蝎螫，无名肿毒等症。以上药粉制成锭剂者名“玉枢丹”，临床上常以此随汤药冲服。

玉枢丹有解毒止呕作用，对肾炎尿毒症呕恶明显者，我也有时在应证汤药中加玉枢丹2g，分2次随汤药服。供参考。

据现代研究报道山慈菇有一定的抗癌作用。我治疗食管癌、胃癌、肝癌、胰癌等病时，在辨证论治的基础上，也常随汤药服玉枢丹0.7～1.5g，每日2次。或在处方中加山慈菇6～9g。或冲服用紫硇砂制作的粉剂（参看紫硇砂条）。因所治病例多为晚期患者及门诊病人，虽有的症状一度减轻，精神体力有所好转，但未做系统观察，并且治例不多，故对疗效难以做出结论。仅供参考。

用量一般为 3 ~9g。

半　枝　莲

半枝莲味苦，性凉。功能清热解毒，活瘀消肿。现代多作为抗癌药使用。

近些年有的文献报道用半枝莲 60g、山豆根 30g、露蜂房 30g、山慈菇 30g，共为细末，水丸绿豆大，每服 15 丸，每日 2 ~3 次，饭后温开水送服，可用于治疗各种肿瘤。还有的制成“复方半枝莲抗癌注射液”（由半枝莲、白花舌蛇草、半边莲、猪殃殃、白英、龙葵制成），每次 2 ~4ml，作肌内或穴位注射，对直肠癌、胃癌、食管癌、宫颈癌等有一定疗效。可供参考。

我治疗各种癌症时，在辨证论治的基础上，也常选本药于应证的汤药方中，加用半枝莲 15 ~30g，或再加半边莲、山慈菇等。仅供参考。

用量一般为 15 ~50g。

白花蛇舌草

白花蛇舌草味甘、淡，性凉。功能清热解毒，活血消肿，利尿。近些年来多作为抗癌药使用。

本品配紫花地丁、野菊花、蒲公英等，可用于肠痈。配白茅根、海金沙、川黄柏等，可用于湿热淋（包括急性泌尿系感染）。配玄参、锦灯笼、金银花、黄芩、射干等，可用于咽喉肿痛、急性扁桃体炎等。

我治疗各种癌症时，常在辨证论治的基础上，于应证汤药中加用本品 30 ~40g，或再同时加用其他具有抗癌作用的中草药，如山慈菇、半枝莲、莪术、山豆根等。主要是随证加减，很少单用。

用量一般为20～50g。

根据现代研究报道，瓜蒌、射干、猪苓、夏枯草、黄药子、土鳖虫、全蝎、蜈蚣、水蛭、蟾酥、丹参、赤芍、三七、大小蓟、鸦胆子、紫草、补骨脂、白术、雄黄、山茱萸、淫羊藿、皂角刺、苦杏仁、浙贝母、莱菔子、莪术、海藻、昆布、麝香、威灵仙、乌头等药，都有一定抗癌作用，可在辨证论治的基础上结合各药性能及病证特点，依法处方，随证加减应用。

其他药物小结见书末表8（第429页）。

第10讲
谈谈组织药方

医生组织药方，俗称“开药方儿”或“开方儿”。药方又名“处方”或“方剂”，它是医生在对病人进行辨证、立法以后，根据立法的要求，结合具体病情，选择适用的药物，按照组织药方的原则和药物配伍变化，酌定用量轻重大小等组织而成的。是治疗法则的具体运用，是医生治疗疾病的重要措施之一，是中医学辨证论治医疗体系中理、法、方、药的重要组成部分。

前人经过长期医疗实践，不断总结与疾病做斗争的经验，逐渐发现把几种单味药组织成药方来使用，则能集中群药的特长，发挥药物的配伍变化作用，可以产生新的力量，以提高治疗效果；并能通过组织配伍，使每药更好地发挥其特长，纠正其缺点和弊害；组织成药方，则可随症加减，变化灵活，应用范围可以大大扩大。于是，他们就逐渐把药物组织成药方来使用，并在长期实践过程中，积累了丰富的经验。可以说，药方的产生是使用药物方面的重大进步。下面仅就个人学习体会来谈谈组织药方的几个有关问题，仅供同志们参考。

药方的配伍原则

为了使药方更好地产生治疗效果，使各药都能尽量发挥作用，并利用药物相互间的相助、相畏、相须、相使等作用，辅助不足，监制太过，以增强药方的治疗作用，因而在组织药方时，方中的药物不是简单地、平均地拼集起来的，而是根据治法的要求和具体情况的需要各有侧重、有主次、有轻重地区别对待。一般说药方中的药物有主药、辅药、佐药、使药等不同。

主药：方剂中针对病情或病因，治疗主证，解决主要矛盾，药力使用最充足的，叫做主药。

辅药：方剂中辅助主药或监制主药，使主药更好地发挥治疗作用的，叫做辅药。

佐药：方剂中治疗兼证，或为了使主药、辅药更好地发挥药力而用以创造一些有利条件，增强主药、辅药效力的，叫做佐药。

使药：方剂中引导药力直达病位，或引药上升、下降、达表、入里，或协调诸药，或矫味、赋形的，叫做使药。

另外，还有在热药中少加一些寒药，或在寒药中少加一些热药，以利治疗作用发挥的，叫做反佐药。反佐药在一般情况下不常用。

以上是组织药方的一般原则。举例来说，如麻黄汤（麻黄、桂枝、杏仁、甘草）是治疗伤寒太阳病、表实证（头痛、恶寒、发热、无汗、气喘、全身肢体酸痛、脉浮紧等）的主要方剂。方中用麻黄辛温发汗，解表散寒，为主药；桂枝辛温通阳，增强麻黄的发汗、散寒作用，为辅药；杏仁苦平，利肺气而治兼症的气喘，同时其苦降又能防止主药的辛散太过，为佐药；甘草甘缓和中，协调诸药，为使药。四药配合，共收辛温发汗，解表散寒之功。

上述例子只是就一般组织情况而言，如果遇有病情复杂或病情严重的，也可用两或三味主药，二至四味辅药，三至五味佐使药，甚或六至七味佐使药的；但也有时用一味主药，二三味辅药组成药方的；也有的不用辅药，只用主药和二三味佐使药组成的；甚至也可只用主药和使药组成药方。就是说，不一定每张药方都要具备主药、辅药、佐药、使药以及反佐药，主要是根据治法的要求和具体情况需要而定，不必刻板拘泥。

药方的灵活变化

组织药方时，既要遵守一定的原则，又须灵活地变化组成和剂型，才能真正体现中医辨证论治的精神，才能切实符合每位病人具体病证治疗的要求。常见的药方变化方法，概括起来有以下几种：

1. 药味增减的变化　例如四君子汤，是由党参（或人参）、白术、茯苓、甘草 4 味药物组成的。但如遇有脾胃虽虚但不受补的人（服本汤后胃胀、胸闷、腹胀、食欲不振等），可在此汤中加入陈皮以行气调胃，可免除上述缺点，名五味异功散，是治疗脾气虚弱常用的药方；如病人脾胃虚弱兼有痰湿较重，舌苔白厚而腻，恶心呕逆，则可加半夏、陈皮，名六君子汤；如果还兼有中焦气滞而胃满、腹胀，可再加木香、砂仁以行气消胀和中，名香砂六君子汤。再如用小柴胡汤（柴胡、黄芩、半夏、党参、甘草、生姜、大枣）时，遇有口渴甚者，可去半夏，加天花粉；如患者体壮，新病，正气不虚，可去党参。

2. 药量轻重的变化　例如枳术汤（枳实 24g、白术 12g）中，枳实用量大于白术，主治脘腹积滞、坚满，有痞块等症。枳术丸（枳实 30g、白术 60g）中，白术用量大于枳实，为健脾和中、扶助中焦的方剂。这两个药方，仅仅因为药量轻重的不同，则作用不同，主治不同（参看第一讲）。

3. 气味化合的变化　例如：小建中汤（桂枝、白芍、炙甘草、生姜、大枣、饴糖）采用酸甘合化（白芍、饴糖）生阴，辛甘合化（桂枝、甘草）生阳，并使整个药方的性味是甘缓而温为主，而成为治疗虚劳里急、腹部作痛的有效方剂；乌梅丸（乌梅、细辛、桂枝、附子、党参、黄柏、干姜、黄连、川椒、当归）利用了酸、辛、温、苦（蛔虫见酸则软，见辛则伏，见温则静，见苦则下）合用的特点，成为治疗蛔虫病的有效方剂，对虫积腹痛吐蛔很有效。近些年常以此方随证加减，用于治疗胆道蛔虫症等，每取得良好效果。再如，清热泻火多用苦寒之药，滋阴降火则须用甘寒之品，等等。

4. 功能配伍的变化　例如黄连这味药，配吴茱萸为左金丸，主治肝郁化热犯胃而致的吞酸嘈杂；配木香为香连丸，主治湿热痢疾、里急后重；配肉桂为交泰丸，主治心肾不交而致的失眠；配半夏、瓜蒌为小陷胸汤，主治心下痞闷疼痛等。另如用芍药甘草汤做实验，发现芍药对肠管的运动有促进和兴奋作用，而甘草与此相反，而起抑制作用。可是把这两药配伍起来应用，却可以起到显著的抑制作用，特别是对肠管运动异常兴奋的疾病能起到显著的抑制作用。再据近年研究报道，用补中益气汤（黄芪、党参、白术、当归、陈皮、甘草、升麻、柴胡）进行动物实验，发现升麻、柴胡两药在药方中有明显的协同作用，并能增强这些药物的作用强度，尤其在肠蠕动方面。如去掉这两药，该方对肠蠕动的作用即现减弱，如单用升麻、柴胡则完全没有以上各作用等等。可见功能配伍的变化，在组织药方时占有重要地位（参看第一讲），可结合具体证情选用之。

5. 剂型不同的变化　剂型不同，治疗作用会有所不同，药方的组成也可因之不同。一般说，急性病、重病多用“汤”剂。汤剂药方的组织药味不宜太多，一般不超过9～12味，例如当归补血汤（黄芪、当归）、四物汤（熟地黄、当归、白芍、川芎）、八珍汤（党参、白术、茯苓、甘草、熟地黄、当归、白芍、川芎）、十全大补汤（即八珍汤加黄芪、肉桂）等。慢性病或疾病的恢复阶段可用“丸”剂。一般说，丸剂常用为长期服用的药物剂型，因而丸剂药方的组成药味可多些，配伍时考虑更周全，例如人参再造丸、鳖甲煎丸、安坤赞育丸等，有的多至三、四十味药。虚证也可用“膏”剂。膏剂药方中多选用膏汁较丰富的药味，例如生地黄、麦冬、天冬、鲜石斛、梨汁、蜂蜜、冰糖等，以便容易收膏。郁证、急症也有时用“散”剂。例如逍遥散（柴胡、白芍、当归、陈皮、白术、煨姜、茯苓、甘草、薄荷）、四逆散（柴胡、枳实、白芍、甘草）、六一散（滑石、甘草）、开关散（皂夹、细辛）等，另外，散剂有的作为粗末，水煎服（煮散），也有的为细末，用温开水或酒等送服。其他剂型还有现在的颗粒剂、口服液、喷雾剂、洗剂、注射剂等等，组织药方时都要注意到它们的特点。

综观上述诸点，可见药方的灵活变化是非常重要的。

药方与治法的关系

组织药方要根据治法（立法）的要求去进行思考。前人把这一步骤称做“以法统方”，意思是说药方的作用要符合治法的要求，法与方要统一。例如治法是补气，组织药方时，可用四君子汤、补中益气汤一类方剂随证加减；治法是补血，组织药方时就可用四物汤、人参养荣汤一类方剂随证加减；治法是补肾阴，可用六味地黄汤一类方剂加减；治法是补肾阳，可用桂附地黄汤一类方剂加减；治法是泻下，可用大承气汤、小承气汤一类方剂加减，等等。但是，又须看到“一法之中可有数方，一方之中可有数法”的相互关系。例如：下法之中有大承气汤（急下法）、调胃承气汤（缓下法）、增液承气汤（润下法）、大黄附子汤（温下法）等等的不同，可见“一法之中可有数方”；防风通圣散（防风、川芎、当归、赤芍、大黄、薄荷、麻黄、连翘、芒硝、生石膏、黄芩、桔梗、滑石、甘草、荆芥、白术、栀子、生姜）这一个方剂中，既有汗法

（解表）、又有清法（清热）、还有下法（泻火）和活血等法，这是“一方之中可有数法”的例子。所以在组织药方时，首先要以法统方，同时也要想到法中有方、方中有法，实现药方与治法的统一。

有效方剂的吸取与采用

在组织药方时，还要注意前人有效方剂和近现代有效方剂的选用，并在这些有效方剂的基础上，结合病人的具体病情以及年龄、气候、地理条件等的不同，加以化裁。例如辨证为温病气分炽热证，治法是清气分热，就可以选用白虎汤（生石膏、知母、甘草、粳米）随证加减。如病人高烧好几天，已伤津液，就可以加上鲜芦根、天花粉一类的药物。如果病人素日体弱、年龄较大，已高烧数日，正气不足，还可以加些党参或白人参之类药物。如病人已高烧了几天，本来口渴很利害，喝水很多，今天反而不太渴，舌质也变为红色，下午和晚上发烧较重，脉象也比以前变细了，这反映了温热病邪有由气分入营分的趋势，这时的治法既要清气分热，又要清营分热。故可在白虎汤中去甘草，加入生地黄、玄参等以兼清营热，再加金银花、连翘透营清气，引导邪热由营分转气分而得以外透。这个药方就是采用《伤寒论》白虎汤和《温病条辨》清营汤两方的有关部分化裁而成的，但仍是以清气分热为主的药方。如温热病邪渐转入营分，而见身热不退、夜重昼轻、舌色绛红、口不渴、身上或胸背等处斑疹隐隐欲现、脉象细数等症。这时的治法就要以清营分热为主，需在上方中再加丹参、麦冬、黄连、竹叶、水牛角等，以加强清营分热的作用，因邪热已不在气分，故可去掉生石膏、知母等。这个药方就是采用清营汤随证加减的。如果病人的气分证仍有，治法也要气营两清，也可以不去生石膏和知母，这又有了“玉女煎”方的精神，可以随证加减。如病人出现舌苔黄厚少津，大便秘结，数日不行，夜间谵语，循衣摸床，腹满不食，脉沉实有力等症，这是转为阳明温病，热结肠胃，治法须用下法，上方中就可去掉丹参、黄连、水牛角、竹叶、生石膏、知母等，而加入生大黄和芒硝，以泻肠胃结热，这又成为增液承气汤变化而来的药方。如果该病人经西医诊断为流行性乙型脑炎，我们还可以结合现代科研成果，加用大青叶、板蓝根等，或注射具有清热解毒功效的注射液等等。由此可见，病证变化了，治法也一定改变，治法改变了，药方的组织也必须随着改变。在此变化过程中，组织药方时，如有前人或近人确实行之有效的经验效方，就可以吸取或采用，并注意随证加减变化。

吸取前人组方经验，结合现代科研成果组织新方

组织药方时，如在前人或近代方剂中，找不到一张合适的药方可采用，就可以按照上述的原则和方法，结合现代科研成果，自己选药组方。例如：治法是辛温解表，就可选用荆芥、防风、苏叶、羌活、生姜等药去组药；治法是辛凉解表，就可以选用桑叶、菊花、金银花、薄荷、连翘、淡豆豉等药去组药；治法是养阴潜阳，可选用生地黄、白芍、玄参、麦冬、石斛（养阴）、生石决明、生牡蛎、珍珠母（潜阳）等；治法是镇肝熄风，可选用生赭石、黄芩、生铁落、白蒺藜、钩藤、全蝎、羚羊角等去组药。《医林改错》的补阳还五汤、膈下逐瘀汤和《医学衷中参西录》的镇肝熄风汤等，都是该书作者自己依照前人组方原则、用药经验，结合个人用药体会组织的有效方剂。

在吸取前人组方用药经验的同时，还要随时吸取现代科研成果，以提高治疗效果，促进医学发展。例如：治疗急性阑尾炎的阑尾化瘀汤（川楝子、延胡索、牡丹皮、桃仁、木香、金银花、生大黄）、阑尾清化汤（金银花、蒲公英、牡丹皮、

大黄、川楝子、赤芍、桃仁、生甘草）；治疗急性胰腺炎的清胰汤（柴胡、黄芩、胡黄连、白芍、木香、延胡索、生大黄、芒硝）；治疗肠梗阻的甘遂通结汤（甘遂末、桃仁、赤芍、牛膝、厚朴、大黄、木香）；治疗宫外孕的加味活络效灵丹（丹参、赤芍、桃仁、乳香、没药）以及清开灵注射液、参附注射液、生脉注射液、复方丹参注射液、醒脑静注射液、麝香喷雾剂、热参喷雾剂等等。这些方剂既吸收了前人组方用药的宝贵经验，又结合了现代的科研成果，进一步提高了治疗效果。我们要随时吸收并结合现代科学研究成果，中西医结合，敢于自创新方。

上面介绍了组织药方的原则和随证加减、灵活变化以及有效方剂的采用等，下面再结合几个实际病例来谈谈我个人组织药方时的一些想法，仅供同志们参考。

病例1：董××，男，22岁，1975年11月27日，病例号C98224（会诊病例）。

简要病史：自去年牙龈时常出血，每次发病都要经口腔科医生止血才能缓解。本次发病后经口腔科止血无效而收住于急诊观察室，并于11月19日拔除左上门齿两个，将小动脉用线结扎缝合，术后仍出血，并用多种大量止血剂注射、口服和局部使用止血粉以及内服云南白药等，仍未能止血。于11月27日邀我进行会诊，中西医结合治疗。

现症：门齿齿龈出血，血色鲜红，满口牙龈有肿胀感，自觉心跳，左后脑部也觉有随心跳而有上冲跳动的感觉，口渴能饮，大便秘结，舌苔老黄，脉象数，左手弦滑有力，右手弦细略滑。

辨证：阳明经的经脉入齿中，齿龈也属阳明经。观此患者年轻体壮，其脉象弦滑有力，知是实证；口渴能饮，牙龈肿胀，舌苔色黄，脉数，是为胃经实热；大便秘结，舌苔老黄，脉象滑数有力，是大肠热结之象；牙龈出血不止，血色鲜红，脉象弦数有力，知是血热妄行；心跳及后头上冲跳动感，是热积化火，血随气升，气随血上而致。据此脉症，诊断为阳明经（胃和大肠）火热炽盛，血热妄行而发齿衄之证。

治法：清泻阳明，凉血止血。

根据本例的治法要求，清泻阳明是关键所在，也就是本病主要矛盾（出血）的主要方面（阳明热盛），所以选方必须是能入阳明经、清泻阳明经火热的。想到白虎汤能清阳明经气分邪热，承气汤类能泻阳明经火热结滞，因而用生石膏清阳明气分邪热，生大黄泻大肠结热为主药；又配以知母、黄芩，以帮助清热泻火为辅药；再根据治法中还要求凉血，是因本病人阳明经火热炽盛，气血皆热，血受火热煎迫，血热妄行而牙龈出血不止，故非清热凉血不能达到止血的目的，遂选用生地黄、玄参以凉血降火；又因病已10余日，出血甚多，他的便秘除有热结的因素之外，还有津伤的一面，故又加入麦冬以滋阴凉血（合生地黄、玄参、生大黄又有增液承气汤的作用）为佐药；又据“急则治其标”的原则加用白茅根、大小蓟、生藕节以凉血止血为使药。据此组成药方如下：

生石膏47g（先下）　生大黄6g　知母9g　黄芩12g　生地黄25g　玄参30g　麦冬9g　白茅根30g　大小蓟各15g　生藕节30g　水煎服　4剂

服第1剂后当天晚上即能止血，以后仍守此方，以生赭石、地骨皮、元明粉、牡丹皮、茜草炭等随证加减，稍事出入，共进13剂而痊愈出院。出院后又服药10余剂（上方加减），以巩固疗效。1977年1月25日追访，药后一直上班工作，未再发生齿衄。

病例2：曹××，男，18岁，农民，1970年6月10日。

现病史与现在症：10多天来咳嗽、气短，咳时牵引胸胁疼痛，尤以左胁明显，睡卧时只能向一侧卧，不能仰卧，稍一行动则气短而喘，口干，但不欲饮水，食欲不振，二便尚可。

舌苔薄而浅黄，脉象沉细数。

检查摘要：发育正常，营养一般，重病容，神志清楚，说话气短。胸部叩诊：左胸部上、中、下均呈实音，心浊音界消失。听诊：肺部左侧呼吸音消失，心脏向右侧移位，在右胸部才能听到心音，未闻杂音。胸部X线透视："左侧渗出性胸膜炎，纵隔被迫右移"。

辨证：据其咳嗽、胸胁痛、气短、咳唾引痛、口干不愿多饮、只能向一侧卧，知为胸、肺气机不畅，水饮停积于胸胁之证。综观脉证，诊断为悬饮。

治法：逐水消饮。

根据治法的要求，结合发病机理，考虑到悬饮为水饮停积于胸胁所致。该病人水饮停积很多，急宜逐水消饮。《金匮要略》中虽有治疗悬饮的十枣汤，但药有毒性，攻力猛峻，但病已半月余，饮食少进，稍动则喘，正气已虚，不适用此汤。因而选用《医醇賸义》中治疗悬饮的椒目瓜蒌汤并随证加减。治水饮要从肺（导水必自高源）、脾（筑以防堤）、肾（使水归其壑）三经入手，故以川椒目消水逐饮、瓜蒌宽胸化痰、以利肺气为主药；再以葶苈子、桑白皮、杏仁、枳壳泻肺中痰水，顺气降逆，以助椒目、瓜蒌降泻痰水之力，为辅药；茯苓、猪苓、冬瓜皮利湿以健脾，为佐药；又以泽泻、车前子导水下行，自小便而出，更加桂枝温助肾和膀胱阳气，加强膀胱气化功能以利水，为使药。共同组成处方如下：

川椒目9g　瓜蒌30g　桑白皮12g　葶苈子9g　杏仁9g　枳壳9g　猪苓、茯苓、冬瓜皮各30g　泽泻12g　车前子12g（布包）　桂枝4.5g　水煎服　5剂

每日并服雷米封300mg、PAS 8g。

进上药后，咳嗽、气短、疼痛明显减轻，小便明显增多。进15剂后，即能两侧自由躺卧，心脏已恢复到左胸部。共服本方29剂，即能参加一般劳动，胸透已无积液而痊愈。

病例3：柴××，男，44岁，病例号1163261（会诊病人）。

现病史与现在症：两天来右少腹剧烈疼痛，波及右侧腰部，并向尿道放射。排尿后，尿道有灼痛感，尿意频数，小便短赤。曾到×××医院外科诊治，诊断为泌尿系结石，经注射吗啡1针，开中药3付，回家后，服中药1付，立即吐出。因腹痛急剧而来医院诊治，当即收入急诊观察室。主诉同前，口干不欲多饮，大便干已两日未行，舌苔黄，脉象左手弦数，右手滑数。

辨证：排尿灼痛，尿意频频，是为淋病。据其发病急、尿短赤、舌苔黄、脉滑数，知属湿热蓄结下焦之证。再观其右少腹及右腰部有放射样疼痛，脉象弦数，因而考虑为湿热久蕴，煎灼津液，热结为石，滞塞经络，气血不通而致阵阵作痛，发为石淋。结合×××医院也诊断为泌尿系结石之情况，综观脉症，辨证为湿热淋兼砂石淋。

治法：清利湿热，行气活血，佐以化石。

根据立法的要求，结合膀胱湿热、热结为石等病机与现证，选用黄柏坚肾清热，茯苓、猪苓淡渗利湿，为主药；黄芩兼清中焦湿热，萹蓄、瞿麦利湿通淋，冬葵子滑窍，金钱草排石，为辅药；乌药顺膀胱逆气，牛膝、泽兰活腰膝间瘀血，延胡索行血中之气，这四药能行气活血而定痛，并有利于结石的排除，为佐药；更加生大黄泻热活瘀，推荡积滞下行，以助排石清热之力，为使药。据此组成药方如下：

黄柏12g　猪苓15g　茯苓15g　黄芩9g　萹蓄12g　瞿麦12g　冬葵子15g　金钱草30g　乌药9g　泽兰12g　牛膝15g　生大黄9g。

上方共服2付（第2付改生大黄为6g），由尿中排出结石3块（如较小的大米粒），诸症消失，痊愈出院。

从以上3个病例的药方组织方法来看，第1例是选用了白虎汤和增液承气加凉血、止血药随证加减变化而成；第 2 例是以椒目瓜蒌汤的精神，结合前人治疗饮病当“以温药和之”的经验，结合具体病情随证加减变化而组织成为另一新方，使它更切合病情而提高疗效；第 3 例是根据立法的要求，吸取前人组织药方的原则，并结合现代科研成果加入排石药而自行组织的新方。从这 3 个病例的治疗结果来看，疗效都比较好。因而我个人体会：无论是采用古方、选用今方或自己组织新方，都应古为今用、博采众长、推陈出新，紧密结合具体病情，以切实解决临床实际问题为目的。

附一　常用药物小结表

写在药物小结表前的重要声明

为了方便当今读者学习、温习、检索本书第2至9讲常用药物的各方面内容，本版精心地用表格形式对上述内容做了归纳。但是，凡事有利有弊。在此我殷切希望读者在运用这些小结表时，首先应注意以下两点：

1. 不仅要注意记某药的功能、主治，更要记住的是该药的“性”、“味”、“归经”，因为药物的功能主治多是由于这些因素所决定的。

2. 不仅要了解某药单独具有哪些功能主治，更要记清楚某药与某药配伍后能治疗何病、何证、何症，因为这种配伍后产生的功能不是某一种中药所能达到的，这是中药的特点。学习中药的应用，关键要在熟悉、掌握“配伍应用”上多下功夫，记熟了中药的配伍变化，才是这方面学习内容中的重中之重。中药的配伍变化是无穷的，是每位中医师一生追求和从实践中不断摸索的，再经过举一反三、不懈尝试，各大医家又会悟出一些新的配伍奥妙。例如王洪绪的熟地配麻黄，李东垣的补中益气等等。

读者们若能真地做到以上两点，就能在享受表格归纳带来便利的同时，不会把丰富活泼的用药心得，死板地简单地错记成某药治某病或某证，不枉我们倾心费力编制表格的一番良苦用心。

表1　常用发散药小结表

药名	性味	主要功能	主治	配伍应用	剂量	使用注意
麻黄	辛，温	发汗散寒解表，辛温解表峻品	外感风寒表实证，证见恶寒无汗、发热头痛、脉浮而紧	❶治喘咳可配杏仁 ❷治肺热喘咳可配生石膏，或黄芩、知母等 ❸散阴疽，消癥结可配熟地黄、白芥子、当归等 ❹祛除深入肌腠中的风寒之邪可配干姜	一般2～9g，治水肿10～15g	肺虚作喘、外感风热、单臌胀、痈、疖等病证患者不用
		宣肺平喘	风寒外束、肺气壅遏的喘咳实证			
		宣肺利尿消肿	风邪袭表、肺失宣降、水道不通的风水水肿			
		发越阳气而走表，散寒通滞破结	风寒痹证，阴疽痰核			

续表

药名	性味	主要功能	主治	配伍应用	剂量	使用注意
桂枝	辛，温	发汗解肌	表实无汗或表虚有汗的风寒感冒	❶治疗无汗的风寒感冒可配麻黄 ❷治疗有汗的风寒感冒可配白芍 ❸治风寒阻络、气血不畅所致的肩臂疼痛可配片姜黄、防风 ❹治骨节拘挛难伸、肢体疼痛可配合赤芍、红花、伸筋草等 ❺治水饮凌心可配茯苓、猪苓、白术、泽泻、紫苏子、桑白皮、炙甘草 ❻治心阳不振胸痹心痛可配瓜蒌、薤白、红花、五灵脂	一般3～9g	阴血虚乏、素有出血、外无寒邪、阳气内盛者不宜用此
		温通经脉，横通上肢	寒凝血滞诸痛			
		助阳化气，温化水饮	阳虚气化不利、水湿停留所致的痰饮、蓄水之证			
荆芥	辛，微温	发表散风	风寒表证、风热表证	❶辛温解表可配防风、紫苏叶 ❷辛凉解表可配薄荷、金银花、桑叶 ❸治便血可配地榆、槐花炭 ❹治衄血可配藕节、焦栀子、白茅根 ❺行恶血可配红花	一般3～9g	服药期间不要食鱼、蟹、河豚、驴肉
		透疹消疮，祛风止痒，清血分伏热，祛血中之风	表邪外束所致麻疹不透，风疹或湿疹瘙痒			

续表

药名	性味	主要功能	主治	配伍应用	剂量	使用注意
		炒炭偏入血分，疏散血中风热，长于理血止血	多种出血症			
防风	辛、甘，微温	发表散风，治风通用之药，作用和缓，温而不燥	一切因风邪而致的疾病，如风寒或风热表证，风疹瘙痒等	❶解表发汗可配荆芥 ❷祛经络筋骨中风湿可配羌活、独活、当归、薏苡仁、威灵仙、伸筋草、鸡血藤 ❸祛风止痉可配全蝎	一般6～9g，治产后血晕芥穗炭30g	阴虚火动头痛者不宜
		祛风散寒，胜湿止痛	风寒湿痹			
		祛风止痉	破伤风			
		炒用可升发脾胃清气，止腹痛泄泻；炒炭止血	肝郁侮脾之腹痛泄泻；崩漏、便血、月经过多等出血证			

续表

药名	性味	主要功能	主治	配伍应用	剂量	使用注意
紫苏	辛，温	发汗解表，作用和缓	风寒感冒	❶治兼有胸闷、呕吐、胃部不适的风寒感冒可配藿香、荆芥、防风、陈皮、神曲 ❷治脚气病可配独活、苍术、槟榔 ❸治口臭可配生石膏、白芷 ❹发汗解表可配香附、麻黄	一般6～9g	紫苏叶入汤药时要注明“后下”
		理气宽中，和胃止呕，解鱼蟹毒	脾胃气滞，胸闷恶心，妊娠呕吐，鱼蟹中毒等			
羌活	辛、苦，温；入膀胱经	散寒祛风，胜湿止痛	风寒感冒，头身疼痛；擅治腰以上风寒湿痹，尤其是后头痛、肩背疼痛	❶治肩、臂、手等部位的风湿疼痛可配片姜黄、桂枝 ❷治风寒感冒头痛、无汗可配荆芥、防风 ❸治头痛如裹可配苍术	一般3～10g	血虚而全身空痛、虚弱乏力者禁用
独活	辛，温；入肾经	发散风寒，祛风胜湿	擅治下半身风湿痹痛，有镇痛、抗关节炎的作用	❶治疗风湿性关节炎偏于虚寒性者，可配桑寄生、川断、补骨脂、威灵仙、牛膝、泽兰、红花、附片等 ❷治少阴头痛可配细辛 ❸治两脚风湿疼痛、软弱、难于行走可配牛膝、木瓜、苍术、地龙、五加皮、川续断	一般6～9g，体壮病重者12g，外熏洗可用15～30g	血虚头痛、肾虚腰痛、阴津不足等证者不宜

续表

药名	性味	主要功能	主　治	配伍应用	剂量	使用注意
白芷	辛，温	解表散风，通窍止痛	风寒表证之头痛鼻塞，止头额疼痛见长；鼻渊头痛，时流浊涕	❶治寒湿下注的白带可配苍术、炒薏苡仁、茯苓、樗白皮、白鸡冠花 ❷治脾虚湿盛所致的久泻可配肉豆蔻、诃子、茯苓、芡实 ❸治鼻渊可配细辛、苍耳子、辛夷、薄荷通鼻窍 ❹治肠痈可配牡丹皮、冬瓜仁、败酱草、红藤、生大黄 ❺治乳痈可配瓜蒌 ❻治痈肿疮疡可配赤芍、红花、蒲公英、紫花地丁、野菊花、金银花	一般 3～9g	血虚有热或阴虚火旺者忌用，痈疽已溃者也宜少用
		燥湿止带，消肿排脓	寒湿带下；痈疽初起，乳痈肿痛等；皮肤风湿瘙痒及毒蛇咬伤			
藁本	辛，温	祛风散寒，药力升散，上达巅顶	风寒感冒，巅顶头痛		一般 1.5～10g	
		胜湿止痛	风寒湿痹			

续表

药名	性味	主要功能	主治	配伍应用	剂量	使用注意
细辛	辛,温,有小毒;入心肾肺肝经	祛风散寒,散寒力胜	风寒感冒或阳虚外感	❶发散风寒可配荆芥、防风、羌活、紫苏叶 ❷治胸痹心痛可配桂枝、薤白、当归、丹参 ❸治寒饮犯肺的咳喘可配干姜、五味子、半夏、麻黄、杏仁	一般1~3g	单独服用细辛不超过3.2g(细辛不过钱)
		通窍止痛的要药	擅治少阴头痛、偏正头痛、风冷头痛等,以及头面诸窍疼痛			
		温肺化饮	寒痰停饮之咳喘			
		通关开窍醒神	中恶、痰厥之神昏窍闭证			
辛夷	辛,温	发散风寒,宣通鼻窍止痛	风寒鼻塞头痛,鼻渊头痛	❶治风寒感冒的鼻塞不通可配细辛、荆芥、防风、苍耳子 ❷治鼻炎、鼻窦炎可配合白芷、细辛、苍耳子、川芎、菊花、金银花	一般6~10g	阴虚火旺者忌用
苍耳子	辛、苦,温,有小毒	散风除湿,通窍止痛	鼻渊头痛,风寒头痛,风湿痹痛	❶治风湿周痹可配羌活、透骨草、威灵仙、薏苡仁 ❷治鼻塞不通、鼻炎、鼻窦炎、鼻流涕不止可配辛夷、白芷、细辛、川芎、菊花	一般6~9g	
		杀虫止痒	风疹瘙痒,疥癣麻风			

续表

药名	性味	主要功能	主　治	配伍应用	剂量	使用注意
香薷	辛，微温	发汗解表，发汗力较强；醒脾和胃，助升清阳，温中化湿，利水消肿，长于发越被遏之阳气	内伤暑湿、外感风寒之阴暑证	❶治夏季感冒暑湿的表证可配荷叶、扁豆、佩兰、藿香 ❷治水湿浮肿、小便不利可配白术	一般3～6g，体壮病重者9g	体弱易出虚汗者忌用
生姜	辛，温	发汗解表，作用和缓	风寒感冒轻证	❶治风寒感冒可配麻黄、荆芥、桂枝、紫苏叶 ❷配半夏和胃止呕，并可解半夏毒 ❸配大枣益脾胃元气，温中祛湿 ❹配白芍能制白芍之寒而温经止痛	一般生姜3～9g	用量不宜过大
		温胃散寒，和中降逆，呕家圣药	胃寒呕吐，及各种原因导致的脾胃不和、呕吐上逆等症			

续表

药名	性味	主要功能	主治	配伍应用	剂量	使用注意
薄荷	辛，凉	发汗，疏散风热，解表透疹	风热感冒之头晕头痛、咽喉肿痛，风热引起的风疹、皮肤痒疹、麻疹不透	❶治风热感冒、头晕头痛、咽喉肿痛可配荆芥、金银花、桑叶、菊花 ❷治风热引起的风疹、皮肤痒疹、麻疹可配连翘、赤芍、白鲜皮、苦参、蝉蜕 ❸治肝郁化火之目赤肿痛、视物模糊、头痛头晕可配菊花、霜桑叶	一般1.5～6g，病重9g	
		疏肝解郁，清利头目	肝郁气滞之胸胁胀痛、月经不调，肝郁化火之目赤肿痛、视物模糊、头痛头晕			
		尚能消食下气、消胀、除霍乱吐泻				

续表

药名	性味	主要功能	主治	配伍应用	剂量	使用注意
菊花	辛、甘、苦，微寒	疏风散热	风热感冒之头痛、目赤	❶治肝经风热、目赤肿痛、两目昏花、见风流泪、目生云翳可配黄芩、密蒙花、草决明、青葙子、木贼草、桑叶、蝉蜕 ❷治肝阳上亢、肝风上扰的头晕、头痛可配生石决明、白蒺藜、生地黄、白芍、蔓荆子	一般6～9g，特殊情况可用12～15g	
		清肝热，散肝风，平降肝阳，兼能养肝明目	肝经风热之目赤肿痛，肝阳上亢之肝阴不足之两目昏花、见风流泪			
		清热解毒	痈肿疮毒			
牛蒡子	辛、苦，凉	散风除热，宣肺透疹	外感风热表证，疹出不透	❶治风热感冒及温病初起的表证，尤其是兼有咳嗽、喉痛、咽痒者，可配桑叶、菊花、金银花、薄荷 ❷治肺经郁热麻疹出不透可配荆芥、芦根、黄芩、蝉蜕、葛根、桔梗、薄荷 ❸治咽喉红肿疼痛可配山豆根、玄参、桔梗、甘草、黄芩	一般3～9g	脾胃虚寒、经常泄泻者不可用
		清热解毒，消肿利咽	咽喉红肿疼痛，疮疡肿毒			

续表

药名	性味	主要功能	主治	配伍应用	剂量	使用注意
蔓荆子	辛、苦，凉	疏散风热，清利头目，善散上部风热	外感风热之头痛、发热、目痛、面肿	❶治感受风热所致的头痛、发热、目痛、面肿可配荆芥、薄荷、菊花、牛蒡子等 ❷治风热上犯而致的头痛、目赤、目昏可配合桑叶、菊花、草决明、青葙子、薄荷 ❸治头部两侧近太阳穴处的头痛可配荆芥、防风、菊花、白蒺藜	一般4.5～9g	血虚头痛、目痛者忌用
浮萍	辛，寒	疏风散热，善达肌表	风热表证，麻疹不透，风热瘾疹（荨麻疹等）	❶辛凉解表可配薄荷、黄芩、荆芥、杏仁、淡豆豉 ❷治热郁肌表麻疹不透可配牛蒡子、蝉蜕、薄荷、葛根	一般1.5～6g	体虚自汗者
		宣肺利水而消水肿	全身水肿而兼发热者			

续表

药名	性味	主要功能	主治	配伍应用	剂量	使用注意
蝉蜕	咸，寒	疏散风热，宣肺疗哑，透疹止痒，	风热表证，咽痛音哑，疹出不畅，风疹瘙痒，	❶治外感风热、温病初起，尤其是兼有音哑、咽痛者，可配金银花、连翘、薄荷、菊花 ❷治麻疹发热疹出不透可配牛蒡子、金银花、薄荷、芦根、葛根 ❸治风疹可配防风、荆芥、浮萍、白鲜皮、赤芍 ❹治破伤风、高热惊厥、颜面神经麻痹可配全蝎、钩藤、蜈蚣、僵蚕	一般2.5～6g，体壮邪盛者10g，治破伤风用25～30g	
		祛风解痉	破伤风、高热惊厥、颜面神经麻痹、中风失音			
		退翳明目	风热攻目之目赤肿痛，翳膜遮睛			
		止小儿夜啼	小儿惊痫夜啼			
柴胡	辛、苦，微寒；入肝胆心包三焦经	和解少阳，疏散退热	邪在半表半里，寒热往来或发热	❶和解少阳，治邪在半表半里，可配黄芩、半夏、党参、甘草、生姜、大枣 ❷治肝气郁结可配当归、白芍、白术、茯苓、薄荷、香附、川芎、枳壳 ❸治脾胃虚弱清阳下陷诸症可配炙黄芪、白术、升麻、防风、葛根、党参	一般0.9～9g，退热及治疟10～15g，重症30g	
		疏肝解郁	肝气郁结诸症			
		升阳举陷	引清气上行而治疗脾胃虚弱清阳下陷所致			

表2　常用泻利药小结表

药名	性味	主要功能	主　　治	配伍应用	剂量	使用注意
大黄	苦，寒	泻血分实热，下肠胃积滞，推陈致新，为峻泻药	火热积结于肠胃之证或胃火炽盛；大便干秘，数日不行的实证	❶治热邪结于肠胃可用生大黄配芒硝、厚朴、枳实 ❷治热痢初起，肠胃湿热积滞而里急后重、大便不爽，可用生大黄配黄连、木香、槟榔 ❸治痈肿热痛不消可配赤芍、当归尾、金银花、连翘、牡丹皮 ❹加速清热除湿和退黄疸可配茵陈、栀子、车前子、黄柏 ❺止吐可配生甘草	一般1.5～9g，个别病例有时可用12～15g	元气不足、胃虚血弱、病在气分及阴虚便燥者不宜用
		清热除湿，退黄疸	肠胃湿热积滞而里急后重，阳黄			
		清热解毒，散肿消痈	痈肿热痛，肠痈			
		活血化瘀，炒炭可止血	血瘀而月经闭止不行，大肠有积滞的大便下血			

续表

药名	性味	主要功能	主治	配伍应用	剂量	使用注意
芒硝	苦、咸，寒	泻下通便，软坚润燥	热邪炽盛所致大便秘结	❶增强攻下清泻之力应配大黄 ❷治妇女血瘀经闭可配当归、红花、桃仁、川芎 ❸治腹中癥瘕积块可配苍术、白术、三棱、莪术、牡蛎、郁金、丹参、山楂核 ❹外治口舌生疮或咽喉肿痛可配硼砂、冰片	一般芒硝一次 3～6g，玄明粉一次 3～9g	随汤药冲服；无热邪结滞者及年老体衰者忌用
		清热消肿	口舌生疮，咽喉肿痛，目赤肿痛，肠痈乳痈，痔疮			
番泻叶	甘、苦，寒	泻下导滞通便	热结便秘，习惯性便秘，老年便秘		一般 3～7g	开水浸泡约半小时取汁服；乳母忌用；经期、孕期妇女及痔疮患者不宜用
芦荟	苦，寒；入肝经	泻下	热结肠胃		入泻下剂，每次 0.6～1.5g；入通经、凉血、消疳、杀虫剂，每次 0.2g	孕妇忌用
		通月经	妇女经闭			
		凉肝明目	血热目昏			
		消疳积，清热杀虫	小儿疳积、虫积所致的面黄消瘦、肚大青筋、下午低热			

续表

药名	性味	主要功能	主治	配伍应用	剂量	使用注意
巴豆	辛，热，有毒	泻寒积，逐痰癖，为峻泻猛剂	肠胃中有寒痰积聚、食积胀满、腹中有痞癖癥结		一般 0.06～0.25g	
火麻仁	甘，平	滋润滑肠通便	津液不足所致的大便燥结	治肠道津液不足的大便燥结可配郁李仁、桃仁、瓜蒌仁、熟大黄、蜂蜜	一般 9～15g，燥结重者可用 20～25 或 30g	
郁李仁	辛、苦，平	生津润燥滑肠而通便，利水消肿	习惯性便秘，或腹水兼有便秘		一般 6～12g，特殊情况可用至 30g	
蜂蜜	甘，凉	润肠通便	老人、虚人、津液不足、肠道涩滞而致的大便燥结		一般 1～3 羹匙	

续表

药名	性味	主要功能	主治	配伍应用	剂量	使用注意
川木通	苦,寒	利水通淋,导心热下行利小便,兼通大便	心火盛、湿热下注所引起的小便不利、尿道作痛	❶治心火盛、湿热下注的小便不利、尿道作痛,可配生地黄、竹叶、生甘草梢 ❷治膀胱结热的热淋、血淋可配车前子、栀子、瞿麦、萹蓄、滑石、大黄 ❸合猪蹄熬汤治产后乳少	一般 3~9g	内无湿热、滑精、气弱者及孕妇忌用
		通经下乳	妇女经闭,产后乳少			
		利关节	关节不利,筋骨疼痛			
通草	甘、淡,微寒	清热利湿,引肺热下行而利小便	小便不利,淋沥涩痛,水肿	❶治水肿小便不利可配防己、茯苓、猪苓、大腹皮 ❷治热淋小便不利可配川木通、瞿麦、连翘、淡竹叶 ❸配穿山甲、川芎、甘草、猪蹄煎汤,能通乳汁而治乳少	一般 3 ~ 9g,下乳方中 15 ~ 18g 或 30g	孕妇忌用
		下乳汁	产后乳汁不下或乳汁不畅			

续表

药名	性味	主要功能	主治	配伍应用	剂量	使用注意
茯苓	甘、淡，平	利水除湿	身体各部出现的水湿停留	❶治脾虚气弱配党参、白术、甘草 ❷治脾虚湿盛引起的水泻可配党参、白术、猪苓、泽泻、藿香、车前子、炒芡实、伏龙肝 ❸治脾虚湿停而全身浮肿可配党参、白术、半夏、陈皮、猪苓、泽泻、桑白皮、冬瓜皮 ❹治胃和胸部有停痰宿水而致满闷不食可配党参、白术、枳实、橘皮、生姜	一般9~12g	阴虚津液枯乏者不宜用，滑精者慎用
		宁心安神	心脾两虚之心神不宁、失眠健忘			
		健脾止泄	脾气虚证，脾虚湿盛之水泻			
猪苓	甘、淡，平	利水渗湿	各种水肿、尿少、湿盛泄泻、淋浊、黄疸	❶治水泻尿少可配白术、茯苓 ❷治脾湿肿满、中脘闷胀可配苍术、白术、厚朴、砂仁、陈皮、茯苓 ❸治热淋、小便疼痛不利可配萹蓄、瞿麦、川木通、黄柏、滑石 ❹配泽泻增强利水效果	一般6~12g，特殊情况可用20~25g或30g	阴虚目昏及无湿而渴者忌用

续表

药名	性味	主要功能	主　　治	配伍应用	剂量	使用注意
泽泻	甘、淡、微咸，寒	利尿祛湿清热	水肿胀满，小便不利，热淋	❶治水肿胀满、小便不利可配车前子、通草、桑白皮、猪苓 ❷治小便浑浊如膏可配茯苓、海金沙、滑石、萆薢 ❸治热淋尿痛、小便不利可配生地黄、川木通、猪苓、黄柏、石韦 ❹治支饮及胃内停饮而致的头目眩晕可配白术	一般6～9g，病情需要时也用15～18g或30g	阴虚无湿热及肾虚目昏者忌用
车前子	甘，寒	利水清热消水肿，通淋闭	各种水肿，结于膀胱、小肠而致的小便淋涩不畅、尿道疼痛甚或小便癃闭	❶治各种水肿可配茯苓、泽泻、冬瓜皮 ❷治湿热下注的小便淋涩不畅，不尿自滴，尿道疼痛，甚或小便癃闭，可配茯苓、泽泻、滑石、川木通、瞿麦、黄柏、萹蓄	一般3～9g，特殊情况时15～30g	入汤药时要"包煎"
		益肝肾，明目	肝肾阴虚而致的两目昏暗、视力减退			
		渗湿止泻	湿盛水泄			

续表

药名	性味	主要功能	主治	配伍应用	剂量	使用注意
滑石	甘、淡，寒	利水祛湿，通淋滑窍	湿热淋证之尿道疼痛、小便不利	❶治热淋、血淋、砂淋等所致的尿道疼痛、小便不利，可配猪苓、泽泻、车前子、瞿麦、海金沙、冬葵子、萹蓄等 ❷治暑热病可配甘草（如六一散）、扁豆、扁豆花、竹叶、荷叶、绿豆衣	一般9～30g	脾胃虚寒、滑精、小便多者忌用
		清解暑热	暑热烦渴			
		滑润皮肤，清热祛湿敛疮	外用治痱毒、湿疹、脚趾湿痒			
石韦	苦、甘，微寒	利膀胱湿热而利水通淋，清肺经气分之热	膀胱湿热所致癃闭，湿热淋、血淋、砂石淋，肺热咳喘	❶治肺气不清和膀胱湿热的尿癃闭、热淋、血淋、砂石淋，可配滑石、瞿麦、萹蓄、川木通、海金沙 ❷治尿血配小蓟、仙鹤草、白茅根	一般6～9g，特殊情况时15～30g	
萹蓄	苦，平	清利膀胱湿热	热淋、小便不利	治热淋、小便不利可配猪苓、茯苓、泽泻、川木通、滑石、瞿麦	一般6～15g	
		杀虫止痒	湿疹、湿疮、阴痒、带下，多种细菌、霉菌感染，蛔虫腹痛			

续表

药名	性味	主要功能	主治	配伍应用	剂量	使用注意
瞿麦	苦，寒	清心热，利小肠、膀胱湿热	血淋、热淋之尿血、小便不利	治血淋、尿血可配炒栀子、黄柏炭、海金沙、白茅根、灯心炭	一般4.5～10g	孕妇不宜用
		活血散结通经	妇女经闭，月经有紫黑块			
海金沙	甘、淡，寒	清利小肠与膀胱湿热而利尿	各种淋病，尤其是石淋	❶治热淋可配石韦、萹蓄、川木通、猪苓、茯苓、泽泻、黄柏 ❷治砂石淋可配冬葵子、金钱草、滑石、车前子、猪苓、石韦 ❸治血淋可配黄柏炭、白茅根、泽泻、瞿麦	一般3～9g，单味使用15～30g	体虚尿频、无湿热者忌用
金钱草	甘、苦，微寒	利湿退黄	湿热黄疸	❶治胆结石可配柴胡、黄芩、半夏、枳实、槟榔、大黄、玄明粉、茵陈 ❷治泌尿系结石可配猪苓、茯苓、冬葵子、滑石、牛膝、槟榔、海金沙、泽兰、泽泻	一般30g左右，单味使用60～90g	
		利水排石，清利肝、胆、膀胱、肾经湿热	胆结石、肾结石、输尿管结石、膀胱结石，石淋、热淋			

续表

药名	性味	主要功能	主治	配伍应用	剂量	使用注意
冬葵子	甘，寒，滑利	利尿、滑肠	小便淋痛、尿少、尿频兼有大便燥结	❶治小便淋痛、尿少、尿频兼有大便燥结之症，可配车前子、猪苓、茯苓、瞿麦、萹蓄、滑石 ❷治乳汁不通可配通草、王不留行、炙穿山甲 ❸治泌尿系结石可配金钱草、海金沙、牛膝、泽兰、泽泻	一般 6 ~ 9g，特殊情况时 15 ~ 30g	孕妇及无实邪者不宜用
		滑利除滞而通乳	乳汁不畅			
薏苡仁	甘、淡，微寒	利水祛湿	水肿、小便不利	❶治水肿、小便不利可配车前子、猪苓、茯苓、泽泻 ❷治足膝肿痛、湿脚气可配木瓜、牛膝、防己、紫苏、槟榔 ❸治脾虚泄泻可配白术、茯苓、炒山药、炒扁豆、芡实米 ❹治肺痈可配冬瓜子、桃仁、芦根 ❺治肺痈已溃、吐大量脓血可配桔梗、白及 ❻治肠痈可配金银花、当归、生地黄、玄参、生地榆、黄芩、甘草、生大黄、牡丹皮	一般 10 ~ 20g，病重 30 ~ 60g	滑精及小便多者不宜用，孕妇忌用
		清热排脓	肺痈，肠痈			
		舒筋	湿热所致筋急拘挛、肢体难伸			
		健脾利湿	脾虚泄泻			

续表

药名	性味	主要功能	主治	配伍应用	剂量	使用注意
防己	大苦、辛，寒	祛湿利水，泻下焦血分湿热	风水、皮水，湿热郁滞而致的下肢浮肿疼痛、脚肿、湿脚气、小便不利	❶治风水、皮水可配黄芪、桂枝、白术、茯苓 ❷治风湿痹证的关节肿痛、肢体挛急，可配威灵仙、薏苡仁、羌活、独活、红花、赤芍 ❸治湿热郁滞的下肢浮肿、疼痛、脚肿、湿脚气，可配木瓜、薏苡仁、地龙、牛膝、槟榔、茯苓	一般3~9g	不宜大量使用；阴虚及无湿热实邪者忌用，热在气分者不宜用
		祛风通络止痛	风湿痹证的关节肿痛、肢体挛急			
木瓜	酸，温	利湿理脾	中焦湿盛所致的吐泻、腹胀，湿脚气	❶治中焦湿盛的吐泻、腹胀可配紫苏、吴茱萸、茴香、佩兰、甘草 ❷治湿邪流注于小腿、足跗而致的湿脚气痉挛，可配紫苏、吴茱萸、桔梗、槟榔、橘皮、生姜	一般6~12g	筋骨关节不利而兼有小便不畅者，不宜单用，须配合利水药
		利湿温肝，舒筋活络	霍乱转筋，湿痹			

续表

药名	性味	主要功能	主治	配伍应用	剂量	使用注意
五加皮	辛、苦，温	祛风除湿，强腰膝，壮筋骨	风湿痹痛，脚软无力，腰膝酸痛	❶治风湿痹痛，脚软无力，腰膝酸痛，下肢浮肿可配牛膝、薏苡仁、萆薢、木瓜、独活 ❷治小儿脚软不能行走可配木瓜、牛膝 ❸治急性肾炎腰痛水肿可配茯苓皮、桑白皮、冬瓜皮、陈皮、麻黄 ❹治心功能不全的下肢浮肿可配茯苓、猪苓、泽泻、桂枝	3～9g	用北五加皮后发现脉搏低于60次/分需停用
		利水消肿	下肢水肿，脚气			
冬瓜皮	甘，微寒	利尿消肿	各种水肿，小便不利	❶治水肿、小便不利可配桑白皮、茯苓皮、猪苓、泽泻、车前子 ❷治肺痈可配桃仁、桔梗、生薏苡仁、芦根 ❸治肠痈可配生大黄、牡丹皮、薏苡仁、连翘、赤芍、败酱草	一般15～30g，病重60g	脾胃虚寒，大便溏软者不宜用
		排脓利湿，降痰清肺，润燥导滞	肺痈，肠痈，肺热痰多的咳嗽和大便干燥			

续表

药名	性味	主要功能	主治	配伍应用	剂量	使用注意
茵陈	苦，微寒	清热利湿，退黄疸	湿热黄疸	❶治阳黄可配栀子、黄柏、大黄、车前子 ❷治阴黄可配附子、干姜、白术、茯苓、泽泻 ❸治胆道感染可配金银花、连翘、枳实、柴胡、焦三仙、槟榔、赤芍、莱菔子	一般 9 ~ 15g，病重 25 ~ 30g，个别情况下可用到 60g	
玉米须	甘，平	利尿消肿，利胆，降血压	水肿，黄胆，高血压	❶治肾炎水肿可配桑白皮、茯苓皮、陈皮 ❷治黄疸型传染性肝炎可配茵陈、黄柏、栀子 ❸治胆囊炎及胆结石（泥沙状或小块结石）可配茵陈、金钱草、延胡索、芦根	一般 15 ~ 30g，单味使用 45 ~ 60g	
抽葫芦	甘，平	利尿消肿	水臌（腹水）和水肿	❶治腹水可配大腹皮、茯苓皮、车前子、车前草 ❷治全身浮肿可配白术、茯苓、黄芪皮、冬瓜皮	一般 12 ~ 30g，单味使用时 30 ~ 60g	

续表

药名	性味	主要功能	主治	配伍应用	剂量	使用注意
甘遂	苦,寒,有毒;入肺脾肾经	泻下逐水,消肿散结,逐痰	实证重症之水肿、臌胀、胸胁停饮、痈肿疮毒	❶治水臌(肝硬化腹水、血吸虫病腹水等可配黄芩、木香、砂仁 ❷治水饮停聚胸胁(胸水)可配芫花、葶苈子、杏仁 ❸治外感邪热与内蓄水饮结聚于胸胁脘腹之间(结胸)可配芒硝、大黄 ❹治水肿腹满(肾性水肿)可配牵牛子	一般生品用0.3~1g;煨或醋炙品1.5~3g	宜先从小量开始,根据情况渐渐加量;虚证、体弱者及孕妇忌用
大戟	苦,寒,有毒	泻水逐饮,消肿散结	实证之水肿臌胀、二便秘结、痰饮积聚、痈肿疮毒	❶治胸胁积水(胸腔积液)可配芫花、甘遂、大枣 ❷治痰浊水饮积蓄所致的胸脘痞闷、恶水不欲饮、心悸、气短,可配甘遂、白芥子 ❸治晚期血吸虫病腹水可配甘遂、葶苈子	一般0.6~1.5g	不能与甘草同用;入散剂或丸剂;体弱者和孕妇忌用

续表

药名	性味	主要功能	主　治	配伍应用	剂量	使用注意
芫花	辛、苦、温，有大毒	峻下逐水，兼除痰饮而止咳	形气俱实的重度水肿、腹水、胸水，痰饮喘咳	❶常与大戟、甘遂同用 ❷治形气俱实的重度水肿、腹水、胸水，可配甘遂、大戟、牵牛子、槟榔、轻粉、橘红、青皮、木香 ❸治痰浊水饮引起的咳逆喘满可配大黄、葶苈子	一般 0.5 ~ 1.5g，病重体壮者量可稍增大	体弱者及孕妇忌用
商陆	苦，寒，有毒	泻下利水，消肿散结	水肿臌胀，大便秘结，小便不利．外治疮疡肿毒	❶治各种水肿（肾炎水肿、心脏性水肿等）可配鲤鱼煎服 ❷治水肿、水臌（肝硬变腹水）、腹胀、二便不利，可配槟榔、大腹皮、茯苓皮、川椒目、赤小豆、川木通、泽泻、杜仲	一般入汤药 1.5 ~ 4.5g，单药研末服0.4 ~ 1.5g	身体虚弱者及孕妇忌用
牵牛子	苦，寒，有小毒	泻下，逐水，去积杀虫	水肿、臌胀之正气未衰水湿实证。湿热积滞，大便不通，虫积腹痛	❶治腹水胀满可配大戟、芫花、甘遂、青皮、陈皮、轻粉 ❷治三焦气滞，湿热郁结，肠胃积滞的便秘、腹胀，可配枳实、槟榔、焦三仙、木香	一般 2 ~ 4.5g	先从小剂量开始；体虚者及孕妇忌用

表3　常用补益药小结表

药名	性味	主要功能	主治	配伍应用	剂量	使用注意
人参	甘、微苦，温	大补元气，益气固脱	气虚欲脱	❶治脾肺气虚可配白术、茯苓、甘草、黄芪、山药、五味子 ❷治虚人感冒可配紫苏、前胡、桔梗、枳壳 ❸治气分高热，热邪伤正，正虚热盛，可配生石膏、知母、粳米	一般1.5～9g，独参汤等救急时9～30g	反藜芦，畏五灵脂；肺气壅滞、胸闷憋气、表邪未解及一切实证、热证者忌用；服后腹胀甚者用莱菔子或山楂解之
		补益脾肺	脾气不足，中气下陷，肺虚咳喘，气短乏力			
		益气生津止渴	津伤口渴或内热消渴			
		补心气而安神益智	失眠健忘，心悸怔忡			
		益气生血	血虚萎黄			
党参	甘，平	补脾益肺	脾胃虚弱，肺虚喘咳	❶治脾胃气虚可配白术、茯苓、甘草、陈皮 ❷治气血两虚可配白术、茯苓、甘草、当归、熟地黄、白芍、川芎 ❸治各种贫血可配当归、白芍、生地黄、熟地黄 ❹治气虚咳喘可配麦冬、五味子、黄芪、干姜、贝母、甘草	一般3～9g，重病或急病15～30g或更多	肺气壅滞、胸闷憋气、表邪未解及一切实证、热证者忌用；服后腹胀甚者用莱菔子或山楂解之
		养血生津	津伤口渴，气血双亏			

续表

药名	性味	主要功能	主　治	配伍应用	剂量	使用注意
黄芪	甘，微温	补气升阳	脾气虚弱之气短乏力、食少便溏，中气下陷之久泻脱肛、子宫脱垂	❶治表虚自汗、易感冒可配浮小麦、麻黄根、五味子、煅龙骨、煅牡蛎 ❷治脾胃虚弱、中气不足甚至下陷，可配党参、白术、当归、陈皮、升麻、柴胡 ❸治头面、四肢水肿可配防己、白术(或苍术)、甘草、姜皮 ❹治全身皮肤及四肢皆水肿兼恶风，可配茯苓、桂枝、甘草、防己 ❺治心脏性水肿可配五加皮、桂枝、猪苓、茯苓 ❻治血虚气脱可配人参、附子、麦冬、五味子 ❼治气血虚弱之人患疮疡，脓如稀水，疮口久不收口，可配党参、白芷、防风、当归、川芎、桂心、厚朴、桔梗、五味子、甘草	一般 3 ~ 10g，重病或需要时 30 ~ 120g	生用偏于走表，炙用重在走里；胸闷胃满、表实邪旺、气实多怒者勿用
		固表止汗	肺气不足，表虚自汗，虚人易感风寒			
		补肺健脾，利尿消肿	风水水肿，小便不利			
		补气生肌，托毒排脓	疮疡脓成不溃			
		补气生血	劳倦内伤，气亏血虚，血虚发热			

续表

药名	性味	主要功能	主治	配伍应用	剂量	使用注意
白术	甘、苦，微温	健脾燥湿，化饮利水	脾胃虚弱，中焦运化不健，消化不良，水湿内停，痰饮水肿诸症	❶治脾虚湿浊不化可配党参、茯苓、陈皮、半夏、木香、草豆蔻 ❷治脾虚泄泻可配党参、茯苓、猪苓、车前子、炒山药、炒芡实、炒扁豆 ❸治妊娠恶阻可配陈皮、竹茹、苏梗、茯苓、藿香、生姜 ❹治脾虚水肿可配猪苓、茯苓皮、冬瓜皮、车前子、桂枝 ❺治气虚自汗可配黄芪、防风、浮小麦	一般4.5～9g，重病或需要时15～30g	脾胃阴虚者慎用
		补气固表止汗	表虚自汗			
		益气生血	脾气虚弱，生化无源			
		和中安胎	胎动不安			
山药	甘，温	补脾胃而止泄泻	脾虚食少，倦怠无力，便溏泄泻	❶治脾胃虚而大便虚泄难愈、四肢疲乏无力，可配白术、党参、茯苓、扁豆、莲子肉、炒芡实 ❷治肺气虚而致的气短乏力、懒言声低，可配党参、五味子、黄芪、陈皮、白术 ❸治肾虚滑精、遗精可配生地黄、熟地黄、山萸肉、五味子、锁阳、金樱子 ❹治白带可配白术、苍术、茯苓、龙骨、乌贼骨、吴茱萸、乌药、车前子	一般9～25g，必要时30g以上	腹胀、中焦满闷者不宜用
		补脾胃以益肺气	肺虚喘咳，气短乏力，懒言声低			
		补脾肾而涩精止带	肾虚之滑精、遗精、遗尿尿频，脾肾两虚、湿注下焦之带下清稀绵绵不止			
		补益肺脾(胃)肾之阴	消渴病，口渴乏力			

续表

药名	性味	主要功能	主　　治	配伍应用	剂量	使用注意
白扁豆	甘，微温	健脾养胃	脾胃虚弱或大病后初用补剂时，脾虚泄泻	❶治脾虚泄泻可配炒山药、白术、党参、茯苓、炒芡实 ❷治消渴多饮可配天花粉 ❸治感受暑湿之邪而致呕吐、泻利、烦渴、头昏、胸闷，可配藿香、佩兰、荷叶、赤小豆、厚朴、白蔻仁	一般4.5～12g	
		消暑祛湿	感受暑湿之邪而致呕吐、泻利、烦渴、头昏、胸闷者			
大枣	甘，温	补脾和胃	脾胃虚弱诸症		一般3～10枚	胃胀满、有痰热者不宜用
		养血安神	血虚萎黄，心悸怔忡，妇女脏躁，心神不安			
		缓和药性，解毒	减缓烈性药毒副作用			

续表

药名	性味	主要功能	主治	配伍应用	剂量	使用注意
甘草	甘，平	益气健脾	脾胃气虚，倦怠乏力，食少便溏	❶治虚寒腹痛可配白芍、饴糖、桂枝、大枣、生姜 ❷治因误用汗法伤及阴血而出现的厥逆、脚挛急不伸，可配白芍 ❸治咽喉肿痛可用生甘草配桔梗、射干、牛蒡子、玄参等	一般1～9g	反大戟、甘遂、芫花、海藻；脾胃有湿而中满呕吐者忌用；长期大量服用可引起水肿、高血压
		生用清热解毒，消肿利咽	热毒疮疡，咽痛喉痹，药物、食物、农药中毒			
		缓急止痛	脘腹、四肢挛急疼痛			
		生用润肺止咳	咳嗽气喘			
		调和药性				
熟地黄	甘、微苦，微温	补血生精	精血亏虚、心肝血虚诸症	❶治血虚证可配当归、白芍、川芎 ❷治各种贫血可配当归、黄芪、党参、阿胶 ❸治肝肾阴虚证可配山药、山萸肉、牡丹皮、泽泻、茯苓 ❹治阴疽、附骨疽、流注可配麻黄同用，则不黏滞，并能通血脉、温肌腠	一般9～25g，重病时30g或更多些	阳虚阴盛之人忌用，痰多、苔腻、胸膈滞闷者不宜用；久服时宜配砂仁
		滋补肾阴	肾阴不足、肝肾阴虚诸症			

续表

药名	性味	主要功能	主治	配伍应用	剂量	使用注意
当归	辛、甘、微苦，温	补血	心肝血虚诸症	❶治血虚证和各种贫血可配熟地黄、白芍、川芎 ❷治跌打损伤、瘀血肿痛可配红花、赤芍、三七、桃仁、乳香、没药 ❸治痈疮初起、肿胀疼痛可配连翘、金银花、赤芍、红花、皂角刺、炙穿山甲 ❹生气补血配黄芪、党参 ❺通达四肢，活血通络，可配桂枝、桑枝、路路通、丝瓜络 ❻治血虚肠燥的便秘可配麻仁、生地黄、熟地黄、桃仁、肉苁蓉、郁李仁、瓜蒌仁、大黄	一般 3 ~ 9g，急重病 15g	大肠滑泄、火旺者不宜用
		活血通络，散瘀消肿，兼能散寒止痛	跌打损伤，瘀血肿痛、刺痛，产后腹痛，恶露不下，风湿痹痛			
		养血润肠而通便	血虚津枯之肠燥便秘			
		调经止痛	月经不调，经闭痛经			

续表

药名	性味	主要功能	主治	配伍应用	剂量	使用注意
白芍	甘、酸、苦，微寒	补血敛阴	血虚诸症，自汗盗汗	❶治血虚证可配当归、熟地黄、川芎、白术、阿胶 ❷治阴虚盗汗可配麦冬、五味子、浮小麦 ❸养阴潜阳可配生地黄、石斛、女贞子、生牡蛎、珍珠母 ❹治因阴液受伤所致的腓肠肌痉挛及腿足挛缩难伸，可配甘草、牛膝、木瓜、红花、炙穿山甲 ❺治脾虚肝旺所致的慢性腹泻可配炒防风、白术、陈皮	一般4.5～12g，重症15～30g	产后血瘀、恶露不下者忌用
		平抑肝阳	血虚肝旺、脾虚肝旺、肝阳上亢诸症			
		养血柔肝，缓急止痛	肝血不足之筋脉失荣，挛急疼痛诸症			
		调经止痛	月经不调，经行腹痛，崩漏经多			
阿胶	甘，平	补血	血虚证	❶治血虚证和各种贫血可配当归、熟地黄、白芍、白术 ❷治肺阴虚所致的咳嗽、咳血、肺痨，可配麦冬、百合、白及、沙参、黑栀子、藕节 ❸治月经过多、崩漏，可配白芍、当归炭、艾叶炭、棕榈炭、白术等	一般4.5～9g	舌苔厚腻、食欲不振、大便溏泄者不适用
		滋阴润燥	肾阴虚之虚烦不眠、虚风内动，肺阴虚之干咳少痰、痰中带血，妇女产后便秘或老人肠燥便秘			
		止血	多种出血证			

续表

药名	性味	主要功能	主　治	配伍应用	剂量	使用注意
何首乌	甘、苦、涩，微温	补肝肾，益精血，乌须发	肝肾不足，精血亏虚，头晕眼花，须发早白，腰膝酸软	❶治肝肾不足、血虚气衰以及各种贫血可配熟地黄、当归、白芍、阿胶、白术 ❷治肠道津血不足的便秘可配当归、肉苁蓉、黑芝麻、火麻仁 ❸治精血不足的须发早白，可配补骨脂、当归、地黄、枸杞子、女贞子、菟丝子、黑芝麻、旱莲草	一般 9 ~ 15g，重症 20 ~ 30g	
		润肠通便	津血不足之大便秘结			
		生品截疟、解毒	久疟，痈疽疮疡			
枸杞子	甘，平	补肝肾，益精血，平补阴阳	精血亏虚，肾阳不足诸症	❶治肝肾不足可配熟地黄、山药、山萸肉、菟丝子 ❷以枸杞子、五味子二味合用，代替山萸肉	一般 3 ~ 9g	外感发热、消化不良易生腹泻者慎用
		养肝明目	肝肾不足，精血不能上注于目而致两目昏暗、视物昏花			
		滋补肺肾而润肺止咳	肺肾阴虚之劳嗽咳血、潮热盗汗、消渴			

续表

药名	性味	主要功能	主治	配伍应用	剂量	使用注意
沙参	甘、苦，微寒	养肺阴，清肺热	热伤肺阴或阴虚肺热之干咳少痰，咽干口燥，咳血	❶治肺阴不足而生虚热可配生地黄、知母、麦冬、天冬、川贝母、生甘草 ❷治肺燥咳少痰、咽喉干痒、声音嘶嗄、口鼻干燥、舌尖边红，可配桑叶、麦冬、玄参、生石膏、知母、生地黄、百合、火麻仁、阿胶 ❸治高热病后，阴液耗伤，或久病而致胃阴亏损，可配麦冬、生地黄、石斛、玉竹、玄参、天花粉、生白芍	一般4.5～12g	风寒感冒咳嗽及肺寒白痰多者不宜用
		益胃生津	高热之后，邪热伤阴，或久病而致胃阴不足，口燥咽干，烦热口渴			
麦冬	甘、微苦，微寒	滋阴清热润肺	阴虚肺热、燥热伤肺、肺肾阴虚等证	❶治肺阴不足，肺热咳嗽，可配桑叶、杏仁、沙参、火麻仁、阿胶珠、枇杷叶、天冬 ❷治心气阴两虚的虚脱，配人参、五味子 ❸治胃阴不足而口燥咽干、食欲不振可配玄参、细生地、玉竹、冰糖 ❹治肺热阴伤的咽喉干痛、声哑失音、舌燥口渴，可配玄参、生地黄、桔梗、甘草、山豆根、金果榄、知母	一般4.5～9g	腹泻便溏、舌苔白腻、消化不良者不宜用
		清心除烦	阴虚火旺，心肾不交，心烦失眠			
		益胃生津	热病津伤口渴，肠燥便秘			

续表

药名	性味	主要功能	主治	配伍应用	剂量	使用注意
天冬	甘、苦、寒	滋阴清热，偏在肺肾	肺肾阴虚，阴虚火旺诸症	❶治肺肾阴虚而致痨热骨蒸、颧红盗汗、干咳少痰、声音嘶哑，可配秦艽、白薇、鳖甲、地骨皮、银柴胡、生地黄、龟甲、黄柏、知母 ❷治肺肾阴虚的口渴多饮、饮不解渴、尿频而多，可配生地黄、山萸肉、天花粉、知母、沙参、麦冬、五味子、乌梅、枸杞子	一般4.5～9g	腹泻便溏、舌苔白腻、消化不良者不宜用
石斛	甘、淡、凉	养胃生津，滋阴清热	热病伤阴，津液亏虚，阴虚内热	❶治阴虚内热的干咳、盗汗、低烧、口渴、舌红、脉细数，可配生地黄、麦冬、百合、秦艽、银柴胡、地骨皮 ❷治肾精不足的目昏目暗、视力减退，可配生地黄、熟地黄、山萸肉、草决明、沙苑子、地骨皮、菊花、枸杞子	一般干品6～12g，鲜品15～30g	舌苔厚腻、便溏者慎用
		补肾益精明目，强筋壮骨	肝肾不足，两眼昏花，胫骨痿软，腰膝无力			

续表

药名	性味	主要功能	主治	配伍应用	剂量	使用注意
玉竹	甘，平	益阴润燥，生津止渴，偏在肺胃	肺胃阴伤或燥邪伤肺而致的咳嗽少痰、咽干舌燥、口渴	❶治肺胃阴伤或燥邪伤肺的咳嗽少痰、咽干舌燥、燥热口渴配沙参、麦冬、桑叶、杏仁、石斛、玄参 ❷治高热病后胃阴亏耗的口渴舌燥、食欲不振、胃部不适，可配沙参、石斛、麦冬、冰糖、生麦芽	一般6～12g，特殊需要时15～30g	
黄精	甘，平	润肺益肾，滋阴止咳	肺阴不足之燥咳少痰，肺肾阴虚之劳嗽咳血	❶治高热病后胃阴受伤的口干不欲食、饮食无味、舌红少苔，可配玉竹、麦冬、沙参、冰糖、生麦芽 ❷补肾益精配枸杞子、菟丝子 ❸补肝明目配蔓荆子、草决明	一般6～9g	阴盛、气滞者忌用
		补脾益气，填补精髓	病后虚羸，脾胃虚弱或脾胃阴虚，精血亏虚，阴虚内热诸症			

续表

药名	性味	主要功能	主　治	配伍应用	剂量	使用注意
百合	甘，平	润肺止咳	阴虚肺燥的咳嗽	❶治阴虚肺燥的咳嗽可配生地黄、麦冬、沙参、贝母、梨皮 ❷治久咳不愈、肺阴虚而肺气浮散之证可配沙参、五味子、马兜铃、诃子、麦冬 ❸治热病后余热不清、神志恍惚和阴虚的心烦、失眠，可配麦冬、莲子、远志、黄连、阿胶、玄参	一般9～12g，特殊需要时25～30g	外感咳嗽时不宜
		清心安神	阴虚的心烦、失眠			
女贞子	甘、苦，平	滋补肝肾，清热明目	肝肾阴虚之腰膝酸痛，头发早白，阴虚发热，骨蒸劳热，两目昏花，耳鸣耳聋，牙齿动摇	治肝肾阴虚所致的阴虚发热、头发早白、两目昏花、耳鸣耳聋、牙齿动摇、腰膝酸痛，可配何首乌、桑椹、生地黄、杜仲、山药、旱莲草、枸杞子	一般6～9g，	胃有寒者或老年人用本品时可佐用补脾暖胃药

续表

药名	性味	主要功能	主治	配伍应用	剂量	使用注意
旱莲草	甘、酸，平	补肾滋阴	肝肾阴虚之头晕目眩、须发早白、腰膝酸软	❶治肝肾阴虚之头发早白、脱落配女贞子 ❷治尿血可配生地黄、玄参、白茅根、黄柏炭、大小蓟、瞿麦、泽泻 ❸治吐血可配生石膏、知母、黄芩、白及、藕节炭 ❹治便血可配槐角、地榆、槐花炭、黄柏、防风	一般9g，特殊需要时15～30g	
		凉血止血	阴虚火旺，血热妄行之吐衄咳血、尿血、崩漏			
桑椹	甘、酸，凉	滋阴补血	阴血亏虚之头晕耳鸣、须发早白、目暗昏花、腰膝酸软、内热消渴、肠燥便秘	❶治阴虚津少的口渴舌燥、大便干涩可配麦冬、沙参、玉竹 ❷治阴血虚所致的头发早白、头发脱落可配何首乌、旱莲草、女贞子	一般6～9g	腹部有寒、大便溏软者忌用
黑芝麻	甘，平	补肝肾，益精血	肝肾不足之须发早白、腰膝酸软、头晕眼花、视物昏花、目暗不明	❶治肝肾不足的头晕眼花配枸杞子、菊花、熟地黄、山萸肉、白蒺藜 ❷治肝肾不足的头发早白配何首乌、桑椹、旱莲草、女贞子、生地黄 ❸治津枯血燥的便秘配当归、桃仁、肉苁蓉、火麻仁	一般9～12g	便溏、口渴、火牙痛者不宜用本品
		润肠通便	血虚津枯之肠燥便秘			

续表

药名	性味	主要功能	主治	配伍应用	剂量	使用注意
龟甲	咸、微甘，凉	滋阴潜阳	阴虚之骨蒸劳热、盗汗、咳嗽、咳血，肝肾阴虚，肝阳上亢，虚风内动	❶治阴虚而致的骨蒸劳热、盗汗及肺痨咳嗽、咳血，可配熟地黄、生地黄、知母、黄柏、猪脊髓、天冬、麦冬、玄参、沙参 ❷治阴虚液燥的虚风内动可配麦冬、白芍、阿胶、钩藤、鳖甲、生牡蛎 ❸治肝肾阴虚、肝阳上亢证，可配白芍、生地黄、生牡蛎、生石决明、菊花、黄芩及六味地黄丸 ❹治腹中癥瘕癖块可配鳖甲、赤芍、生牡蛎、红花、桃仁、山楂核、郁金、柴胡、香附、莪术、三棱	一般 9 ~ 25g，必要时 30 ~ 60g	打碎、先煎；舌苔腻、食欲不振者慎用
		滋阴凉血	阴虚火旺而血热妄行			
		软坚散结	癥瘕癖块			

续表

药名	性味	主要功能	主治	配伍应用	剂量	使用注意
鳖甲	咸,凉	滋阴清热	阴虚内热	❶治阴虚内热的骨蒸痨热、盗汗、颧红、肺痨干咳、痰中带血,可配银柴胡、秦艽、青蒿、地骨皮、知母、当归、乌梅、白芍、生地黄、玄参 ❷治妇女经闭、腹中癥积,可配桃仁、红花、当归尾、赤芍、生大黄、三棱、莪术、桂枝、炙穿山甲	一般9~15g,重症30g	入汤药时要"先煎";无阴虚内热者、消化不良者、肠冷便泄者忌用
		软坚散结,通经消癥	疟母,妇女经闭因于腹中瘀积癥块			
鹿茸	甘、咸,温	补肾助阳,益精养血,补力大于鹿角	肾虚之阳痿早泄、宫冷不孕、遗精滑精、尿遗尿频、耳鸣耳聋、肢冷神疲、骨软行迟		每次0.6~1.5g,每日1~2次	温开水送下,或汤药冲服
		补益肝肾,调理冲任,固崩止带	肝肾不足,冲任不固之虚寒崩漏、白带过多			
		温补精血,外托疮毒	溃疡久溃不敛、阴疽内陷不起			

续表

药名	性味	主要功能	主治	配伍应用	剂量	使用注意
鹿角胶	甘，温	温补下元，补阴中之阳，温补之力较鹿茸缓和，长于止血	虚寒性之吐衄、崩漏、尿血、带下、阴疽、阳痿	❶治虚寒性的崩漏、带下可配阿胶、当归炭、蒲黄、乌贼骨 ❷治阳痿配杜仲、肉苁蓉、淫羊藿 ❸治小儿发育不良等症可配熟地黄、山萸肉、山药、茯苓 ❹治阴疽可配麻黄、熟地黄、白芥子、肉桂 ❺配人参、黄芪、当归、熟地黄，温补气血，滋养精血，强壮身体	一般6～9g	烊化服
鹿角	咸，温	补肾阳，益精血，温补之力次于鹿角胶	基本同上	❶治肾阳虚衰的腰痛可配杜仲、续断、补骨脂、附片 ❷治疮疡肿毒可配金银花、连翘、穿山甲、红花、赤芍	入汤剂3～9g，需要时15g；为末冲服时，每次0.9～2.5g，每日2～3次	
		生用活血散瘀消肿	疮疡乳痈肿痛			
鹿角霜	咸，温	温补之力小于鹿角	脾胃虚寒之食少、呕吐、便溏而不受补者		一般6～9g，特殊需要时20～25g	

续表

药名	性味	主要功能	主　治	配伍应用	剂量	使用注意
巴戟天	辛、甘，温	补肾助阳	肾阳不足之阳痿、早泄、遗精、宫冷不孕、月经不调	❶治肾阳虚的阳痿、早泄可配熟地黄、山药、淫羊藿、枸杞子 ❷治肝肾虚寒的少腹部冷痛、寒疝、腰骶部酸痛，可配乌药、吴茱萸、胡芦巴、补骨脂、小茴香、续断	一般3~9g	
		强筋健骨，祛风除湿	肾虚骨痿，步履困难，风湿痹痛			
淫羊藿	辛、甘，温	补肾助阳	肾阳不足之阳痿、遗精、遗尿尿频	❶治肾阳虚的阳痿可配熟地黄、仙茅、肉苁蓉、枸杞子、巴戟天、沙苑子、山萸肉、锁阳、阳起石、羊睾丸 ❷治风寒湿痹可配威灵仙、苍耳子、肉桂、附子、川芎、独活、续断	一般3~9g，特别需要时12~15g	性欲亢奋者忌用
		强筋健骨，祛风除湿	风寒痹痛，及肝肾不足之筋骨痿软			

续表

药名	性味	主要功能	主治	配伍应用	剂量	使用注意
仙茅	辛，温，有小毒	温肾助阳	肾阳虚，命门火衰之阳痿精寒、遗尿尿频、腰膝冷痛，老年遗尿	❶治肾阳虚的阳痿、腰膝冷痛、老年遗尿，可配熟地黄、山萸肉、淫羊藿、枸杞子、五味子、续断 ❷治胃脘部冷气胀痛，或泛酸水，食欲不振，配砂仁、吴茱萸、木香、高良姜	一般3～9g	
		强筋健骨，祛寒除湿，兼能暖胃	寒湿痹痛，筋骨痿软，脾肾阳虚之脘腹冷痛、少食腹泻			
补骨脂	辛、苦，大温	补肾壮阳，固精缩尿	肾阳虚而致的阳痿、腰膝冷痛、遗精滑精、阴囊湿冷、下腹部虚冷，遗尿、尿频	❶治肾阳虚的阳痿、腰膝冷痛、阴囊湿冷、下腹部虚冷，可配胡桃肉、杜仲、阳起石、续断、附子、熟地黄 ❷治脾肾阳虚的五更泄可配吴茱萸、五味子、肉豆蔻	一般3～9g	尿血、便秘者及孕妇慎用，急性泌尿系感染而致尿频者不宜用
		温脾止泄	脾肾阳虚之五更泄泻、慢性泄泻			
		纳气平喘	肾不纳气之呼多吸少、虚寒喘咳			

续表

药名	性味	主要功能	主治	配伍应用	剂量	使用注意
肉苁蓉	酸、咸，温	补肾阳，生精血，润肠通便	肾阳虚之腰痛、膝软、阳痿、早泄、月经衍后、宫冷不孕，及老年人或妇女产后气血衰弱、津液缺乏而致的大便干秘	❶治肾虚所致的腰痛、膝软、阳痿、性功能减退、眩晕耳鸣，可配熟地黄、菟丝子、杜仲、山药、巴戟天、淫羊藿 ❷治老年人或妇女产后气血衰弱，津液缺乏而致的大便干秘，可配熟地黄、当归、桃仁、火麻仁、黑芝麻	一般6～12g，需要时15～30g	
益智仁	辛，温	温肾壮阳，固精缩尿	下焦虚寒之遗精滑精、尿频遗尿	❶治遗尿、小便频数、夜间尿多，可配乌药、桑螵蛸、五味子、山萸肉、补骨脂 ❷治脾肾阳虚之泻可配补骨脂、肉豆蔻 ❸治胃寒呕吐配高良姜、丁香	一般3～9g	燥热证者及尿色黄赤、尿道疼痛、尿频数者，均不宜用
		温脾止泻	中焦寒冷之脘腹冷痛、吐泻食少			
		摄涎止唾	口涎自流			

续表

药名	性味	主要功能	主治	配伍应用	剂量	使用注意
菟丝子	甘、辛，温	补阳益阴，固精缩尿，明目	肝肾不足之腰膝疼痛、阳痿遗精、目暗不明	❶治遗精可配五味子、莲子肉、远志、芡实 ❷治阳痿可配沙苑子、淫羊藿、枸杞子、巴戟天 ❸治视力减退可配草决明、枸杞子、菊花、车前子、青葙子、熟地黄、生地黄	一般9~12g	
		止温肾补脾止虚泻	脾肾阳虚之便溏泄泻、食少倦怠			
		补肝肾、固冲任而安胎止血	肝肾不足之胎动不安			
杜仲	甘、微辛，温	补益肝肾，强筋健骨，固精安胎	肝肾不足、下元虚冷之腰膝酸痛、足胫痿软、阳痿遗精、遗尿尿频、胎动不安	❶常与续断同用以加强补肝肾、强筋骨、壮腰膝的作用 ❷治肝肾虚弱的腰痛、膝腿无力可配熟地黄、续断、怀牛膝、山药、山萸肉、补骨脂 ❸治肾虚胎漏可用杜仲炭配续断炭、当归、白芍、阿胶、艾叶炭	一般3~9g	肾阴不足而有虚热者不宜用

续表

药名	性味	主要功能	主治	配伍应用	剂量	使用注意
续断	苦、辛，微温	补益肝肾	肝肾不足腰膝酸痛，或兼感风寒之腰膝痹痛、拘挛麻木	❶治肾虚腰痛腿软、行走不利可配杜仲、狗脊、怀牛膝、生地黄、熟地黄、制附片 ❷治跌打损伤、筋骨折断、外伤肿痛可配当归、川芎、乳香、没药、三七、杜仲、牛膝、骨碎补 ❸治肾虚胎动、胎漏可配桑寄生、杜仲、白术、当归	一般5～10g，特殊需要时25～30g	
		通利血脉，续筋接骨	跌打损伤，筋骨折伤，瘀血肿痛			
		补益肝肾，调理冲任，固经安胎	肝肾不足，冲任不固之崩漏下血、胎动不安			
狗脊	苦、甘，温	补益肝肾，强筋健骨，祛风除湿	肝肾不足之腰脊酸痛、俯仰不利、膝痛脚软、筋骨无力，对兼受风寒湿邪者，尤为适宜	❶治肝肾虚弱，气血不足，兼受风寒湿邪的腰脊疼痛、腿软乏力，可配川牛膝、海风藤、木瓜、续断、秦艽、独活 ❷治尿频可配菟丝子、五味子、桑螵蛸 ❸配于补肝肾、通血脉、祛风寒方中治脊椎关节炎、脊髓病、脊椎压缩性骨折后遗症	一般6～9g，需要时12～30g	
		固摄冲带	肝肾不足而引起的月经过多、白带、尿频			

续表

药名	性味	主要功能	主治	配伍应用	剂量	使用注意
牛膝	苦、甘、酸，平	补肝肾，强筋骨	肝肾亏虚所致的腰膝酸疼、足软无力	❶治肝肾两虚的腰膝酸疼、足软无力可配龟甲、黄柏、知母、熟地黄、当归 ❷治瘀血所致的腰腿疼痛配泽兰 ❸治泌尿系结石可配伍冬葵子、泽泻、泽兰、猪苓、茯苓、海金沙、金钱草、木通、槟榔	一般 2 ~ 9g，需要时 15 ~ 30g	处方上只写“牛膝”，药房给怀牛膝；滑精、溏泄者及孕妇，不宜用
		活血祛瘀，通经止痛	瘀血阻滞之经闭、痛经、月经不调、产后腹痛、跌打损伤			
		利水通淋	湿热淋证之涩痛尿血，水瘀互阻之水肿、小便不利			
		引火（血）下行	火热上炎，阴虚火旺诸症			
		引药下行	下肢痿软无力或痹痛			

续表

药名	性味	主要功能	主　　治	配伍应用	剂量	使用注意
蛇床子	辛、苦，温	温肾壮阳，起阳痿，暖子宫	男子阳痿，女子宫寒不孕	❶治男子阳痿、性功能减退，女子宫寒不孕，可配熟地黄、山萸肉、茯苓、菟丝子、沙苑子、当归、肉桂、淫羊藿 ❷治顽癣、湿疮可配苦参、黄柏、密陀僧	一般内服3～9g，外用取9～30g煎汤外洗	肾经有火、性功能亢奋者，忌用
		燥湿除痹	寒湿带下，湿痹腰痛，尤适于兼有肾阳不足者			
		外用有燥湿、杀虫、止痒	阴部湿痒、湿疹、湿疮、疥癣			
阳起石	咸，微温	补肾壮阳	肾阳虚衰之男子阳痿遗精，女子宫冷不孕、崩漏带下	治肾阳虚所致的男子阳痿、阴部冷汗，女子子宫寒冷、腹痛、久不受孕，可配熟地黄、山药、山萸肉、茯苓、泽泻、淫羊藿、巴戟天、附子	一般9～30g	肾阳偏亢者不宜用
韭菜子	辛、甘，温	温补肝肾，壮阳固精，缩尿止带	肾阳虚衰之阳痿遗精、遗尿带下，肝肾不足之腰膝酸软冷痛	❶治下元虚冷的小便不禁可配桑螵蛸 ❷治白带可配芡实、白术	一般3～9g	肾经有热者忌用

续表

药名	性味	主要功能	主治	配伍应用	剂量	使用注意
紫河车	甘、咸，温	补肝肾，益精血，助肾阳	肾气不足、精血亏虚、肝肾不足、气血两虚等证		一般 2～4.5g	有虚火者忌用
山茱萸	酸、苦、涩，微温	温补肝肾，固精缩尿，敛汗止脱，固崩止带	肾阳不足、下元不固之遗精滑精，膀胱虚冷之遗尿尿频，气虚汗多欲脱，崩漏经多，带下不止	❶治肝肾不足的腰酸腿软、头晕耳鸣、遗精早泄、身体虚弱，可配地黄、山药、牡丹皮、泽泻、茯苓 ❷治肾虚而小便频数可配桑螵蛸、益智仁、覆盆子、乌药、地黄、山药、五味子 ❸治正气不足而虚脱的汗出不止可配五味子、麦冬、生黄芪、煅龙骨、煅牡蛎	一般 3～9g，急救虚脱时 20～30g	肾阳亢奋、下焦有热、小便不利者不宜用

续表

药名	性味	主要功能	主治	配伍应用	剂量	使用注意
沙苑子	甘，温	补肾固精	肾虚腰痛，精关不固，遗精遗尿	❶治肾虚腰痛配续断、牛膝、杜仲 ❷治肾虚遗精阳痿可配山萸肉、五味子、莲须、龙骨、巴戟天、仙茅 ❸治老人肾虚小便频数或失禁可配桑螵蛸、菟丝子、覆盆子、益智仁、补骨脂 ❹治肾虚头晕眼花配枸杞子、菊花、白蒺藜、菟丝子、决明子 ❺治肾虚头晕眼花可配决明子	一般 9 ~ 12g，需要时可多些	性欲亢奋者忌用
		养肝明目	肝肾不足之视物不清、昏暗不明、头晕眼花			
酸枣仁	甘、酸，平	养肝、宁心、安神、敛汗	肝胆血虚不能养心之心烦不眠、多梦、易惊，久病失血或忧思劳伤心脾之疲乏、出汗、烦渴、心惊		一般 3 ~ 9g，特殊需要时 15 ~ 30g	肝、胆、心、脾有实热，暑湿内停，初感风寒者，均不宜用

续表

药名	性味	主要功能	主治	配伍应用	剂量	使用注意
柏子仁	甘，平	养心安神	思虑过度、心脾两虚之心慌不安、惊悸失眠	❶治思虑过度、心脾受损所致心慌不安、惊悸失眠、夜间盗汗，可配地黄、酸枣仁、当归、党参、茯苓、麦冬、五味子、远志 ❷治年老、久病、体衰、津血枯耗而致的大便秘结，可配桃仁、杏仁、当归、麻仁、瓜蒌、松子仁	一般3～9g	膈间多痰及大便泄泻者不宜用
		养血润肠通便	年老、久病、体衰、津血枯耗而致的大便秘结			
远志	苦，温	交通心肾而安神	心肾不交之失眠、惊悸	❶治心肾不交的失眠、惊悸可配茯苓、酸枣仁、地黄、党参、首乌藤、五味子 ❷治心肾不足的记忆力减退、善忘、精力不集中，可配菖蒲、龙骨、龟甲、麦冬、五味子、柏子仁 ❸治痰阻心窍的神志不清、惊痫、耳目不聪，可配天竺黄、郁金、菖蒲、胆南星 ❹祛痰止咳可配杏仁、紫菀、前胡、甘草	一般3～9g	
		益志	心肾不足之记忆力减退、善忘、精力不集中			
		祛痰开窍	痰阻心窍之神志不清、惊痫、耳目不聪			

续表

药名	性味	主要功能	主治	配伍应用	剂量	使用注意
夜交藤	甘，平	养心安神	阴虚阳旺或阴虚血少之失眠多梦，心神不宁	❶治肝肾阴虚而阳旺所致的虚烦不眠、多梦可配生地黄、白芍、龙骨、牡蛎、远志、玄参 ❷治风寒湿痹、全身窜痛可配桑寄生、桑枝、独活、羌活、桂枝、当归、红花、附子	一般9～30g	
		通经活络	血虚身痛，风湿痹痛			
朱砂	甘，寒，有毒	重镇清心，安神定惊	心火亢盛、心神不宁、胸中烦热、惊悸不眠		一般用0.3～0.9g，重症用1.5～2.5g	随汤药冲服；不可直接见火；不可用过大剂量，不可长期服用
		内用清心火而解毒，外用散瘀消肿以达清热解毒之效	口舌生疮，咽喉肿痛，细菌和寄生虫所致皮肤病			

续表

药名	性味	主要功能	主　治	配伍应用	剂量	使用注意
琥珀	甘，平	镇惊安神	惊风癫痫，惊悸失眠	❶治惊痫可配朱砂、胆南星、牛黄、全蝎、天竺黄 ❷治膀胱热结而致尿血、尿痛、排尿困难，可配木通、萹蓄、滑石、茯苓、泽泻、瞿麦	一般 0.3～2.5g	随汤药冲服；阴虚内热，津液不足而尿少、小便不利者不可用
		活血散瘀	经闭癥瘕，产后瘀阻腹痛			
		利水通淋	血淋、热淋、石淋			
磁石	辛、咸，寒	平肝潜阳，定志安神	肝肾阴虚，肝阳上扰之耳鸣、耳聋、烦躁不宁、心悸失眠、头痛目眩、癫痫	❶治肝肾两虚而目睛昏暗，眼生黑花，白内障，可配熟地黄、生地黄、枸杞子、菊花、石斛、白芍、当归、菟丝子、夜明砂、青葙子、羊肝 ❷治心神不安、惊恐失眠、心慌虚怯、癫痫，可配远志、朱砂、珍珠母、当归、白芍、柏子仁、茯神、龙齿	一般 9～30g	入汤药要打碎、先煎
		纳气平喘	肾虚作喘			

续表

药名	性味	主要功能	主治	配伍应用	剂量	使用注意
龙骨(龙齿)	甘、涩，平	生用：镇惊安神，平肝潜阳。龙齿为优	心气不足、心肝血虚之神志不安、心悸怔忡、失眠健忘，阴虚阳亢之烦躁易怒、头目昏花、眩晕耳鸣	❶治阴虚阳亢所致的烦躁、失眠、头目眩晕，可配生地黄、白芍、玄参、(白)蒺藜、黄芩、远志、生牡蛎 ❷治受惊而心神不宁，或心虚而易惊、心悸、失眠、睡时易惊醒，可配远志、茯神、琥珀、龙齿、当归、熟地黄、珍珠母 ❸治自汗可配麻黄根、浮小麦、生黄芪、白术 ❹治盗汗可配麦冬、五味子、生地黄、牡蛎	一般 9 ~ 15g，生龙骨有时用 20 ~ 30g，煅龙骨量不宜大	火盛而遗精者忌用
		煅用：固涩收敛，外用吸湿敛疮、生肌止血。龙骨为优	肾虚之遗精、遗尿，气虚冲任不固之崩漏、白带不止，气虚不固之虚汗不止；外治湿疮痒疹、疮疡久溃不愈及外伤出血			

续表

药名	性味	主要功能		主治	配伍应用	剂量	使用注意
牡蛎	咸，涩，微寒	生用	益阴潜阳	阴虚阳亢之烦躁、口渴、失眠、眩晕、阴虚发热、虚风内动	治阴虚阳亢而致的烦躁、失眠、盗汗，可配生龙骨、生地黄、白芍、黄芩、香附、远志、首乌藤	一般9～30g	
			软坚散结	瘰疬、痰核，结块肿痛，腹中癥瘕、疟母			
		煅用：收敛固涩，缩小便，止带下，制酸止痛					
珍珠母	咸，凉	清肝泻火，平肝潜阳，镇惊安神		肝火上攻之目赤肿痛，热入心包、热极生风之神昏谵语、惊痫抽搐，肝阳上亢之眩晕耳鸣、心悸怔忡、烦躁失眠	❶治热极生风的神昏谵语、惊痫抽搐，可配郁金、黄连、天竺黄、胆南星、菖蒲、远志、水牛角、朱砂、钩藤、全蝎 ❷治心肝阴虚、肝阳亢躁、心神不宁诸症，可配生白芍、生地黄、（白）蒺藜、远志、黄芩、香附、钩藤、生赭石	一般9～30g	入汤药时要“先煎”
		明目		肝肾阴虚之目暗不明、夜盲雀目			
		煅后外用收湿敛疮		湿疮湿疹			

续表

药名	性味	主要功能	主治	配伍应用	剂量	使用注意
麻黄根	甘,平	固表止汗	自汗,盗汗,产后虚汗不止	❶治阳虚、卫气不固的自汗配生黄芪、煅牡蛎、浮小麦、党参、白术 ❷治阴虚内热的盗汗配地黄、山萸肉、五味子、柏子仁、麦冬、生牡蛎 ❸治产后虚汗应配黄芪、当归等养血固表药	一般6~9g	
浮小麦	甘,凉	止汗,益心气	阳虚自汗,阴虚盗汗	❶治阳虚自汗可配生黄芪、麻黄根、牡蛎 ❷治阴虚盗汗可配柏子仁、麦冬、五味子、白芍、生地黄	一般9~30g	
		敛浮火,除虚热	阴虚发热,骨蒸劳热			
金樱子	酸、涩,平	补肾秘气,固涩精关,止带下,摄小便,固肠止泄	肾虚滑精、遗精、遗尿,带下过多,久泄	❶治肾虚滑精、遗精可配芡实、龙骨、牡蛎、锁阳 ❷治遗尿可配桑螵蛸、覆盆子、山药、莲须 ❸治白带过多可配山药、芡实、莲子肉、苍术、茯苓	一般4.5~9g	心肾有实火邪热而致遗精、尿痛、尿频者忌用

续表

药名	性味	主要功能	主　治	配伍应用	剂量	使用注意
莲子	甘、涩，平；入心经	养心安神	心虚或心肾不交而虚烦、心悸、失眠、多梦	❶治心虚或心肾不交的心神不安、失眠多梦，可配茯神、远志、柏子仁、珍珠母、龙齿 ❷治心肾两虚的遗精可配生地黄、山萸肉、五味子、远志、金樱子、锁阳 ❸治脾肾两虚湿邪下注而致久泄、白带过多、白浊，可配肉豆蔻、芡实、白鸡冠花、炒山药、炒薏苡仁、诃子、白术、茯苓、白石脂	一般2～10g	
		健脾止泻	脾虚或脾肾两虚之久泻不止、食欲不振			
		补肾固精	肾虚之遗精滑精，心肾不交之小便白浊、梦遗滑精			
		固涩止带	脾虚失运，水湿下注之带下量多色白，或脾肾虚弱，带脉失约之带下清稀、腰膝酸软			

续表

药名	性味	主要功能	主治	配伍应用	剂量	使用注意
覆盆子	甘、酸，微温	补益肝肾，固精，缩尿	肝肾不足之两目昏花、视力减弱，肾虚精关不固之遗精、滑精、早泄，肾虚不能摄固小便之遗尿尿频	❶治肾虚不能摄固的遗尿、小便余沥、小便频数，可配桑螵蛸、五味子、山萸肉、乌药、益智仁 ❷治肾虚精关不固的遗精、滑精、早泄，可配生地黄、熟地黄、山萸肉、五味子、锁阳、金樱子	一般4.5～9g	小便不利、尿道涩痛及性功能亢奋者忌用
桑螵蛸	甘、咸，平	补肾，固精，缩尿	肾虚不固之遗精、滑精、遗尿、尿频、白浊，肾虚阳痿	❶治肾虚精关不固所致的遗精、早泄可配龙骨、莲须、山药、地黄、金樱子 ❷治肾虚的遗尿或小便频数可配益智仁、乌药、山萸肉、山药、龙骨、党参	一般4.5～9g	阴虚火旺、膀胱有热者忌用；急性泌尿系感染尿频数属湿热证者不宜用

续表

药名	性味	主要功能	主　治	配伍应用	剂量	使用注意
海螵蛸	咸、涩，微温	固精止带	遗精带下	❶治女子伤肝，血枯经闭，可配乌贼骨、茜草、雀卵、鲍鱼 ❷治脐周腹痛、胃痛泛酸可配高良姜、香附、五灵脂、丹参、白芍、当归、乌药 ❸治溃疡病及其出血可配白及、贝母、甘草 ❹治赤白带下配山药、龙骨、牡蛎	入汤剂 3 ~ 9g，作散剂吞服时 0.3 ~ 2g	内有热邪及有表证者不宜用
		收涩止血	崩漏下血，吐血，便血，外伤出血			
		制酸止痛	胃痛泛酸			
		外用收湿敛疮	湿疮，湿疹，溃疡不敛			
瓦楞子	咸，平	生用消坚痰而软坚散结	瘰疬，痰核，瘿瘤，癥瘕痞块	❶治腹中癥瘕癖痞、老痰积块、无名肿物，可配枳实、白术、生牡蛎、山楂核、莱菔子、红花、赤芍、当归、桂枝、穿山甲、莪术 ❷治胃脘疼痛、泛吐酸水可配高良姜、香附、吴茱萸、黄连、草豆蔻、木香、半夏、茯苓、延胡索	一般 6 ~ 9g，需要时 12 ~ 18g	生用入汤药时要打碎、先煎；经常大便干结者，不宜用；胃痛泛酸而又有大便干秘者，使用本品时，要配合生大黄、番泻叶等同用
		煅用制酸止痛	胃痛泛酸			

续表

药名	性味	主要功能	主治	配伍应用	剂量	使用注意
五味子	酸、咸，温	收敛肺气，益肾纳气	肺虚咳嗽，肺肾两虚喘咳不止	❶治肺肾气虚的久嗽不愈、干咳失音、气短喘息、身倦无力，可配百合、生地黄、山萸肉、紫菀、马兜铃、枇杷叶 ❷治肾虚的遗精、滑精、遗尿，可配地黄、山萸肉、龙骨、牡蛎、金樱子、牡丹皮、泽泻、茯苓、远志 ❸治阳虚自汗可配浮小麦、生黄芪、麻黄根、酸枣仁 ❹治阴津不足的口渴引饮可配麦冬、生地黄、玄参、乌梅	一般1.5～9g	肾阳亢奋、肺有实热、蓄痰停饮、肝火妄动、痧疹初发等证者，皆禁用
		生津止渴	阴津不足之口渴多饮			
		敛肺止汗	阳虚自汗，阴虚盗汗			
		补肾固精，涩肠止泻	肾虚之遗精滑精、久泻不止			
		宁心安神	虚烦、心悸、失眠、多梦			

续表

药名	性味	主要功能	主治	配伍应用	剂量	使用注意
乌梅	酸、涩，温	敛肺止咳	肺虚久咳少痰	❶治脾虚久泻，大肠滑泄不止，甚至脱肛不收，可配党参、苍术、白术、茯苓、山药、木香、诃子、肉豆蔻、五味子 ❷治干咳历久难愈，肺气浮散，可配百合、五味子、紫菀、诃子肉 ❸治消渴、烦热口渴可配麦冬、石斛、沙参、玉竹、天花粉 ❹治蛔虫腹痛可配川椒、吴茱萸、干姜、使君子、生大黄、黄连	一般1～4.5g，特别需要时6～9g	诸证尚有实邪者和病情须用发散者忌用
		生津止渴	消渴、烦热口渴			
		涩肠止泻	中焦虚寒之久泻久痢			
		安蛔止痛	蛔虫腹痛			
		炒后收敛止血	崩漏下血、便血、尿血			
诃子	苦、酸、涩，温	涩肠止泻	久泻，久痢	❶治久泻、久痢可配肉豆蔻、吴茱萸、芡实、木香、肉桂、五味子、补骨脂、茯苓、白术、赤石脂 ❷治大便下血可配防风、槐花炭、地榆炭、黄柏炭、白术、续断炭 ❸治久咳不愈而致肺气浮散可配百合、乌梅、五味子、麦冬、马兜铃 ❹治慢性喉炎、慢性咽炎、声音嘶嗄，可配乌梅、旋覆花、金果榄、五倍子、射干、蝉蜕	一般3～9g	咳嗽、痢疾初起，及肺有实热、湿热泻痢、火冲气喘等症情者，均忌用
		敛肺止咳	久咳不愈			
		利咽开音	肺气阴两虚之失音			
		收涩止血	带下、小便不禁、崩漏、肠风下血、胎漏			

续表

药名	性味	主要功能	主治	配伍应用	剂量	使用注意
白果	甘、苦、涩，平，有小毒	敛肺平喘	哮喘痰嗽，久嗽失音	❶治哮喘痰嗽可配麻黄、苏子、款冬花、半夏、桑白皮、杏仁、黄芩、甘草 ❷治小便频数、遗尿可配乌药、益智仁、覆盆子、鸡内金、熟地黄、山药、山萸肉 ❸治白带可配白术、茯苓、炒薏苡仁、白鸡冠花、椿根白皮	一般 1.5 ~ 9g 不可过大	中毒时，用生甘草 30 ~ 60g 煎水服，或用白果壳 30g 煎水服；外感咳嗽初起时不宜用
		收涩止带	赤白带下			
		固精缩尿	肾气不固之梦遗滑精、遗尿尿频			
肉豆蔻	辛，温	温脾涩肠止泻	脾胃虚寒之久泄、久痢，脾肾阳虚之五更泄	❶治脾胃虚寒的久泄、久痢可配党参、白术、茯苓、诃子、木香、芡实、砂仁 ❷治脾肾虚寒的五更泄可配吴茱萸、五味子、补骨脂	一般 1.5 ~ 9g	有实热火邪者忌用
		温胃助消化，下气消胀	中焦虚寒之食物不化、脘腹胀痛、纳呆少食			

续表

药名	性味	主要功能	主　治	配伍应用	剂量	使用注意
赤石脂	甘、酸、涩，温	涩肠止泻	脾虚或脾肾阳虚之久泻、久痢，甚至气陷脱肛	❶治肠胃虚寒的腹中冷痛、下痢脓血日久不止，可配干姜、粳米 ❷治肠滑不禁、泻利不止可配禹余粮、车前子、茯苓	一般9～15g，重症30g	大肠有实邪者禁用本品；连续服用食欲会减退；孕妇慎用
		固崩止血，固涩止带	妇女崩漏下血，便血，痔疮出血			
		收湿敛疮	外用治疮疡溃烂久不收口			
禹余粮	甘、咸、涩，微寒	涩肠止泻	久痢、久泄，甚至脱肛		一般9～15g	大肠有实邪者禁用本品；孕妇慎用
		收敛止血	崩漏下血，肠风下血			
		固涩止带	赤白带下			

表 4　常用理气药小结表

药名	性味	主要功能	主　　治	配伍应用	剂量	使用注意
陈皮	辛、苦，温	理气消胀	寒湿中阻、脾胃气滞之脘腹胀满疼痛、恶心呕吐	❶治肺胃气滞而致的胸闷、上腹部胀满、恶心、呕吐、胸腹胀痛，可配枳壳、半夏、紫苏梗、紫苏子 ❷治中焦湿痰上犯或外感风寒导致肺气不利发生的咳嗽、痰多、胸闷、不思食，可配半夏、茯苓、紫苏子、杏仁、炒莱菔子、金沸草、前胡 ❸治中焦气滞、食欲不振可配麦芽、谷芽、蔻衣、神曲、山楂	一般 3 ~ 9g	过用、久用可耗散正气；无气滞者勿用
		燥湿化痰，温化寒痰	中焦湿痰上犯或外感风寒导致肺气不利之痰多、咳嗽			
		理气运脾，调中快膈	脾虚气滞之脘腹胀痛、食欲不振、食后腹胀			
		避免补药壅滞碍脾				

续表

药名	性味	主要功能	主　　治	配伍应用	剂量	使用注意
木香	辛、苦，温	行气消胀止痛	脾胃气滞或之脘腹胀痛、嗳气、泻痢里急后重 饮食积滞之脘腹胀痛、大便秘结或泻而不爽	❶治肠胃气滞的胃脘胀闷疼痛、脘膈间胀闷多嗳、腹胀、腹痛，可配藿香、香附、高良姜、槟榔、砂仁、草豆蔻、丁香 ❷治痢疾配黄连 ❸除里急后重配槟榔 ❹治腹胀配莱菔子	一般 0.9 ~ 9g，特殊需要时 12g	肺虚有热、血分燥热、虚火上冲者忌用
		避免补药壅滞碍脾				
青皮	苦、辛，温；入肝经	行气止痛	肝气郁结之胸肱胀痛、乳房胀痛或结块气逆不食、胁肋痛胀、善怒，气滞胃痛	❶治肝气郁结的胸膈胀闷、气逆不食、胁肋痛胀、善怒、气滞胃痛，可配枳壳、紫苏梗、香附、槟榔、厚朴、陈皮 ❷治疝痛可配乌药、川楝子、吴茱萸、小茴香、橘核	一般 3 ~ 9g	气虚者慎用，无气滞及多汗者不用；不可过用、久用
		破气散结，消积化滞	胁下有积，食积腹痛，小腹疝气疼痛，气滞血瘀之癥瘕积聚、久疟癖块			

续表

药名	性味	主要功能	主治	配伍应用	剂量	使用注意
枳实	苦、辛，微寒	破气化痰除痞	胸阳不振，痰阻胸痹，心下痞痛	❶治心下痞痛、胃脘硬胀、食滞腹胀腹痛、大便不畅，可配枳壳、木香、槟榔、神曲、麦芽、山楂、大黄 ❷治胃肠有积滞而大便秘结不通，可配大黄、厚朴、芒硝、玄明粉、瓜蒌、槟榔、火麻仁 ❸治腹中积聚痞满，按之硬痛，可配白术 ❹除中满可配厚朴 ❺破泻肠中结实配大黄、芒硝 ❻治胸痹心痛配瓜蒌、薤白、檀香	一般 1.5～9g	孕妇慎用，气虚中满、气陷便溏、胃虚不思食者禁用
		消积导滞	饮食积滞之脘腹痞满胀痛，热结便秘，腹满胀痛			
枳壳	苦、酸，微寒	理气消胀，开胸宽肠	脾肺气滞轻证	❶宽胸消胀可配桔梗 ❷降胸中结逆之气可配槟榔 ❸治邪滞肝肺而发生的胁痛可配片姜黄、白蒺藜	一般 3～9g	脾胃虚、气虚者慎用

续表

药名	性味	主要功能	主　治	配伍应用	剂量	使用注意
沉香	辛、苦，微温	温胃散寒，降逆止呕	寒邪犯胃之呕吐清水，胃寒久呃	❶治胸脘胁肋闷胀可配香附、枳壳、炒川楝子、青皮 ❷治心腹疼痛可配高良姜、吴茱萸、延胡索、蒲黄 ❸治胃冷呃逆可配紫苏、豆蔻、丁香、柿蒂 ❹治肾虚不纳的虚喘，可配补骨脂、胡芦巴、阳起石、附子、小茴香、肉豆蔻、金铃子、木香、肉桂	一般 0.6 ~ 2.5g，汤药送服	气虚下陷者忌用
		温肾纳气，降逆平喘	肾不纳气之虚喘			
檀香	辛，温	行气止痛，散寒调中	寒凝气滞之胸痹冷痛、胃寒作痛、呕吐食少	❶治胸膈闷胀可配紫苏梗、瓜蒌皮、枳壳 ❷治心腹疼痛可配丹参、砂仁、乌药、百合、高良姜 ❸治饮食少进可配陈皮、生麦芽、沙参、麦冬 ❹治冠心病心绞痛可配瓜蒌、薤白、桂枝、红花、赤芍、远志、五灵脂、蒲黄、槟榔	一般 1.5 ~ 9g	入汤药时要“后下”
		紫檀香消肿定痛	外用治金疮			

续表

药名	性味	主要功能	主治	配伍应用	剂量	使用注意
香附	辛、微苦，平	疏肝解郁	肝气郁结之胁肋胀痛、乳房胀痛、脘腹胀满、胸闷喜长吁	❶治肝气郁滞的脘腹胀满、胁肋胀痛、吃饭不香、胸闷喜长吁，可配柴胡、白芍、郁金、青皮、陈皮、木香、厚朴、紫苏梗 ❷治气滞胃痛可配高良姜、木香、白豆蔻、川楝子、延胡索、白芍、紫苏梗 ❸治肝气郁滞的月经不调、过期不潮、行经腹痛，可配当归、白芍、熟地黄、红花、五灵脂、川楝子、小茴香、乌药、桃仁 ❹配木香疏滞和中、行肠胃滞气 ❺配檀香理气宽胸、消胀醒脾 ❻配川芎、苍术解诸郁 ❼配艾叶暖子宫、活气血	一般3~9g	气虚血燥者慎用
		行气止痛	寒凝气滞和肝气犯胃之胃脘痛，寒疝腹痛			
		理气调经	肝气郁滞之月经不调、痛经			

续表

药名	性味	主要功能	主治	配伍应用	剂量	使用注意
川楝子	苦，寒，有小毒；入肝经	疏肝理气止痛	肝胃不和之胁肋胀痛、胃脘疼痛等属肝经有热者	❶治肝气痛、肝气胀、胁痛、疝痛、胸脘满闷疼痛，可配延胡索、木香、青皮、厚朴、香附 ❷治寒疝腹痛可配小茴香、荔枝核、吴茱萸、肉桂、乌药、补骨脂 ❸治热性胃痛可配延胡索 ❹治肝热胁痛可配枳壳、香附 ❺治蛔虫腹痛配乌梅、川椒	一般3～12g	疏肝、治疝时炒用，清热时生用；脾胃虚寒者忌用
		疗疝止痛 杀虫疗癣	疝气疼痛 虫积腹痛，头癣			
乌药	辛，温	行气止痛，温肾散寒	下焦寒凝气滞之胸胁闷痛、脘腹胀痛、寒疝腹痛、痛经	❶治肾间冷气波及肝经而致的少腹攻痛、疝气疼痛、睾丸冷痛坠胀，可配吴茱萸、木香、青皮、炒小茴香、炒橘核、荔枝核、肉桂、川楝子 ❷治中寒腹痛，绵绵不休，甚则呕吐，胃部喜暖，可配香附、高良姜、陈皮、半夏、神曲、生姜、吴茱萸 ❸治受寒行经腹痛可配当归、吴茱萸、香附、炒小茴香、川芎、炒白芍、肉桂、炮姜	一般4.5～9g	气虚有内热者慎用
		温肾缩尿	肾阳不足、膀胱虚冷之小便频数、小儿遗尿			

续表

药名	性味	主要功能	主治	配伍应用	剂量	使用注意
荔枝核	甘温；入肝经	行气散结，散寒止痛	寒疝疼痛，睾丸坠胀疼痛，胃脘久痛，痛经，产后腹痛	❶治疝气疼痛、睾丸坠胀疼痛配小茴香、橘核、青皮、乌药、川楝子 ❷本品烧存性配炒香附，治妇女腹部血气凝滞而刺痛	一般6～12g	无寒湿滞气者慎用
佛手	辛、苦、酸，温	疏肝解郁	肝郁之胸胁胀痛、肝胃气痛	❶治肝胃不和的气滞胃痛、胸闷胁胀、食欲不振、呕吐配香橼、香附、紫苏梗、厚朴、半夏、陈皮、藿香 ❷治肝气郁结的胃脘痛可配青皮、川楝子 ❸治妊娠呕吐可配竹茹、黄芩 ❹配降香、沉香曲增强降逆止呕作用	一般4.5～9g	
		理气宽中	脾胃气滞之脘腹胀痛、嗳气吞酸、呕恶食少			
		燥湿化痰止咳	痰湿久咳痰多			
香橼	辛、酸、苦，温	疏肝解郁	肝郁之胸胁胀痛、肝胃气痛	治肝气郁滞的胁痛、胃脘痛、脘腹满闷、嗳气、呕吐，可配半夏、生姜、木香、砂仁、白蔻仁、香附、紫苏梗、厚朴花	一般4.5～9g	
		理气宽中	脾胃气滞之脘腹胀痛、嗳气吞酸、呕恶食少			
		燥湿化痰止咳	痰湿咳嗽痰多			

续表

药名	性味	主要功能	主治	配伍应用	剂量	使用注意
薤白	辛、苦，温	通阳散结，	胸阳不振之胸痹，或痰瘀胸痹	❶治胸阳不振的胸痹刺痛、心痛血滞、肺气喘急，可配瓜蒌、白酒、桂枝、枳壳、五灵脂、蒲黄、檀香、红花、紫苏梗、紫苏子、槟榔、川芎 ❷治大肠气滞的泄痢下重、大便涩滞，可配白芍、木香、黄连、槟榔、枳实、枳壳 ❸治气血瘀滞的肢体疼痛可配桂枝、当归、红花、羌活、片姜黄、松节	一般 3 ~ 9g，重症 15g 或更多	无气滞血滞者，不宜用
		行气导滞	胃肠气滞之泻痢里急后重、脘腹胀满，胃寒气滞之脘腹痞满胀痛			
		活血散瘀而生新				
柿蒂	苦、涩，平	降逆止呃	呃逆	❶治呕哕可配半夏、竹茹、生姜、藿香、刀豆子、赭石 ❷治呃逆可配丁香、沉香、旋覆花	一般 3 ~ 9g 或 3 ~ 7 个	

续表

药名	性味	主要功能	主治	配伍应用	剂量	使用注意
旋覆花	苦、辛、咸，微温	降气化痰，下气行水	痰壅气逆之咳喘痰多、胸膈痞闷、呕吐呃逆，痰饮蓄结之胸膈痞闷、胁痛胀满	❶治肺胃之气上逆的嗳气频频、脘部痞闷、胸胁胀满、食入即吐，可配赭石、半夏、生姜、党参、竹茹、紫苏子、茯苓 ❷治肺气不降，痰浊水饮蓄积的咳嗽、痰多黏稠、气逆作喘，可配陈皮、半夏、桑白皮、杏仁、紫菀、紫苏子、槟榔、炒莱菔子 ❸治脑出血病人的呃逆可配公丁香、柿蒂、半夏、生赭石、人参、生姜	一般3~9g	入汤剂要“包煎”
		降逆止呕	痰浊中阻，胃气上逆之噫气呕吐、胃脘痞硬			
莱菔子	辛、甘，平	降气化痰平喘	痰浊阻肺之痰多胸闷、咳嗽气喘	❶治痰喘咳嗽配紫苏子、白芥子 ❷治食积腹胀、嗳气吞酸可配焦三仙、槟榔、枳实、木香	一般4.5~9g	气虚无痰积者忌用
		消积化滞，理气除胀	食积腹胀，嗳气吞酸，食少难消			

续表

药名	性味	主要功能	主治	配伍应用	剂量	使用注意
紫苏子	辛，温	下气平喘，消痰止嗽	肺失肃降，痰多气逆之咳喘、胸闷	❶治痰喘咳嗽、胸闷可配杏仁、炒莱菔子、炒白芥子、陈皮、紫菀、前胡、厚朴、当归、沉香 ❷治胃气上逆、痰浊上泛的呕恶、吐唠，可配半夏、藿香、茯苓、陈皮、丁香、焦三仙、枳实	一般3～9g	炒熟打碎用；气虚下陷者忌用
		温中降逆，利膈开郁	胃气上逆、痰浊上泛而致的呕恶、吐唠、胸闷			
槟榔	辛，温	降气破滞，行痰下水	气滞不运而致痰食积聚、痃癖癥瘕、胸腹胀闷、嗳气、腹水胀满气逆、呕逆、腹满便难	❶治胸腹胀闷可配枳壳、紫苏梗、藿香梗、厚朴花 ❷治嗳气呕逆可配生赭石、旋覆花、紫苏子、丁香、半夏、竹茹 ❸治腹满便难可配厚朴、枳实、生大黄 ❹治痢疾后重可配木香、厚朴 ❺治虫症疳积可配使君子、乌梅、榧子、雷丸、南瓜子、胡黄连、川椒、细辛、焦三仙、炒鸡内金 ❻配葶苈子降痰治喘 ❼配山楂核、莪术消积化滞	一般4.5～9g，驱绦虫时60～90g或更多些	气虚及大便溏泄者不宜用
		消积杀虫	虫积疳积			

续表

药名	性味	主要功能	主　治	配伍应用	剂量	使用注意
厚朴	苦、辛，温	燥湿除满	湿滞中焦之胸腹满闷、食少便溏	❶治脾虚寒湿停滞的胸腹满闷、呕吐、腹部胀满，可配木香、干姜、草豆蔻、陈皮、茯苓、半夏、藿香 ❷治外邪入里化热结于肠胃的腹部胀满、痞硬不喜按、大便秘结、下午身热加重、谵语，可配枳实、生大黄、芒硝 ❸治外感风寒的咳喘可配桂枝、白芍、炙甘草、生姜、大枣、杏仁 ❹治痰多气逆、胸满咳喘可配紫苏子、半夏、炙甘草、前胡、陈皮、当归、生姜、肉桂 ❺治肝胃气滞而痛可配青皮、川楝子	一般2～6g，急重症9～12g或再多些	虚人及孕妇慎用
		下气消积	胃肠积滞之脘腹胀满、大便秘结			
		燥湿化痰，下气平喘	痰饮喘咳			

续表

药名	性味	主要功能	主　　治	配伍应用	剂量	使用注意
砂仁	辛，温	化湿行气	湿浊中阻之脘腹胀满、食欲不振	❶治气滞及脾胃寒湿而引致的脘腹胀满、痰湿积滞、呕吐、泄泻、腹痛、消化不良，可配枳实、白术、木香、半夏、陈皮、茯苓、藿香、焦神曲 ❷治胎动不安可配苏叶、藿香、黄芩、白术、木香、当归 ❸与大剂量熟地黄合用防止滋腻碍胃	一般 1.5 ~ 4.5g，特殊需要时 6 ~ 9g	入汤剂要打碎、后下；阴虚有热者应慎用
		温脾止泻	脘腹冷痛、寒湿泄泻			
		理气安胎	胃气上逆、胸闷呕吐等导致的胎动不安			
白豆蔻	辛，温	化湿行气，温中止呕，宽中快胃	痰湿阻肺，气滞胸闷；寒湿中阻，胃肠气郁之脘腹胀痛、呕吐呃逆；湿温病初起；胃寒呕吐反胃；宿	❶治脾胃虚寒、湿郁或气滞而致的消化不良、呕吐反胃、胸脘满闷、腹部胀痛，可配藿香、半夏、陈皮、生姜、丁香 ❷治湿温病可配杏仁、薏苡仁、厚朴、半夏、滑石、通草、竹叶	一般 1.5 ~ 6g	入汤药要“后下”；肺胃火盛及气虚者忌用

续表

药名	性味	主要功能	主治	配伍应用	剂量	使用注意
			食不化，脘痞食少	❸治食欲不振可配陈皮、生麦芽、香稻芽 ❹治胃寒疼痛可配高良姜、香附、干姜、吴茱萸		
草豆蔻	辛，温	燥湿温中，开胃止呕	寒湿阻滞之胃脘冷痛、腹胀食少、呕吐，寒湿郁滞，脾虚久泻	❶治中焦寒湿不化的呕吐、反胃、噎膈、痞闷、泻利、腹胀，可配藿香、陈皮、木香、砂仁、厚朴、紫苏梗、茯苓、旋覆花 ❷治寒湿困阻中焦的胃脘疼痛、脘腹堵闷，可配高良姜、香附、檀香、砂仁、紫苏梗、槟榔、乌药、丹参、百合	一般 3 ~ 9g	久服、过服可助脾热而耗散正气

表5 常用寒凉药小结表

药名	性味	主要功能	主治	配伍应用	剂量	使用注意
石膏	辛、甘，寒	清热泻火	阳明经或气分实热，高热，大汗，大渴，脉象洪大而数；气血两燔之高热发斑，胃火牙痛，齿龈红肿疼痛；肺热咳喘	❶治伤寒阳明经证配知母、甘草、粳米、天花粉、芦根 ❷治气血两燔配生地黄、水牛角、黄连、栀子、黄芩、知母、赤芍、玄参、连翘、牡丹皮、竹叶、大青叶 ❸治热入营血、温病发斑配玄参、知母、生甘草、粳米、水牛角 ❹治胃火牙痛可配地骨皮、生地黄、生大黄、牡丹皮、升麻、薄荷 ❺治肺热咳喘可配麻黄、杏仁、甘草、荆芥、薄荷、前胡、黄芩	一般9～45g，特殊需要时90～120g	生石膏入汤药须打碎先煎；血虚发热、胃弱、肺虚等非实热证者忌用
知母	苦，寒	清热滋阴降火	热盛之高热、出汗、口渴 阴虚发热	❶治气分热证的高热、出汗、口渴、心烦、面红，可配生石膏、生甘草、天花粉、芦根、黄芩 ❷治肺热咳嗽、痰黄、口渴、便秘，可配贝母、瓜蒌、黄芩、栀子、生石膏、桑白皮、杏仁	一般6～9g	肾阳虚、两尺脉微弱及大便溏泄者忌用

续表

药名	性味	主要功能	主治	配伍应用	剂量	使用注意
				❸治阴虚所致的发热、骨蒸盗汗、五心烦热、肺痨咳嗽、消渴引饮，可配地骨皮、秦艽、生地黄、白芍、炙鳖甲、玄参、黄柏、白薇、麦冬 ❹配黄柏增强滋肾、坚肾、清热、降火的作用		
芦根	甘，寒	清热生津，除烦止呕	热病津伤口渴，胃热呕吐	❶治温病热入气分，热邪伤津配生石膏、知母、甘草、粳米、天花粉 ❷治肺热咳嗽、痰黄、口渴、喉痒、胸闷，可配杏仁、桔梗、金银花、生石膏、知母、瓜蒌、牛蒡子、大青叶、黄芩、炒栀子	一般干品用9～30g 鲜品用15～60g	
		清泄肺热	肺热咳嗽，咯痰黄稠，肺痈吐脓			
		清肺透疹	麻疹透发不畅			
天花粉	甘，寒	清热生津	热病伤津之唇干、口渴，消渴	❶治热病伤津可配麦冬、石斛、玉竹、生地黄、玄参 ❷治消渴配生地黄、山萸肉、山药、麦冬、五味子、牡丹皮、知母、生石膏 ❸治乳痈配瓜蒌、白芷、贝母、漏芦、蒲公英 ❹治痈肿配连翘、金银花、赤芍、当归尾、炙穿山甲、皂角刺等	一般9～15g，治消渴可用30g	忌与乌头、附子同用；脾胃虚寒者忌用
		清肺润燥	燥热伤肺之干咳少痰			
		解毒消痈排脓	痈肿疮毒			

续表

药名	性味	主要功能	主　治	配伍应用	剂量	使用注意
淡竹叶	甘、淡，寒	清热除烦，生津止渴	热病伤津及外感风热之烦热口渴	❶治心经有火，上焦实热而引致的心烦、失眠，可配淡豆豉、栀子 ❷治心与小肠有湿热而致的尿道涩痛、小便黄赤、舌尖红赤，配木通、生地黄、猪苓、泽泻、灯心草、黄柏	一般1.5～4.5g，重症可用9g	
		竹叶卷心清心火力更强	温热病邪陷入心包之神昏、谵语			
		清心利尿渗湿	心火上炎之口舌生疮，心热移于小肠之小便短赤			
栀子	苦，寒	清泻三焦火热	各种热性病，上中下三焦火热之症，如发热烦躁、目赤牙痛、咽喉肿痛、口舌生疮、疖肿疮毒、大便干结、小便黄赤	❶治实火热证的头痛、目赤、牙痛、咽喉痛、口舌生疮、火毒疖肿、发热烦躁、大便干结、小便黄赤，可配黄连、玄参、黄芩、赤芍、生石膏、生大黄 ❷治血热证的衄血、吐血、咳血、尿血，配生地黄、牡丹皮、侧柏叶、白茅根、生藕节、白及 ❸治湿热郁蒸阳黄配黄柏、茵陈、生大黄、车前子 ❹治湿热下注的热淋配黄柏、木通、滑石、萹蓄、车前子、泽泻、猪苓	一般3～9g	大便虚泄、无湿热证者忌用
			血热妄行之衄血、吐血、咳血、尿血			
		清热祛湿解毒	湿热郁蒸而致的黄疸(阳黄)			
			湿热下注而发为热淋			

续表

药名	性味	主要功能	主治	配伍应用	剂量	使用注意
夏枯草	苦、辛，寒	清肝火，平肝阳	肝火、肝阳上亢之头痛眩晕、目赤肿痛	❶治肝阳上亢的头胀痛、眩晕、眼花，可配菊花、白蒺藜、生赭石、黄芩、生牡蛎、白芍、生地黄、泽泻、地骨皮 ❷治瘰疬痰核配生牡蛎、玄参、黄芩、海藻、贝母、百部、柴胡、赤芍 ❸治乳房有结块配瓜蒌、白芷、蒲公英、漏芦 ❹治腮腺炎配板蓝根、马勃、牛蒡子、大青叶	一般9g，重症15g	
		散郁结	瘰疬痰核，乳房结块，痄腮			
决明子	咸，微寒	清肝明目	肝经实火或风热上攻之目赤肿痛、羞明流泪、头痛、眩晕	❶治肝胆郁热的目赤肿痛、羞明流泪、头痛、眩晕，配菊花、蔓荆子、黄芩、白蒺藜、青葙子、木贼草 ❷治肝肾不足的目昏、视力减退、目干涩发抽（包括视网膜炎、视神经萎缩），可配生地黄、石斛、当归、白芍、黄芩、沙苑蒺藜、地骨皮、菊花、枸杞子、生石决明、夜明砂 ❸治高血压病兼见目昏、目赤、大便干，可配菊花、夏枯草	一般3～9g	捣碎煎服
		润肠通便	内热肠燥或津亏肠燥之大便秘结			

续表

药名	性味	主要功能	主治	配伍应用	剂量	使用注意
青葙子	苦，微寒	清泄肝火，明目退翳	肝经毒热上冲之目赤肿痛、目生障翳、羞明流泪	❶治肝经毒热上冲的目赤肿痛、目生障翳、羞明流泪，可配菊花、夏枯草、黄芩、木贼草、桑叶、蔓荆子、龙胆草、黄连 ❷治肝经风热的头痛、眩晕、目赤、目胀、目昏、高血压，可配龙胆草、黄芩、生赭石、生石决明、决明子、生地黄、赤芍、菊花、钩藤	一般3～9g	瞳孔散大的眼病患者禁用
		散风清热，散风止痒	肝经风热之头痛、眩晕、目赤、目胀、目昏、高血压，皮肤因风热而瘙痒			
密蒙花	甘，微寒	清热养肝，退翳明目	肝经实热之目赤肿痛、羞明流泪，肝虚有热之目昏干涩、目生翳障	❶治肝经虚热的青盲、目昏、多泪、多眵、小儿疳气攻眼，可配白蒺藜、菊花、决明子、石决明、羌活、谷精草 ❷消目中赤脉，去翳，配木贼草、桑叶、夏枯草、菊花、夜明砂、蝉蜕	一般3～9g	

续表

药名	性味	主要功能	主　治	配伍应用	剂量	使用注意
黄芩	苦，寒	清热燥湿	善清肺火及上焦湿热，肺热咳嗽、热病烦渴、面赤唇焦，湿温暑湿，湿热郁阻，胸脘痞闷，恶心呕吐，身热不扬、黄疸泻痢	❶治肺热咳嗽、扁桃体肿痛、膈间闷热，胃火上壅而致的咽痛、牙痛、口腔溃疡、大便干结，可配生地黄、玄参、连翘、黄连、生大黄 ❷治湿热泻可配黄柏、茯苓、猪苓、炒扁豆、炒薏苡仁 ❸治湿热痢配黄连、葛根、木香、槟榔 ❹治邪踞少阳的寒热往来、口苦咽干、胸胁苦满、食欲不振、恶心欲呕，可配柴胡、半夏、生姜、甘草、党参 ❺治少阳邪热配柴胡	一般3～9g	脾胃虚寒者禁用
		泻火解毒	火毒炽盛之咽痛肿痛、口腔溃疡、疮痈肿毒			
		凉血止血	血热妄行之出血证			
		除热安胎	胎热不安			

续表

药名	性味	主要功能	主治	配伍应用	剂量	使用注意
黄连	苦，寒	清热燥湿，泻火解毒	胃肠湿热，泻利呕吐；皮肤湿疮耳道疖，耳道流脓，痈肿疔毒	❶治心胃火热而致口舌生疮、目赤牙痛、尿赤便秘，可配生地黄、川木通、竹叶、黄芩、生大黄 ❷治血分热毒郁积的疮疡疖肿，可配黄芩、栀子、黄柏、赤芍、紫花地丁、金银花、连翘 ❸治心热亢盛的心烦失眠、口干、舌红、尿黄、脉数，可配栀子、生地黄、当归、甘草、辰砂、豆豉 ❹治心下痞可配枳实 ❺治湿热积滞而致的痢疾可配木香、白芍、当归、槟榔、黄芩、白头翁、茯苓、厚朴、枳实 ❻治肝火旺盛、肝胃不和的胃痛嘈杂、泛吐酸水配吴茱萸 ❼治口疮可配细辛 ❽治心肾不交可配肉桂	一般 0.9 ~ 6g 或 9g	阴虚烦热、脾肾虚泄、气虚作泄等证者忌用
		清泻心胃及三焦实火	心胃火热而致口舌生疮、目赤牙痛、尿赤便秘；高热烦躁，神昏谵语，热迫血妄行之出血			

续表

药名	性味	主要功能	主治	配伍应用	剂量	使用注意
黄柏	苦，寒	清热燥湿，泻火解毒	湿热之泄泻、痢疾、淋证、黄疸、带下、痔疮便血、疮疡肿痛、湿疹湿疮	❶治湿热痢配黄连、木香、马齿苋、白头翁 ❷治湿热泄泻可配木香、藿香、茯苓、白术 ❸治湿热淋可配川木通、生地黄、竹叶、滑石、萹蓄、猪苓 ❹治痔疮便血配槐角、槐花炭、地榆、防风 ❺治泌尿系感染、尿血，可配白茅根或茅根炭、大小蓟、续断炭、猪苓、茯苓、川木通、生地黄等	一般3～9g，重症12～18g	无实热者慎用
		退热除蒸，坚肾益阴	阴虚阳亢之虚火、盗汗、移精			
龙胆草	苦，寒	清热燥湿，清除下焦湿热	肝经湿热之阴肿阴痒、湿疹、带下、黄疸、尿赤	❶治肝胆湿热配黄芩、栀子、泽泻、川木通、车前子、当归、柴胡、生地黄 ❷治肝经湿热的阴部湿痒热痛、阴部湿疹、尿道疼痛、尿频、尿热、尿少、尿血，可配黄柏、泽泻、石韦、萹蓄、木通、苦参、竹叶、茯苓 ❸治肝胆火热上攻于目的目赤肿胀、瘀肉高起、羞明多眵，可配木贼草、菊花、决明子、荆芥、蔓荆子、黄芩	一般0.6～6g	脾胃虚弱大便溏泄者忌用
		泻肝胆火	肝胆实火之目赤肿痛、羞明多眵、头晕胀痛、胁痛口苦、耳聋、耳鸣、耳肿			
			热极生风之高热惊厥抽搐			

续表

药名	性味	主要功能	主治	配伍应用	剂量	使用注意
秦皮	苦、涩，寒	清热燥湿解毒，止痢止带	湿热痢疾，湿热下注之赤白带下	❶治湿热痢疾配黄连、黄柏、白头翁、木香、槟榔、白芍、当归、厚朴、枳实、茯苓 ❷治肝经有热、上攻于目的两目赤肿疼痛、目中发热、羞明怕光、眼生翳膜、迎风流泪，可配滑石、黄连、菊花、薄荷、桑叶、黄芩、木贼草、决明子	一般3～9g	
		清肝泻火，退翳明目	肝火上攻于目之目赤肿痛、两眼发热、羞明畏光、眼生翳膜、迎风流泪			
苦参	苦，寒	清热燥湿，杀虫止痒	湿热泄痢、黄疸、黄疸尿赤、带下阴痒、湿疹疖癣	❶治湿热郁滞而产生的痢疾、黄疸、黄带、白带，可配黄柏、木香、茯苓、车前子、白芍、茵陈、薏苡仁、龙胆草 ❷治湿热蕴结的湿疹、荨麻疹、皮肤湿疮，可配连翘、赤芍、防风、白鲜皮、红花、黄柏、蝉蜕 ❸治较顽固的荨麻疹可配白鲜皮、赤芍、红花、桑枝、防风、连翘、皂角刺、炙穿山甲、蝉蜕、蛇蜕 ❹治大便下血及热痢可配槐花 ❺少佐些麻黄可退遍身痒疹	一般6～9g，治皮肤病15～30g	肝肾虚寒者忌用

续表

药名	性味	主要功能	主治	配伍应用	剂量	使用注意
白鲜皮	苦，寒	清热燥湿，祛风止痒	湿热疮毒、湿疹疥癣、阴囊湿疹、皮肤瘙痒	❶治湿热郁滞的皮肤痒疮、湿疹、阴囊湿疹、疥癣、风疮，可配金银花、连翘、荆芥、黄柏、苍术、苦参、红花、赤芍、炙穿山甲、茯苓 ❷治湿热痹，可配威灵仙、黄柏、木瓜、苍术、防己、薏苡仁、松节 ❸治妇女湿热下注所致的阴部湿痒、阴中湿痒、赤白带下，可配茯苓、泽泻、苍术、黄柏、苦参、牛膝	一般 3 ~ 9g；重症 15 ~ 24g，甚或 30g	下部虚寒者不宜使用
			湿热下注之阴部湿痒、阴中湿痒、赤白带下			
		清热燥湿，祛风通痹	风湿热痹之关节红肿热痛			
金银花	甘，寒	疏散风热	外感风热证	❶治温病卫分证配连翘、牛蒡子、荆芥、薄荷、淡豆豉 ❷治痈疮疥癣、梅毒恶疮，配连翘、赤芍、当归尾、菊花、没药、乳香、天花粉、甘草 ❸治热毒痢配当归、白芍、葛根、黄连、木香、白头翁、赤芍、甘草	一般 6 ~ 12g，重症 30 ~ 60g	虚寒泄泻及疮流清脓无热毒者不宜用
		清热解毒	痈肿疔疮阳证			
		清热止痢	热毒血痢			

续表

药名	性味	主要功能	主治	配伍应用	剂量	使用注意
连翘	苦、辛，寒；入心经	清热解毒，泻心火	热入心包之高热神昏、谵语、烦躁；心火上炎之目赤肿痛、咽喉肿痛、口舌生疮	❶治温病热入心包证可配玄参、麦冬、竹叶卷心、莲子心、天竺黄、郁金、黄连、水牛角 ❷治心火上炎的目赤肿痛、咽喉肿痛、口舌生疮，可配金银花、赤芍、黄芩、生石膏、生地黄、玄参 ❸治疮毒痈疖配金银花、菊花、赤芍、红花、紫花地丁、蒲公英 ❹治温病卫分证配金银花、桔梗、薄荷、竹叶、荆芥穗、淡豆豉、牛蒡子、芦根 ❺配莲子心入心经 ❻配金银花清热解毒兼散风热 ❼配荆芥、薄荷辛凉解表	一般 6 ~ 9g，重症 15 ~ 30g	大肠有寒，大便溏泄者及阴疽不红不痛者，均不宜用
		解毒消痈散结	毒热结聚之痈疽初起红肿未溃、瘰疬痰核			
		疏散风热	温热病初起，温热毒邪尚在卫分，热在上焦			

续表

药名	性味	主要功能	主　治	配伍应用	剂量	使用注意
蒲公英	苦寒，入肝胃经	清热解毒，消痈散结	痈肿疔毒、乳痈内痈，咽喉肿痛，目赤肿痛	治乳痈、肠痈、疔疮、疖肿、热痢、瘟毒、腮腺炎、扁桃腺炎，可配金银花、连翘、黄芩、黄连、大青叶、赤芍、玄参、山豆根	一般 9～25g，重症 30～60g	阴疽及疮疡久溃不愈者忌用
紫花地丁	苦、辛，寒	清热解毒，凉血消肿，消痈散结	痈肿疔毒、乳痈肠痈、丹毒肿痛、无名肿毒、毒蛇咬伤 瘟毒、疫毒之营血毒热证	❶治疔毒、痈肿、无名肿毒、恶疮配蒲公英、金银花、连翘、菊花、赤芍、当归尾 ❷治瘟毒、疫毒营血毒热证而致的发斑、狂躁，可配金银花、连翘、大青叶、玄参、生地黄、牡丹皮、赤芍、黄芩、黄连	一般 9～15g，重症 30～60g	无热证的阴疮患者不宜用
大青叶	苦，寒	清热、解毒、凉血	温病、瘟疫、瘟毒所致的高热神昏、咽喉肿痛、头痛牙痛、口舌生疮、出疹发斑、吐血衄血以及丹毒、痄腮（腮腺炎）、猩红热	治热毒诸症，可配玄参、生地黄、生石膏、知母、黄芩、金银花、连翘、荆芥、薄荷、牡丹皮、水牛角	一般 6～15g	脾胃虚寒者忌用

续表

药名	性味	主要功能	主治	配伍应用	剂量	使用注意
青黛	咸、苦，寒	清热凉血消斑	热入营血，温毒发斑，血热妄行之衄血、吐血、咳血	❶治血热妄行，可配生地黄、玄参、大青叶、白茅根、生石膏、知母、丹皮炭、栀子炭、藕节炭 ❷治高热抽搐、惊痫神昏，可配胆南星、全蝎、天竺黄、郁金、黄连、远志、菖蒲、钩藤 ❸治肺热咳嗽，痰黏成块，不易咯出，可配蛤粉	一般入汤剂 0.9～4.5g，用汤药冲服则每次 0.3～0.6g 或 1g	入汤剂须包煎；中焦虚寒及阴虚潮热者忌用
		解毒利咽	痄腮喉痹，咽喉肿痛，口舌生疮，丹毒痈肿			
败酱草	辛、苦，微寒	清热解毒，消痈排脓	肠痈腹痛，肺痈吐脓，痈肿疮毒	❶治肠痈可配连翘、生大黄、牡丹皮、冬瓜子、赤芍、玄明粉 ❷治血瘀而致的腹痛、腹胀、腹部有硬块，可配当归、赤芍、红花、延胡索、木香、五灵脂、桃仁、三棱	一般 9～15g，重症 30g	寒证腹痛者忌用
		祛瘀止痛	产后瘀阻腹痛			
射干	苦，寒	清热解毒，祛痰利咽	痰热交结、壅塞咽喉之喉痹咽痛	❶治咽喉肿痛可配山豆根、桔梗、甘草、玄参、连翘、黄芩、锦灯笼 ❷治肺热痰结的咳喘，可配麻黄、半夏、黄芩、细辛、款冬花、紫菀、杏仁、瓜蒌	一般 2.5～4.5g，重症 6～9g	脾胃虚寒者及孕妇忌用
			肺热痰结之咳嗽气喘、喉中痰声			
		散结消肿	腹中积痰瘀血结成癖块痃瘕			

续表

药名	性味	主要功能	主治	配伍应用	剂量	使用注意
板蓝根	苦，寒	清热解毒，利咽，凉血	风热瘟毒侵入血分之大头瘟，时疫斑疹 风热毒火上犯咽喉之头痛、发热、咽喉红肿热痛、单双乳蛾（单侧或双侧扁桃体肿大）	❶治风热瘟毒可配黄连、牛蒡子、玄参、连翘、黄芩、柴胡、马勃 ❷治风热毒火上攻的咽喉肿痛，可配黄芩、栀子、生地黄、玄参、薄荷、牛蒡子、射干、锦灯笼、连翘、金银花、生大黄	一般4.5～9g或12g	脾胃虚寒者不宜用
山豆根	苦，寒	泻火解毒，利咽消肿	火热或热毒上攻咽喉之咽喉红肿痛、喉风，胃火上炎之牙龈肿痛、口舌生疮	❶治热毒上攻的咽喉肿痛可配玄参、麦冬、金银花、桔梗、甘草、薄荷、锦灯笼 ❷治急喉风配桔梗、白药子 ❸治痰热结滞于咽喉的咽喉肿痛配射干 ❹治毒热炽盛的咽喉烂痛可配板蓝根	一般3～9g	脾胃虚寒、大便泄泻者不宜用

续表

药名	性味	主要功能	主治	配伍应用	剂量	使用注意
锦灯笼	苦，寒	清热解毒，散火消肿	肺热之咳嗽、痰多黄黏、咽喉肿痛	❶治肺热咳嗽、咽喉肿痛配瓜蒌、黄芩、知母、玄参、桔梗、山豆根 ❷治急性扁桃体炎，可配生地黄、玄参、荆芥、薄荷、金银花、连翘、桔梗、黄芩、山豆根、射干	一般3～6g，重症9g	非火热证的咽喉痛不用
马勃	辛，平	清热解毒，散风热，利咽喉	风热袭肺或肺有郁热之咽喉肿痛、咳嗽失音	❶治肺热的咽喉肿痛、鼻干咽燥，可配连翘、荆芥、山豆根、射干、黄芩、薄荷、玄参 ❷治咽喉肿痛波及颈部、腮部赤肿，可配板蓝根、连翘、牛蒡子、薄荷、荆芥、玄参、僵蚕、苦梗 ❸治肺热咳血、鼻衄配黄芩炭、白茅根、生藕节、生侧柏咳血、鼻衄 ❹治肺受风热的咳嗽、失音，可配荆芥、薄荷、杏仁、牛蒡子、蝉蜕、前胡、锦灯笼	一般1.5～6g，瘟毒及大头瘟等重症可用15g或更多	
		清肺热，止血	火邪迫肺，血热妄行，咳血、鼻衄、吐血，外伤出血			

续表

药名	性味	主要功能	主治	配伍应用	剂量	使用注意
白头翁	苦，寒	清热解毒，凉血止痢	热毒血痢，下痢脓血，里急后重，腹痛便频；大肠湿热之大便下血、痔疮下血	❶治热毒痢配黄连、黄柏、秦皮、木香、槟榔、白芍 ❷治大肠有热的大便下血、痔疮下血，配地榆、槐花炭、黄芩炭、炒槐角	一般3～9g	虚寒久痢者忌用本品
七叶一枝花	苦，微寒，有小毒	清热解毒	肺胃毒热上攻之咽喉肿痛、乳蛾 痈肿疮毒，疔毒恶疮	❶治咽喉肿痛、单双乳蛾，可配连翘、黄芩、生地黄、玄参、赤芍、射干、山豆根、薄荷、锦灯笼 ❷治痈疡疮毒可配金银花、连翘、赤芍、当归尾、红花、天花粉、炙穿山甲、紫花地丁、蒲公英、野菊花 ❸治淋巴结核可配夏枯草	一般6～9g	用量大时，可出现恶心、呕吐
鸦胆子	苦，寒，有小毒	清热解毒，治痢截疟，燥湿杀虫	热毒血痢、冷积久痢，各型疟疾，尤其是间日疟、三日疟，肠道寄生虫，阴道滴虫病		一般每次5～10粒，一日3次；或每次10～20粒，两三天一次	虚寒痢患者忌用
		腐蚀赘疣	捣烂外敷鸡眼、赘疣			

续表

药名	性味	主要功能	主治	配伍应用	剂量	使用注意
漏芦	苦、咸，寒	清热解毒，消痈散结	痈疽疮毒，乳痈肿痛	❶治乳痈未破配瓜蒌、白芷、蒲公英、连翘、皂角刺；已破者可去皂角刺，加天花粉、当归 ❷治产后乳汁不畅配路路通、王不留行、炙穿山甲、天花粉、通草	一般6～9g	
		通经下乳	乳络壅滞之乳房胀痛、乳汁不下			
生地黄	甘、微苦，寒	清热凉血，养阴生津	热入营血，口干舌绛，血热妄行，斑疹吐衄	❶治温病热入营血可配玄参、连翘、栀子、竹叶心、牡丹皮、赤芍、生石膏、水牛角 ❷治阴虚有热可配地骨皮、炙鳖甲、牡丹皮、秦艽、知母、白薇、玄参、天冬 ❸治温病后期津伤耗液诸症，可配麦冬、玉竹、沙参、梨汁、冰糖、藕汁、生麦芽、谷稻芽 ❹治阴虚消渴配山萸肉、山药、茯苓、牡丹皮、泽泻、五味子、天花粉 ❺配上砂仁可防止地黄滋腻碍胃 ❻配麦冬润肺清火 ❼配天冬滋肾降火 ❽配玄参解毒清热凉血	一般9～15g，重症时30g或更多些；鲜品30～60g	脾胃虚寒、大便溏软者，暑湿盛、胸闷不食者，均禁用；大量或久服时，宜用细生地，或配砂仁，或用姜汁炒用
			阴虚有热，内热消渴，阴虚肠燥便秘			
			温热病后期之津伤口渴、食欲不振、下午烦热、暮热早凉			

续表

药名	性味	主要功能	主治	配伍应用	剂量	使用注意
玄参	苦、甘、咸，寒	清热凉血	温病热入营血、邪陷心包、气血两燔等证	❶治阴虚火旺的咽喉肿痛、口渴烦热，可配生甘草、桔梗、麦冬、牛蒡子、生地黄、黄芩、连翘 ❷治温病热入营血配水牛角、生地黄、黄连、连翘、麦冬、牡丹皮 ❸治颈部瘰疬配贝母、生牡蛎、夏枯草、昆布、海藻	一般 6 ~ 12g，重病 30g	反藜芦；大便溏泄及痰湿盛者忌用
		滋阴解毒，利咽消肿	阴虚火旺或火毒壅盛之咽喉肿痛、口渴烦热、大头瘟疫			
		软坚散结	痰火郁结之颈部瘰疬			
牡丹皮	辛、苦，寒	清热凉血	热入营血，血热妄行之发斑出疹、吐血衄血	❶治血热妄行的血证，可配生地黄、玄参、水牛角、赤芍、知母、生石膏、大青叶、白茅根、仙鹤草、地榆炭、棕榈炭 ❷治阴虚血热配青蒿、鳖甲、地骨皮、桑白皮、玄参、秦艽 ❸治瘀血闭经、腹部癥块，可配当归尾、赤芍、延胡索、牛膝、三棱	一般 4.5 ~ 9g	脾胃虚寒泄泻者忌用
		凉血除蒸	阴虚发热之骨蒸潮热，温病后期邪伏阴分之夜热早凉、热退无汗			

续表

药名	性味	主要功能	主治	配伍应用	剂量	使用注意
		活血散瘀	血瘀经闭，癥瘕，跌打损伤，瘀肿疼痛	❹治血瘀证可配莪术、桂心、红花 ❺治肠痈可配大黄、芒硝、桃仁、冬瓜子、赤芍		
		清热散瘀消痈	火毒炽盛之痈肿疮毒，肠痈初起			
紫草	甘、微苦，寒	凉血活血，透斑疹	温毒发斑，血热毒盛，斑疹紫黑，或疹出不畅，兼有咽喉肿痛者	❶治麻疹或斑疹出而不畅，可配薄荷、牛蒡子、蝉蜕、桔梗、连翘 ❷治斑疹、麻疹颜色紫黑、大便秘结，可配赤芍、牡丹皮、大青叶、蝉蜕、连翘 ❸治痈肿疮疡可配金银花、连翘、当归尾、赤芍、红花、皂角刺	一般3～9g	大便稀泻者不宜用
		解热解毒	痈肿疮疡，湿疹阴痒，水火烫伤			
		通大便				

续表

药名	性味	主要功能	主治	配伍应用	剂量	使用注意
羚羊角	咸，寒	平肝熄风，清热止痉	外感热病，热极生风之实热惊风，或热入心包之高热烦躁、谵语发狂，小儿高热惊痫，妇人子痫之抽搐痉厥	❶治温病、瘟疫、瘟毒的高热、神昏、谵语、发狂，可配生地黄、玄参、生石膏、寒水石、金银花、连翘、黄连、大青叶、郁金、天竺黄、远志、菖蒲 ❷治热极生风可配钩藤、全蝎、蜈蚣、白芍、赤芍、黄芩、白蒺藜、防风、天竺黄、胆南星、生地黄	一般研为细粉，每次0.7～1.5g随汤药冲服；或取1.5～3g，另煎兑入汤药服	非温热、瘟毒重症及肝经无热者，均不用本品
		清肝明目	肝火上攻之目赤肿痛、目生翳障	❸治肝火太盛的头痛眩晕，可配菊花、白蒺藜、黄芩、蔓荆子、泽泻、龙胆草、生地黄、生赭石、生石决明		
		清热泻火，散血解毒	温热病气血两燔，发斑发疹	❹治肝热目赤肿痛、目昏、视物不清，可配黄芩、黄连、栀子、玄参、菊花、白蒺藜、柴胡、石斛、地骨皮、木贼草		

续表

药名	性味	主要功能	主治	配伍应用	剂量	使用注意
青蒿	苦，寒；入肝胆经	清虚热，退骨蒸	邪热伤阴，余邪未清之夜热早凉、热退无汗或低热不退；阴虚发热之骨蒸劳热、盗汗颧红、五心发热	❶治温热后阴分伏热或阴虚火旺诸症，可配知母、鳖甲、牡丹皮、生地黄、白薇、胡黄连、秦艽 ❷治疟疾寒热可配黄芩、郁金、菖蒲、金银花、竹茹、枳壳、半夏 ❸治夏季感受暑湿可配藿香、佩兰、豆卷、滑石、通草 ❹治肝胆湿热郁蒸的黄疸可配茵陈、车前子、黄柏、栀子	一般 3 ~ 9g，重症 12 ~ 25g	里有虚寒、大便溏泄及产后气虚者勿用
		芳香化浊，解暑避秽	夏季受暑身热，头痛头昏，肢体困倦、胸闷不畅			
		截疟	疟疾寒热			
		清肝胆之热而退黄疸、明目	肝胆湿热郁蒸之黄疸发热、尿赤尿少，肝火上炎之目昏、目赤、羞明			

续表

药名	性味	主要功能	主　治	配伍应用	剂量	使用注意
白薇	微苦，寒；入阳明经和冲经脉	清热凉血，利尿通淋	邪热入营，阴虚发热，胎前产后烦热，夜热早凉，低热不退；热淋血淋	❶治温病后阴津亏耗、余热未尽，可配地骨皮、知母、青蒿、牡丹皮、沙参、天花粉 ❷治胎前、产后的烦热可配白芍、黄芩、黄柏	一般 4.5～12g，重症 15g	血分无热及肠胃虚寒、大便泄泻者勿用
		解毒疗疮	血热毒盛之痈肿疮毒、咽喉肿痛及毒蛇咬伤			
地骨皮	甘、微苦，寒	凉血退蒸	阴虚发热之骨蒸潮热、两颧发红、形瘦盗汗、五心烦热	❶治肺经郁热诸症可配桑白皮、生甘草、黄芩、生石膏、贝母、知母 ❷治阴虚发热可配生地黄、鳖甲、天冬、麦冬、阿胶、银柴胡、沙参、玄参、知母	一般 3～9g	无血分热证，中焦虚寒，或虽血分有热而又兼外感者，均不宜用
		清肺降火	肺热咳嗽			
		凉血止血	血热妄行之出血			

续表

药名	性味	主要功能	主　　治	配伍应用	剂量	使用注意
银柴胡	甘、微苦，微寒	清虚热	阴虚火旺之骨蒸潮热、盗汗	❶治阴虚发热可配胡黄连、秦艽、生地黄、鳖甲、地骨皮、玄参、青蒿、知母 ❷治疳积发热可配地骨皮、胡黄连、山楂、神曲、麦芽、使君子、槟榔、鸡内金	一般2.5～9g	
		除疳热	小儿食滞或虫积之疳积发热，腹部膨大、口渴消瘦、毛发焦枯			
			温热留连不退，似表似里，类虚类实			
胡黄连	苦，寒	退虚热	阴虚发热之骨蒸潮热、夜热早凉	❶治阴虚发热可配地骨皮、白薇、百部、沙参、青蒿、炙鳖甲、秦艽、生地黄、玄参 ❷治疳积发热可配焦三仙、槟榔、炒鸡内金、木香、炒莱菔子、枳实、白术、地骨皮、使君子 ❸治湿热痢疾可配木香、槟榔、白芍、当归、白头翁	一般3～9g	外感发热及脾胃虚寒者忌用
		除疳热	小儿疳积发热，消化不良，低热不退			
		清湿热	湿热泻痢，痔疮肿毒			

续表

药名	性味	主要功能	主　治	配伍应用	剂量	使用注意
瓜蒌	甘、微苦，寒	清热化痰，宽胸散结	肺热痰多咳嗽，痰黄黏稠；痰浊痹阻，胸痹结胸，胸中憋闷疼痛、心痛彻背、背痛彻心	❶治肺热痰多咳嗽可配知母、贝母、黄芩、桔梗、桑白皮、地骨皮、枇杷叶 ❷治痰浊痹阻胸阳的胸中憋闷疼痛，可配薤白、枳实、槟榔、红花、檀香、五灵脂、焦山楂、丹参 ❸治老年人或津液亏虚的大便干结可配桃仁泥、杏仁泥、槟榔 ❹治乳痈可配白芷、当归、乳香、没药、漏芦、金银花、蒲公英、炙穿山甲	一般瓜蒌皮用6～12g，瓜蒌仁用6～15g，全瓜蒌用9～30g	不可将本品与附子、乌头同用；虚寒性泄泻者不宜用
		润肠通便	肠燥便秘			
		消痈散结	乳痈，肺痈，肠痈			
天竺黄	甘，寒	清热化痰，清心定惊	热病神昏、中风不语、小儿惊痫抽搐等症属于痰热者	❶治热入心包神昏谵语可配连翘、生石膏、知母、玄参、远志、菖蒲、陈胆星、竹叶卷心、黄连 ❷治小儿肺热痰多咳喘可配瓜蒌、知母、黄芩、贝母、枇杷叶	一般2.5～9g	

续表

药名	性味	主要功能	主　治	配伍应用	剂量	使用注意
				❸治小儿痰热惊风可配胆南星、雄黄、牛黄、朱砂、麝香、郁金、白僵蚕、茯苓、蝉蜕、全蝎 ❹治中风不语，痰涎壅盛，口眼歪斜，半身不遂，可配白僵蚕、天麻、胆南星、石决明、全蝎、瓜蒌、桑枝、红花、钩藤		
竹茹	甘，微寒	清热化痰，除烦止呕	肺热咳嗽，痰黄稠难咯；痰火内扰之心烦不眠，胃热呕吐；妊娠恶阻，呕吐心烦	❶治胃中有热的呕逆心烦、食入即吐可配黄连、橘皮、半夏、茯苓 ❷治中焦痰热上逆诸症可配枳实、半夏、橘皮、茯苓、黄芩、枇杷叶 ❸治胃虚有热的呕逆、心烦可配橘皮、党参、甘草、大枣 ❹治妊娠恶阻的呕吐心烦可配黄芩、橘皮、茯苓、紫苏梗、淡竹叶	一般 4.5 ~9g	

续表

药名	性味	主要功能	主　　治	配伍应用	剂量	使用注意
竹沥	甘，寒	清热豁痰，定惊利窍	痰热咳嗽，中风痰迷，痰热惊痫癫狂，热入心包之神志昏迷，痰滞经络之肢体麻木拘急	❶治痰热蒙蔽心窍可配郁金、天竺黄、菖蒲、远志、香附、生赭石、青礞石、胆南星、生铁落、黄连、黄芩、大黄 ❷治热入心包可配牛黄、水牛角、生地黄、玄参、郁金、黄连、连翘心、远志、菖蒲 ❸竹沥汁送服安宫牛黄散，有助祛痰、清热、醒神	一般 9 ~ 30g，重症 60g	每 30g 加入生姜汁数滴；寒痰、寒嗽、消化不良及便溏者不宜用
葶苈子	辛、苦，大寒	泻肺平喘	痰涎壅盛，肺气壅塞，喘咳不能平卧，喉中痰声，胸胁胀闷	❶治肺失肃降的气逆作喘可配紫苏子、半夏、枇杷叶、杏仁、白前 ❷治肺痈可配金银花、连翘、鲜芦根、生薏苡仁、冬瓜子、桃仁 ❸治痰浊水饮阻肺的痰喘、胸胁胀闷、全身或面目浮肿，可配大枣、防己、椒目、大黄、杏仁、茯苓、川木通	一般 2.5 ~ 6g，重症 10g	常配大枣同用；肺虚者及孕妇忌用
		利尿消肿	水肿，悬饮，胸腹积水，小便不利			

表6 常用温热药小结表

药名	性味	主要功能	主治	配伍应用	剂量	使用注意
附子	辛、甘，热，有毒	回阳救逆	亡阳证之大汗淋漓、气促喘急、肢冷脉微	❶治阳虚欲脱可配人参、干姜、炙甘草 ❷治休克可配人参、麦冬、五味子 ❸治风寒湿痹可配羌活、独活、威灵仙、桑寄生、秦艽、赤芍、炙穿山甲、松节、苍术、当归 ❹治肾阳虚衰的男子阳痿、女子宫寒不孕，可配鹿角胶、熟地黄、肉桂、菟丝子、枸杞子、当归、巴戟天、生艾叶、阳起石、茯苓 ❺治汗脱亡阳可配人参、山茱萸 ❻治阳虚自汗配桂枝、白芍、黄芪 ❼补助肾阳配肉桂	一般1.5～9g	非虚寒证、寒湿证者忌用；热厥者入咽即毙；孕妇忌服；一般不与半夏、瓜蒌、贝母、白及、白蔹同用
		逐寒止痛	风寒湿痹之关节疼痛，寒痹剧痛			
		温助一身阳气	肾阳虚证之腰膝酸软冷痛，阳痿宫寒，夜间多尿，五更泄泻，神疲畏寒；脾阳虚证之脘腹冷痛、大便溏泄；脾肾阳虚，水湿内停，肢体浮肿，小便不利；心阳不振，阴寒痼结，胸痹心痛			

续表

药名	性味	主要功能	主治	配伍应用	剂量	使用注意
肉桂	辛、甘，热	温补肾阳	肾阳虚衰之男子阳痿、精冷，妇女宫寒，虚喘心悸，心腹冷痛，小便不利，甚至水肿；脾肾阳虚之大便溏泄	❶治男子肾阳不足阳痿、精冷，可配鹿茸、熟地黄、菟丝子、枸杞子、沙苑子、山茱萸、附子、肉苁蓉、巴戟天、山药、茯苓、泽泻 ❷治女子宫寒不孕可配当归、熟地黄、白芍、川芎、香附、生艾叶、附子、紫石英、吴茱萸、乌药 ❸治感受寒冷之气后心腹疼痛、腹胀、少腹冷痛、寒疝、痛经，可配高良姜、香附、吴茱萸、小茴香、乌药、丁香、沉香 ❹治肾阳虚衰而致虚阳上越，可配熟地黄、山茱萸、五味子、人参、附子、煅龙骨、煅牡蛎	一般 0.6 ~ 4.5g；重症9 ~ 15g	阴虚火旺或热病伤津者忌用，孕妇禁用；不宜与赤石脂同用
		引火归元	下元虚冷，虚阳上浮，上热下寒			
		逐寒止痛	寒邪内侵之胸痹心痛，寒疝腹痛，寒痹腰痛，痛经			
		温通经脉	冲任虚寒，寒凝血滞之闭经、痛经；阳虚寒凝之阴疽，或手指、足趾发凉疼痛；气血虚弱所致痈疽溃烂后久不收口			

续表

药名	性味	主要功能	主治	配伍应用	剂量	使用注意
干姜	辛，热	温中散寒	脾胃虚寒或受寒之脘腹冷痛，喜热喜按，或吐或泻，吐泻物清稀	❶治脾胃虚寒或寒邪直中脾胃的脘腹冷痛，喜热喜按，可配党参、白术、炙甘草、藿香、吴茱萸、茯苓、陈皮 ❷治阳气欲脱配附子、甘草 ❸治水饮寒痰犯肺的咳嗽、吐白色稀水泡沫状痰、气喘、畏冷、头眩，可配细辛、五味子 ❹祛除伏于肌腠中的寒邪可配麻黄	一般0.9～6g。炮姜炭用0.6～3g	精血不足及内有热邪者不宜用
		回阳通脉	寒邪伤阳或大汗亡阳所致阳气欲脱之肢冷脉微			
		温肺化饮	外有寒邪，内有伏饮之咳嗽气喘、形寒背冷、痰多清稀水			
乌头	草乌：辛，热，有大毒	搜风胜湿，除寒开痹，麻醉止痛	风寒痹痛之腰腿关节疼痛，行路不便；久治难愈的偏正头风、头痛、风痰头痛	❶治风寒湿痹的关节疼痛、腰腿痛，可配桑寄生、独活、续断、牛膝、威灵仙、伸筋草、千年健、制附片、骨碎补 ❷治久治难愈的偏正头风、头痛、风痰头痛配川乌、赤小豆、苍术、川芎、生姜、藿香、乳香、麝香、佩兰	一般0.6～3g，重症可稍加量	禁忌及注意事项与“附子”同
	川乌	与附子基本相同				

续表

药名	性味	主要功能	主治	配伍应用	剂量	使用注意
吴茱萸	辛、苦，热	散寒止痛	中焦虚寒之脘腹冷痛；肝寒气滞诸痛，如疝气疼痛、睾丸坠痛、厥阴头痛；冲任虚寒，瘀血阻滞之痛经	❶治胃寒疼痛、吞酸呕吐可配生姜、半夏、高良姜、藿香、砂仁 ❷治肝郁化热犯胃的吐酸、胃痛配黄连 ❸治脾肾虚寒的泄泻可配补骨脂、五味子、肉豆蔻 ❹治疝气疼痛、睾丸坠痛，可配乌药、青皮、川楝子、橘核、小茴香、肉桂、荔枝核	用量一般0.9～6g，特殊重症可用9g	燥热之证者忌用
		温中止呕	畏寒呕吐			
		助阳止泻	脾肾阳虚之五更泄泻			
花椒	辛，热	温中祛寒	外寒内侵，胃寒腹痛，呕吐；脾胃虚寒之脘腹冷痛、呕吐；寒湿困中之腹痛吐泻	❶治脘腹冷痛、腹中冷气攻胀，可配干姜、党参、饴糖、高良姜、香附 ❷治蛔虫腹痛可配乌梅、黄连、黄柏、细辛、桂枝、附子、干姜、当归	一般为1.5～4.5g。椒目的用量可稍大些	阴虚火旺者忌用

续表

药名	性味	主要功能	主治	配伍应用	剂量	使用注意
		杀虫	虫积腹痛、吐蛔，蛲虫病			
		燥湿止痒	湿疹瘙痒，妇人阴痒			
小茴香	辛，温	温肾祛寒，行气止痛	下焦寒凝气滞证疝气腹痛、牵引睾丸作痛、睾丸偏坠胀痛；妇女少腹冷痛、痛经、经闭、月经延后	❶治肝肾虚寒气逆的小肠疝气、少腹疼痛坠胀、睾丸肿胀疼痛或睾丸偏坠牵掣疼痛，可配乌药、橘核、吴茱萸、青皮、炒川楝子、荔枝核、木香、胡芦巴 ❷治胞宫虚寒的月经后错、行经腹痛、腹部喜暖、月经色黑有块，配当归、熟地黄、川芎、白芍、元胡、五灵脂、南红花 ❸治胃中寒气的疼痛、气逆呕吐配半夏、生姜、吴茱萸、茯苓、木香	一般 0.25 ~ 9g	阴虚有热者忌用
		温中理气和中	脾胃虚寒气滞诸证			

续表

药名	性味	主要功能	主治	配伍应用	剂量	使用注意
丁香	辛，温	温中降逆，散寒止痛	虚寒呃逆，胃寒呕吐，脘腹冷痛	❶治脘腹寒性疼痛可配木香、砂仁、陈皮、藿香、高良姜、槟榔 ❷治寒证呃逆或呕吐可配柿蒂、旋覆花、吴茱萸、藿梗	一般0.9～3g，重症时可多些	胃津不足、中焦燥热者不宜用
		温肾助阳	肾虚阳痿、宫冷			
高良姜	辛，温	散寒止痛，温胃止呕	胃寒之脘腹冷痛、胀痛、呕吐	❶治寒性胃痛可配香附、吴茱萸、砂仁、藿香、神曲 ❷治寒性呕吐可配半夏、生姜、丁香、茯苓、苏子 ❸治寒性腹痛可配当归、炒白芍、桂枝、炮姜 ❹治寒性泄泻可配木香、茯苓、泽泻、肉桂、炒山药、芡实 ❺治胃寒食滞可配砂仁、焦三仙、炒槟榔、草豆蔻、炒鸡内金	一般2.5～9g	因热而致的吐泻、胃痛禁用

续表

药名	性味	主要功能	主治	配伍应用	剂量	使用注意
艾叶	苦、辛，温	炒炭长于温经止血	虚寒性出血，崩漏经多	❶治腹中冷痛、宫寒不孕、虚寒性痛经，可配当归、干姜、炒白芍、肉桂、小茴香、吴茱萸、香附 ❷治下元虚寒的月经过多、崩漏，可用艾叶炭配当归、白芍、熟地黄、阿胶、棕榈炭、益母草、桑寄生、续断炭	一般2.5～6g，止血可用艾炭15～30g	阴虚有血热者不宜用
		散寒止痛	中下焦虚寒冷痛诸证，腹中冷痛，小腹寒痛，宫冷不孕，虚寒痛经			
		止血安胎	胎漏下血，胎动不安			
胡芦巴	苦，温	温肾助阳，散寒除湿	肾阳不足，寒湿凝滞下焦之寒疝腹痛、胁腹疼痛、睾丸坠痛；寒湿脚气	治疝气疼痛、睾丸坠痛、小腹疝瘕、睾丸肿痛寒冷，可配小茴香、吴茱萸、炒橘核、乌药、川楝子、肉桂、青皮	一般3～9g	阴虚阳亢者忌用

续表

药名	性味	主要功能	主　治	配伍应用	剂量	使用注意
半夏	辛，温，有毒	燥湿化痰	湿痰、寒痰及风痰	❶治痰湿阻肺证可配橘红、茯苓、紫苏子、胆南星、炒莱菔子、杏仁 ❷治水饮犯肺的咳嗽、咳吐清稀水样或泡沫样痰、胸背畏冷，可配苏子、橘红、桂枝、猪苓、茯苓、白术、干姜、细辛、五味子 ❸治中焦湿盛的脘腹满闷、气逆呕吐，可配姜竹茹、丁香、吴茱萸、藿香、生姜、陈皮、茯苓 ❹治寒痰可配生姜、干姜、附子、苍术、橘红 ❺治风痰可配皂角、天麻、天南星 ❻治经络、四肢、皮里膜外之痰，用于中风、半身不遂可配竹沥、白芥子	一般3～9g	一切阴虚血少、津液不足、舌赤无苔者及妊娠后期均禁用，不要与乌头同用
		降逆止呕	痰饮或胃寒呕吐			
		散结消痞	胸闷不舒，心下痞满，梅核气，瘿瘤痰核			

续表

药名	性味	主要功能	主治	配伍应用	剂量	使用注意
天南星	苦、辛，温，有毒，胆南星寒凉	制南星燥湿化痰，祛风止痉	顽痰，湿痰，风痰眩晕，中风痰壅，半身不遂，口眼歪斜，癫痫，破伤风；瘰疬痰核	❶治眩晕可配天麻、白术、半夏、茯苓、菊花、白蒺藜 ❷治中风可配桑枝、红花、桃仁、赤芍、炙穿山甲、地龙、瓜蒌、钩藤、陈皮 ❸治惊风、癫痫可配郁金、全蝎、天竺黄、远志、菖蒲、朱砂、僵蚕 ❹治破伤风可配白附子、羌活、防风、蜈蚣 ❺治痰热引起的癫痫、惊风、大人中风，可配瓜蒌、天竺黄、郁金、菖蒲、远志、黄连、牛黄、雄黄、朱砂、生大黄、竹沥 ❻治痰热迷心的精神呆滞、言语失常，可配天竺黄、郁金、生明矾（少量）、远志、菖蒲	一般 3 ~ 6g，病重 9g。胆南星用量可略少	阴虚有燥痰者及孕妇均忌用
		胆南星豁痰清热	痰热引起的癫痫、小儿惊风、大人中风			
		生用外敷则消肿止痛	痈疽肿痛，痰核瘰疬，毒蛇咬伤			

续表

药名	性味	主要功能	主治	配伍应用	剂量	使用注意
白芥子	辛，温	温肺化痰	寒痰水饮结聚于胸胁之寒痰喘咳，悬饮，胸满胁痛	❶治寒痰水饮阻肺配炒莱菔子、炒苏子、葶苈子、半夏、陈皮、茯苓 ❷治阴疽可配白芥子、肉桂、熟地黄、麻黄、炮姜、鹿角胶、生甘草	一般3～9g	肺虚有热的咳嗽及阴虚内热各证均忌用
		祛除经络之痰和皮膜外之痰，散结消肿	寒痰结滞之阴疽流注，肢体麻木，关节肿痛			
皂角	辛、咸，温，有小毒	祛顽痰	顽痰阻塞之咳逆上气、时吐稠痰	❶治腹中痰积成块可配枳实、白术、生牡蛎、炙鳖甲、桃仁、红花、三棱、莪术、山楂核、炙穿山甲 ❷治中风痰盛而又大便秘结、数日不下者，可配瓜蒌、桃仁泥 ❸治痈疽未溃可用皂角刺配合当归尾、赤芍、红花、天花粉、金银花、连翘、陈皮、炙穿山甲	一般0.9～3g，皂角刺3～9g	虚证有痰、痈疮已破者及孕妇均忌用
		开噤开窍	痰厥、癫痫、中风等之不省人事、口噤不开			
		散结消肿，皂角刺偏于活血散结	痈疽疮毒，皂角刺用于痈疽未溃时			

续表

药名	性味	主要功能	主治	配伍应用	剂量	使用注意
白附子	辛，温，有毒	祛风化痰止痉	头面部风痰实邪诸症，中风口眼歪斜、语言謇涩，痰厥，偏正头痛，破伤风口噤强直	❶治风痰阻络的口眼歪斜可配白僵蚕、全蝎 ❷治破伤风可配白芷、天南星、天麻、羌活、防风、蝉蜕、全蝎、蜈蚣、钩藤 ❸治风痰、寒湿所致的头痛、偏头痛，可配白芷、川芎、半夏、天麻、蔓荆子、防风	一般 2.5 ~ 6g，重症 9g	实热中风、火热上犯诸证禁用
		解毒散结	毒蛇咬伤，瘰疬痰核			
硫黄	酸，热，有毒	外用杀虫止痒	疥癣，湿疹，顽硬阴疽	❶治肾阳虚衰，可配熟地黄、山茱萸、巴戟天、淫羊藿、肉苁蓉、补骨脂、肉桂、附子、人参 ❷治下焦阳虚的便秘可配半夏、肉苁蓉、当归、熟地黄	一般 0.6 ~ 2.5g	用量不可大，也不可久服
		内服壮阳通便	下元虚冷之便秘			

表 7　常用活血化瘀药小结表

药名	性味	主要功能	主　　治	配伍应用	剂量	使用注意
川芎	辛,温	活血行气,开郁调肝	寒凝气滞血瘀之月经不调、行经腹痛、经闭、难产、胞衣不下,肝郁气滞血瘀之胁肋胀痛、胸痹心痛、偏头胀痛、月经失调,跌仆损伤	❶治气滞血行不畅的女子月经不调、行经腹痛、经闭、难产、胞衣不下,可配当归、芍药、红花、益母草、熟地黄、香附、艾叶 ❷治血瘀气滞的疼痛固定不移,可配红花、桃仁、五灵脂、乳香、没药 ❸治头部受风寒而致血滞气阻的头痛或偏头痛,可配白芷、羌活、防风、细辛、薄荷 ❹治肝经气血不畅的胸闷、胁痛、偏头胀痛、月经失调,可配香附、柴胡、白芍、川楝子、当归、苏梗、枳壳	一般 1.5 ~ 9g	阴虚火旺证者不宜用
		祛风止痛	头痛;血中风寒湿凝阻,血滞而运行失畅引致肢体关节疼痛、麻木不仁、手足拘挛等			

续表

药名	性味	主要功能	主　　治	配伍应用	剂量	使用注意
丹参	苦，微寒；入心经	活血调经	瘀血阻滞之月经不调、癥瘕积聚、瘀血腹痛、关节肿痛	❶治月经不调或经闭可配当归、赤芍、熟地黄、川芎、桃仁、红花、香附、生蒲黄、牛膝、茜草 ❷治血虚证，各种贫血及血小板减少性紫癜，可配当归、生地黄、白芍、川芎、党参、白术、茯苓 ❸治丹毒、痈肿可配牡丹皮、赤芍、天花粉、金银花、连翘、蒲公英 ❹治温病热入营血可配生地黄、玄参、赤芍、牡丹皮、地骨皮	一般9～30g	月经过多及咳血、尿血者慎用
		生新血	血虚而微有热象者，最为合适			
		凉血消痈，安神	丹毒、痈肿，血热所致心烦、昼静夜躁或出斑疹			
延胡索	辛、微苦，温	活血，行气，止痛	气血瘀滞诸痛，如热性胃脘痛，腹中冷痛，瘀血作痛，痛经，疝痛	❶治热性胃脘痛可配金铃子、黄连、香附、炒栀子 ❷治腹中冷痛可配高良姜、肉桂、干姜、附子 ❸治气滞作痛可配香附、青皮、木香、砂仁、沉香	一般2.5～9g	血热气虚者不用，孕妇忌用

续表

药名	性味	主要功能	主治	配伍应用	剂量	使用注意
				❹治瘀血作痛可配五灵脂、乳香、没药、桃仁、红花 ❺治妇女痛经可配香附、当归、白芍、川芎、熟地黄 ❻治跌打损伤疼痛可配乳香、没药、血竭、苏木、骨碎补		
姜黄	辛、苦，温；归肝脾经	活血行气，通经止痛	血瘀气滞诸般疼痛，跌打损伤，风湿痹痛肩臂疼痛	❶治血瘀气滞而引致的胸胁疼痛，可配枳壳、苏梗、桔梗、川楝子、香附、延胡索、桂心 ❷治脘腹痛可配高良姜、香附、砂仁、木香、干姜、乌药、延胡索 ❸治痛经可配当归、白芍、艾叶、香附、五灵脂 ❹治肝炎肝区痛明显，可用片姜黄或姜黄配枳壳、白蒺藜、川楝子 ❺治风湿肩痛，上肢及手指关节痛，可用片姜黄配桂枝	一般2.5～9g	无瘀血及身体虚弱者慎用

续表

药名	性味	主要功能	主　治	配伍应用	剂量	使用注意
郁金	辛、苦，寒	活瘀行气止痛	气滞血瘀之胁肋胀闷、胸腹疼痛、闭经痛经	❶治气郁生火夹血上犯而致的吐血、咳血、衄血、胸胁刺痛及倒经，可配生地黄、丹参、牡丹皮、栀子、三七、藕节、牛膝、泽兰 ❷治血热痰浊蒙心的神志不清，及惊狂、癫痫，可配朱砂、黄连、天竺黄、牛黄、远志、菖蒲 ❸治气滞血瘀的胸胁胀痛可配柴胡、赤芍、香附、枳壳、青皮、陈皮 ❹治肝胆郁热、胆热液溢而生的黄疸，可配茵陈蒿、栀子、生大黄、车前子、黄柏、泽泻、焦三仙、枳实	一般3～9g	血虚无瘀滞者及孕妇均忌用
		凉血清心，解郁开窍	肝郁化火上逆之吐血、衄血；邪热入心，血热痰浊蒙心之神昏、癫狂、惊痫			
莪术	辛、苦，温	破瘀血，行滞气，消食积，止胀痛	气滞血瘀之癥瘕积聚、闭经、心腹瘀痛	❶治痃痞癥癖可配桃仁、红花、三棱、赤芍、槟榔、山楂核、炙穿山甲、当归 ❷治脘腹胀痛、消化不良、饮食积滞不化，可配谷芽、槟榔、枳实、木香、炒山楂、砂仁、香附、大腹皮	一般3～9g	气血虚弱者及孕妇忌用
			食积气滞之脘腹胀痛			

续表

药名	性味	主要功能	主治	配伍应用	剂量	使用注意
三棱	苦、平	破血行气，消积止痛	血瘀气滞之癥瘕积聚、血瘀经闭、心腹瘀痛，跌打损伤之瘀肿疼痛	❶治血瘀气滞的腹中硬块可配莪术、生牡蛎、炙鳖甲、炙穿山甲、焦山楂、神曲、牵牛子、红花、桃仁、当归 ❷治血瘀经闭可配当归、赤芍、桃仁、红花、牛膝、香附、茜草	一般3~9g	脾胃虚弱者及孕妇忌用
			食积气滞之胸膈脘腹胀痛			
乳香	辛、苦，微温	活血行气止痛	血瘀阻滞诸痛，如心腹疼痛、跌打肿痛、痛经、风湿痹痛	❶治心腹痛可配延胡索、五灵脂、草豆蔻、没药 ❷治跌打损伤可配当归尾、红花、川芎、牛膝、续断、骨碎补、没药 ❸治痈疽疮毒初起可配金银花、连翘、赤芍、红花、天花粉、皂角刺、炙穿山甲、白芷、防风	一般1.5~9g	醋制后可加强疗效。无气血瘀滞者及孕妇忌用；痈疮破溃后不宜内服
		活血消痈，消肿生肌	痈疽疮毒初起，红肿高大疼痛，肿块坚硬不消，疮疡溃破久不收口			

续表

药名	性味	主要功能	主　治	配伍应用	剂量	使用注意
没药	苦、辛，平	活血止痛，消肿生肌	瘀血阻滞诸痛，如胸胁心腹疼痛、经闭、癥瘕、风湿痹痛 跌打损伤瘀滞肿痛；痈疡初起，红肿热痛；肿块坚硬难消，疮疡溃破久不收口	❶治痈疡初起可配金银花、连翘、赤芍、红花、防风、白芷、当归尾、炙穿山甲、皂角刺 ❷治跌打损伤可配当归、川芎、牛膝、红花、续断、骨碎补、乳香 ❸治经闭癥瘕可配当归、桃仁、红花、川芎、三棱、莪术、乳香、延胡索、水蛭、虻虫、生大黄 ❹治风湿痹痛可配羌活、独活、防风、桑寄生、威灵仙、细辛、当归、赤芍、红花、炙穿山甲、制附片 ❺配乳香行气活血与散瘀活血相得益彰	一般1.5～9g	醋制后可加强疗效。疮疡破溃后不宜内服；孕妇不宜用

续表

药名	性味	主要功能	主治	配伍应用	剂量	使用注意
红花	辛、甘、苦，温；归心肺经	多用破血祛瘀止痛，少用活血养血	瘀血阻滞之痛经、经闭，或月经量少、行经有血块，或经期后延，行经腹痛，胎死腹中，癥瘕积聚，跌打损伤	❶治妇女血瘀的经闭、月经量少、经血有块、经期后延，可配当归、川芎、白芍、熟地黄、桃仁、茜草、香附、牛膝 ❷治行经腹痛可配五灵脂、延胡索、蒲黄、川楝子、吴茱萸、小茴香 ❸治瘀血胃脘痛可配高良姜、香附、五灵脂、蒲黄、砂仁 ❹治腹中积块配三棱、莪术、炙鳖甲、生牡蛎、桃仁、炙穿山甲、海藻 ❺治血瘀气滞的胸痹心痛可配瓜蒌、薤白、桂枝、五灵脂、枳壳、苏梗、檀香 ❻配桃仁有协同作用	一般2.5～9g	不可过用；无瘀血者及孕妇忌用

续表

药名	性味	主要功能	主　治	配伍应用	剂量	使用注意
桃仁	苦、甘，平	破血散瘀	瘀血、蓄血之经闭、膀胱蓄血、跌打损伤、肺痈、肠痈及其他痈毒	❶治血瘀经闭可配红花、当归、川芎、熟地黄、赤芍 ❷治膀胱蓄血可配大黄、芒硝、甘草、桂枝 ❸治肺痈可配冬瓜仁、生薏苡仁、芦根 ❹治肠痈可配大黄、牡丹皮、冬瓜仁、芒硝 ❺治跌打损伤可配当归尾、赤芍、苏木、姜黄、红花、乳香、没药 ❻治痈肿毒疮初起可配金银花、连翘、赤芍、红花、天花粉、炙穿山甲、乳香、没药 ❼治津亏血少肠燥的大便秘结，可用桃仁泥配杏仁泥、火麻仁、郁李仁、柏子仁、当归、瓜蒌、地黄	一般2.5～9g	无瘀血者及孕妇忌用
		润肠通便	血少肠燥之大便秘结不通			

续表

药名	性味	主要功能	主　　治	配伍应用	剂量	使用注意
五灵脂	甘，温	生用活血止痛	瘀血阻滞诸痛	❶治瘀血胃脘痛可配蒲黄、乳香、延胡索、高良姜、香附 ❷治瘀血腹痛配当归、白芍、川芎、桂枝、吴茱萸、丹参、炮姜，少腹痛再加川楝子、小茴香、胡芦巴 ❸治瘀血胁肋痛可配柴胡、枳壳、青皮、白蒺藜、片姜黄、皂角刺、赤芍 ❹治瘀血关节痛可配鸡血藤、桑枝、桂枝、附子、松节、威灵仙、当归、红花、羌活、独活、炙穿山甲 ❺治痛经可配当归、川芎、熟地黄、白芍、桃仁、红花、蒲黄、香附、川楝子	一般3～9g	不要与人参同用。血虚无瘀滞者不用
		炒炭化瘀止血	瘀血内阻，血不循经之出血			
蒲黄	甘，平	生用化瘀止血，炒炭收涩止血	各种出血，尤其是血瘀化热之出血	❶治血瘀化热的吐血可配生地黄、阿胶、侧柏叶、白及 ❷治血瘀化热的衄血可配大小蓟、芦根、玄参、青黛、生地黄	一般3～9g	血虚无瘀滞者慎用

续表

药名	性味	主要功能	主治	配伍应用	剂量	使用注意
		利尿通淋	血淋涩痛，尿血	❸治血瘀化热的尿血可配白茅根、生地黄、冬葵子、黄柏炭 ❹治血瘀化热的便血可配槐花炭、防风、地榆炭、槐角 ❺治痛经可配当归、川芎、五灵脂、红花、白芍、香附、延胡索 ❻治心腹痛可配五灵脂、高良姜、香附、延胡索、乳香、没药		
穿山甲	咸，微寒	活血消癥，通经络	血瘀气滞之胁肋疼痛，血瘀经闭，风寒湿痹导致的手足麻木、四肢疼痛、关节强直	❶治血瘀气滞的胁肋疼痛可配白蒺藜、片姜黄、延胡索、香附、川楝子 ❷治血瘀闭经配桃仁、红花、当归、白芍、川芎、茜草、牛膝、泽兰 ❸治风寒湿痹的手足麻木、四肢疼痛、拘挛，可配羌活、防风、天麻、川芎、当归、独活、桂枝、伸筋草、威灵仙、络石藤	一般1.5～9g	无经络瘀滞及痈疡已破溃者不宜用
		消肿排脓	痈肿毒疮，未成脓者可消散，已成脓者可速溃			

续表

药名	性味	主要功能	主治	配伍应用	剂量	使用注意
		下乳汁	气血瘀滞之乳房胀硬、乳汁不下	❹治痈肿毒疮初起可配皂角刺、当归尾、赤芍、红花、乳香、没药、金银花、天花粉、贝母、防风、白芷、陈皮 ❺治气血瘀滞的产后乳房胀硬、乳汁不下，可配王不留行、通草、路路通		
王不留行	苦、甘，平	行血脉，消瘀血	血脉不通，气血闭塞之经闭、痛经、难产、胞衣不下	❶治经闭可配桃仁、红花、当归、川芎、熟地黄、白芍、茜草、牛膝、泽兰、香附 ❷治痈肿可配当归尾、赤芍、连翘、皂角刺、炙穿山甲、红花、白芷 ❸治肢体关节痹痛可配羌活、独活、防风、桂枝、红花、威灵仙、赤芍、炙穿山甲、鸡血藤 ❹治妇人产后乳汁不下可配穿山甲、路路通、沙参、麦冬、通草	一般1.5～9g，重症时15～30g	孕妇及无血脉瘀滞者忌用
		下乳汁，消痈肿	产后乳汁不通，乳痈等痈肿疼痛			

续表

药名	性味	主要功能	主治	配伍应用	剂量	使用注意
泽兰	苦、甘、辛，微温	行血	血瘀而致的月经后错或两三个月来一次，产后瘀血腹痛	❶治宿血瘀滞的月经延期或两三个月一潮可配当归、川芎、牛膝、赤芍、红花、桃仁、香附 ❷治产后瘀血未尽小腹作痛可配当归、川芎、桃仁、炮姜、红花、益母草 ❸治产后水肿可配防已、茯苓、泽泻、车前子、川芎 ❹治瘀血腰痛和强直性脊柱炎，可配泽兰利腰膝间瘀血		
		利水	产后水肿			
益母草	辛、苦，微寒	活血调经，散恶血，生新血	瘀血所致经闭、痛经、经行不畅、月经不调、产后瘀滞腹痛、恶露不尽	❶治月经不调可配川芎、当归、白芍、丹参、白术、香附、茺蔚子 ❷治肾虚水肿可配茯苓皮、冬瓜皮、车前子、茯苓、泽泻、桂枝、淫羊藿	一般 6 ~ 9g，特殊情况30 ~ 60g	
		利水消肿	血气瘀阻水湿内停之浮肿、小便不利			

续表

药名	性味	主要功能	主治	配伍应用	剂量	使用注意
骨碎补	苦，温	活血散瘀，续筋接骨	跌仆闪挫或金创伤筋断骨、瘀肿疼痛	❶治外伤骨折配当归、红花、桃仁、苏木、续断、自然铜、土鳖虫、乳香、没药 ❷治肾虚久泻可配补骨脂、肉豆蔻、吴茱萸、五味子、炒山药、茯苓、赤石脂、制附片	一般3～9g	胃火盛牙痛者忌用
		补肾强骨	肾虚之腰痛脚弱、耳鸣耳聋、牙痛、久泻不止			
刘寄奴	苦，温	内用破血疗伤，通经止痛	跌打损伤或金刃破伤之瘀滞肿痛，血瘀经闭，产后瘀血腹痛	治血瘀经闭、产后瘀血作痛、跌打损伤，可配当归、川芎、桃仁、红花、牛膝、泽兰、乳香、没药、延胡索	一般3～9g	无瘀血者慎用
		外用活瘀止血	外伤出血			
苏木	甘、咸，平	活血疗伤，化瘀通经	跌仆损伤、骨折伤筋之瘀滞肿痛，血瘀之经闭、痛经，产后瘀滞腹痛，心腹瘀痛	❶治中风失语或半身不遂，配防风、桑枝、红花、赤芍、桃仁、地龙、片姜黄、胆南星、茯苓、半夏、竹沥 ❷治瘀血胃脘痛配五灵脂、蒲黄、香附、高良姜、苏梗	一般3～9g，特殊情况5～30g	

续表

药名	性味	主要功能	主　治	配伍应用	剂量	使用注意
				❸治腹部绞痛、刺痛可配当归、赤芍、白芍、丹参、延胡索、吴茱萸、五灵脂、乌药、木香 ❹治产后瘀血腹痛可配当归、红花、桃仁、炮姜、川芎、益母草、延胡索、紫苏 ❺治跌仆损伤可配乳香、没药、骨碎补、续断、当归、红花、牛膝		
茜草	苦、微酸，微寒	化瘀止血，凉血止血	尤适于血热夹瘀的各种出血	❶治女子血枯经闭可配乌贼骨、麻雀卵、鲍鱼汤 ❷治跌打损伤可配红花、赤芍、苏木、乳香、没药、骨碎补 ❸治血热、血瘀而致的吐血、咳血、衄血，可配生地黄、阿胶、三七、藕节、白及	一般 6 ~ 9g。特殊情况可用至 30g	血虚、血少者不宜用
		活血化瘀	血滞经闭、产后瘀阻恶露不下等瘀血阻滞之多种病证			

续表

药名	性味	主要功能	主治	配伍应用	剂量	使用注意
赤芍	辛、苦、微寒	清热凉血，活血散瘀，消痈肿	热入营血之斑疹吐衄，血热瘀滞之经闭，通经，跌打损伤，血瘀癥瘕，热毒壅盛之痈肿疮毒	❶治血热吐衄，可配生地黄、牡丹皮、玄参、白茅根 ❷治血瘀经闭可配当归、川芎、桃仁、红花、香附、牛膝、茜草 ❸治跌打损伤可配桃仁、红花、乳香、没药、续断、骨碎补 ❹治痈肿疮毒可配金银花、连翘、白芷、天花粉、蒲公英、野菊花、紫花地丁、炙穿山甲	一般4.5～10g	不可与藜芦同用。腹中冷痛、腹泻及无瘀血者忌用
血竭	甘、咸、平	内服活血疗伤，消肿止痛，止血	跌打损伤之瘀滞肿痛，血瘀之心腹疼痛，闭经痛经，外伤出血	❶治瘀血心痛可配瓜蒌、薤白、五灵脂、红花、细辛、桂枝 ❷治瘀血积滞腹痛可配当归、红花、延胡索、炮姜 ❸治跌伤、骨折的瘀血疼痛，可配苏木、续断、乳香、没药、骨碎补	内服一般每次0.6～2.5g，每日2次，为丸剂或装胶囊中吞服	本品性急，不可多用、久用
		外用去瘀化腐，生肌敛疮	疮疡溃破久不收口			

续表

药名	性味	主要功能	主　　治	配伍应用	剂量	使用注意
水蛭	苦、咸，平，有小毒	破血逐瘀消癥	癥瘕积聚，血瘀经闭，跌打损伤	❶治血瘀经闭、癥瘕配当归、桃仁、红花、三棱、莪术、黄芪、知母、泽兰、牛膝 ❷治蓄血证配虻虫、桃仁、大黄	一般1.5～3g水煎服；或0.6～1.8g，为细粉，装胶囊内服用	孕妇及无严重瘀血者忌用
虻虫	苦，微寒，有小毒	破血逐瘀消癥	癥瘕积聚，瘀血闭经，跌打损伤	❶治腹中癥积、经闭配水蛭、桃仁、红花、川芎、三棱、莪术、当归、赤芍 ❷治跌打损伤配牡丹皮、骨碎补、续断、乳香、没药	一般1～3g	孕妇及无瘀血者忌用，体弱者慎用
土鳖虫	咸，寒	破血逐瘀，续筋接骨	血瘀闭经，产后瘀滞腹痛，癥瘕积聚，跌打损伤之筋断骨折	治跌打损伤、骨折筋断配乳香、没药、龙骨、自然铜、三七、海风藤、骨碎补、川续断	一般1.5～4.5g	孕妇及无瘀血者忌用

表 8　其他药物小结表

药名	性味	主要功能	主治	配伍应用	剂量	使用注意
苦杏仁	苦、辛、微甘，温，有小毒	降气宣肺，止咳平喘	咳嗽，呼吸喘促	❶治风寒犯肺的咳嗽可配桔梗、前胡、紫苏叶、陈皮、半夏、炙甘草 ❷治风热犯肺的咳嗽可配桑叶、菊花、桔梗、薄荷、牛蒡子 ❸治肺气上逆的咳嗽配旋覆花、紫苏子、白前、炒莱菔子、枇杷叶 ❹治喘促配麻黄 ❺治肺气不降的便秘可配瓜蒌、桃仁泥、槟榔、枳实 ❻治老人、久病而肠道乏津的大便燥结难下，可配火麻仁、郁李仁、桃仁、松子仁、柏子仁	一般 3 ~ 9g，儿童用量要小心	久咳肺气虚者慎用；杏仁中毒时，轻者可用杏树皮 62.5g 煎汤服用，重者须急送医院抢救
		润燥通便	肺气不降而致大肠气秘、大便干结			

续表

药名	性味	主要功能	主治	配伍应用	剂量	使用注意
桔梗	苦、辛，平	宣肺化痰	咳嗽痰多，或痰多不易咯出	❶治肺中痰阻的咳嗽、多痰可配半夏、橘红、茯苓、紫苏子、瓜蒌、苦杏仁 ❷治肺蕴火热的咽喉红肿疼痛可配生甘草、山豆根、薄荷、射干、牛蒡子 ❸治肺痈配生甘草、生薏苡仁、冬瓜子、金银花、贝母、桃仁、芦根 ❹治肺气不得宣通，气化失利的全身水肿、尿少，可配桑白皮、紫苏叶、苦杏仁、枳壳 ❺配炙黄芪、柴胡、升麻升提阳气	一般3～9g	用量太大可引起呕吐；虚证咳嗽及干咳无痰者不用
		利咽	咽痛音哑			
		排脓	肺痈			
白前	辛、甘，微寒	降气化痰	肺气壅实之咳嗽痰多、胸满	❶治外感风寒的咳喘痰多，可配苦杏仁、紫苏叶、紫苏子、荆芥、前胡、生姜 ❷治肺热咳嗽、气逆、痰多，可配桑白皮、地骨皮、黄芩、瓜蒌、知母	一般3～10g	虚证咳嗽及体弱者慎用

续表

药名	性味		主要功能	主治	配伍应用	剂量	使用注意
贝母	川贝母	苦、甘，平	润肺化痰止咳	虚劳咳嗽，肺热燥咳	❶治阴虚劳热的咳嗽可配百合、沙参、麦冬、玄参、蜜紫菀、石斛、蜜枇杷叶 ❷治肺痈溃后，脓已吐尽，尚有咳嗽、吐痰、气短、午后烦热、口燥咽干，可配桔梗、当归、生黄芪、甘草、麦冬、天花粉	一般 3 ~ 9g；川贝母可研为细粉，随汤药冲服，每次 0.9 ~ 1.5g	湿滞、食停、脾胃虚寒者忌用
			解郁化痰，散结消肿	胸中郁结之火而致的胸闷、胸痛、心悸、少眠、善忘、郁郁不乐；痰火郁结之瘰疬、痰核、瘿瘤	❸治心胸气机郁结的胸闷、胸痛、心悸、少眠、善忘、郁郁不乐，可配远志、茯苓、香附、红花、郁金、石菖蒲、瓜蒌、枳壳		
	浙贝母	辛、苦，微寒	清热化痰	风热、燥热、痰热咳嗽	❶治风热犯肺的咳嗽，可配桑叶、菊花、苦杏仁、桔梗、前胡、牛蒡子		
			清热开郁，消痰散结	痰火郁结之瘰疬、痰核、瘿瘤，痈疡肿毒等初起局部硬结肿痛	❷治痰火郁结的颈部瘰疬可配生牡蛎、玄参（消瘰丸）、夏枯草、白芍、香附、海藻 ❸治疮疡肿毒等初起，局部硬结肿痛，可配金银花、连翘、赤芍、红花、炙穿山甲、地龙、天花粉、陈皮		

续表

药名	性味	主要功能	主　　治	配伍应用	剂量	使用注意
紫菀	苦、辛，微温	化痰降气止咳	内伤、外感所致的咳嗽有痰	❶治劳热咳嗽、肺痈（后期）、肺痿，可配知母、贝母、阿胶、党参或人参、茯苓、甘草、桔梗、五味子、莲子肉 ❷治伤风咳嗽配白前、荆芥、桔梗、百部、陈皮、甘草 ❸治咳嗽日久痰中带血配五味子 ❹治久咳不愈配款冬花、百部	一般 3 ~ 10g	
		开宣肺气而通调水道	肺气壅滞，气不能下达于膀胱而小便不利			
		蜜炙品润肺化痰止咳	肺劳咳嗽、痰中带血者，或肺燥、咽痒、干咳			
款冬花	辛、微苦，温	温肺化痰，止咳平喘	寒性咳嗽，或寒性痰饮而致咳嗽、气喘，喉中有痰似水鸡声	❶治外感风寒的咳嗽、气喘可配射干、麻黄、半夏、细辛、紫菀、苦杏仁、甘草 ❷治久咳、劳嗽配川贝母、甜杏仁、紫菀、麦冬、沙参、玄参，痰中带血加百合、藕节，肺中有热加桑白皮、知母、黄芩	一般 3 ~ 9g	火热咳嗽忌用
		蜜炙后润肺止咳	久咳、劳嗽等肺虚咳嗽			

续表

药名	性味	主要功能	主　治	配伍应用	剂量	使用注意
百部	甘、苦，微温，有小毒	润肺下气止咳	新久咳嗽，如伤风感冒咳嗽、肺痨咳嗽、百日咳的痉挛性咳嗽	❶治伤风感冒咳嗽可配荆芥、桔梗、紫菀、白前、甘草、紫苏叶、苦杏仁 ❷治肺痨咳嗽可配沙参、贝母、知母、麦冬、百合、阿胶、甜杏仁 ❸治百日咳的痉挛性咳嗽配细辛、生姜、五味子、麻黄、白术、紫菀 ❹治杀蛔虫、蛲虫可配使君子、大黄、鹤虱、槟榔、苦楝皮	一般 3 ~ 9g，外用适量	消化不良及大便溏泄者不宜
		杀虫	蛲虫，阴道滴虫，头虱、体虱、阴毛虱，疥癣			
马兜铃	苦、辛，寒	清肺降气，化痰止咳平喘	肺热咳嗽痰喘	❶治肺热咳嗽可配桑白皮、栀子、黄芩、贝母、苦杏仁、甘草 ❷治肺热移于大肠的痔疮、便血，可配地榆、槐花、槐角、枳壳、黄芩、连翘 ❸治梅核气可配旋覆花、生赭石、黄芩、香附、紫苏梗、半夏、茯苓、乌梅炭、金果榄	一般 3 ~6g	蜜炙为宜，生品可引起呕吐；风寒咳嗽初起不宜用；因含有马兜铃酸，故不宜单用、久服
		清泄大肠积热	肠热痔疮肿痛、痔漏下血			

续表

药名	性味	主要功能	主　治	配伍应用	剂量	使用注意
桑白皮	甘、辛，寒	泻肺火，降肺气，止咳喘	肺热、痰热咳喘，水饮停肺之咳嗽胸满、痰涎壅盛	❶治肺有火热的咳嗽、黄痰或黏稠痰、气喘、咳血，可配地骨皮、黄芩、生石膏、知母、甘草、川贝母、瓜蒌、芦根 ❷治肺失清肃，水道不利的水肿、胀满、呼吸喘促、小便不利，可配大腹皮、茯苓皮、陈皮、生姜皮、冬瓜皮、车前子	一般3～9g	肺气虚及风寒咳嗽者慎用
		生用利水消肿	肺失清肃、水道不利之水肿、胀满喘促、小便不利			
枇杷叶	苦，平	清肺化痰止咳，蜜炙后润肺	肺热咳嗽痰稠，蜜炙品用于肺热伤津或肺燥气逆而致的咳嗽	❶治痰热咳嗽可配黄芩、栀子、沙参、瓜蒌、知母、苦杏仁 ❷治胃热火逆的干哕或吐物热臭酸腐，可配竹茹、茯苓、槟榔、生姜、半夏、佩兰、紫苏子	一般6～12g，鲜者15～30g	用时刷净绒毛
		降逆止呕，姜汁炙后作用增强	呕哕			

续表

药名	性味	主要功能	主　　治	配伍应用	剂量	使用注意
独活	辛,温;入肾经	祛风散寒除湿,蠲痹止痛	风寒湿痹之腰膝酸中疼痛,风寒头痛,少阴头痛,痛连齿颊,牙痛	❶治伤于风寒的头痛连及齿、颊皆痛,可配细辛、防风、白附子、荆芥、川芎 ❷治风寒湿痹的腰、膝、足、胫筋骨疼痛,可配桑寄生、杜仲、细辛、牛膝、当归、威灵仙、续断、制附片、地龙	一般3~9g	阴虚者不宜用
五加皮	辛、苦,温	祛风除湿,强筋壮骨,利水消肿	风湿痹痛,腰膝酸软,筋骨无力,水肿脚气,阴部湿痒	❶治风湿痹痛、关节拘挛,可配苍术、薏苡仁、牛膝、萆薢、木瓜、威灵仙、独活 ❷治小儿脚软行迟可配牛膝、木瓜、苍术 ❸治风湿邪气引起的阴部湿痒可配黄柏、石菖蒲、蛇床子、苦参、防风、荆芥、生艾叶	一般南五加皮4.5~9g,北五加皮3~6g	北五加皮用量较大可引起呕吐、心跳减慢

续表

药名	性味	主要功能	主　　治	配伍应用	剂量	使用注意
威灵仙	辛、咸，温	祛风除湿，通络止痛	风湿痹痛，肢体麻木，筋脉拘挛，关节不利	❶治全身关节疼痛、屈伸不利，可配羌活、独活、桑寄生、桂枝、续断、当归、红花、防己、薏苡仁、炙穿山甲、制附片 ❷治鱼骨鲠咽配砂仁	一般 3～12g	体虚气弱者慎用。血虚而致的筋骨拘挛疼痛忌用
		消除鱼鲠	诸骨鲠咽			
秦艽	苦、辛，平	祛风除湿，舒筋通络，清退虚热	风湿痹痛，四肢拘挛疼痛，风中经络手足不遂，阴虚劳热，黄疸，小儿疳积发热	❶治风寒湿痹、周身及关节拘挛疼痛，可配独活、桑寄生、威灵仙、当归、红花、防己、牛膝、薏苡仁 ❷退虚热配银柴胡、地骨皮、白薇、青蒿	一般 3～9g	
豨莶草	生用苦辛寒，蒸制后甘温	祛风除湿，舒筋活络，蒸制后兼益肝肾	风湿痹痛，肝肾亏虚之四肢麻木、中风不遂	治痹证湿邪较重的关节疼痛，或两腿沉重、酸软无力配独活、桑寄生、续断、南五加皮、牛膝、威灵仙、薏苡仁、防己；治痹证寒重，疼痛明显者，再加制附片、补骨脂	一般 6～13g，重症 15～31g	

续表

药名	性味	主要功能	主　治	配伍应用	剂量	使用注意
海风藤	辛、苦，微温	祛风除湿，通经活络	风湿痹痛，关节不利，筋脉拘挛，阴天下雨则加重	治风寒湿痹所致的关节、肌肉疼痛，屈伸不利，四肢拘挛或麻木不仁，可配羌活、独活、秦艽、当归、桂枝、川芎、桑枝、乳香、木香、青风藤、豨莶草	一般6～15g。重症30g	血虚阴虚及肾虚（无风寒湿邪）腰腿痛者不宜用
络石藤	苦，微寒	祛风通络，凉血消肿	风湿痹痛，筋脉拘急，屈伸不利，尤其是热痹关节肿痛	治热痹关节疼痛处发热、身有微热，可配桑枝、防风、红花、赤芍、忍冬藤、当归、乳香、没药、豨莶草、伸筋草	一般6～15g，重症30g	
海桐皮	苦，平	祛风除湿，通络止痛	风湿痹痛，尤其是腰膝酸痛	❶治痹证疼痛明显者可配羌活、独活、威灵仙、当归、防风、海风藤、桂枝、桑枝、红花、制附片 ❷治顽固、易复发的皮肤痒疮、痒疹、荨麻疹，可配防风、荆芥、红花、赤芍、丹参、白鲜皮、炙穿山甲、皂角刺、苦参、连翘、蛇蜕	一般内服3～9g，外用适量酒浸	毒性表现为心肌及心脏系统抑制，大剂量使用可引起明显的心律紊乱及低血压
		杀虫止痒	疥癣，湿疹			

续表

药名	性味	主要功能	主　治	配伍应用	剂量	使用注意
千年健	辛、甘、苦，温	祛风除湿，强筋壮骨	肝肾不足之人风湿痹痛、筋骨无力、手足麻木	❶治风湿疼痛、手足拘挛、筋骨屈伸不利，可配熟地黄、当归、枸杞子、南五加皮、续断、桂心、独活、羌活、红花、山药、党参、白术、山茱萸、川芎 ❷治胃痛，尤其是老人胃痛，可配香附、高良姜、木香、砂仁、丹参	一般 6 ~ 12g，重症 30g	
老鹳草	苦、辛，温	祛风除湿，疏经活络	风湿痹痛，关节不利，肢体麻木	治风湿性关节炎的关节屈伸不利可配当归、桂枝、赤芍、红花、羌活、独活、防风、海风藤	一般 9 ~ 15g，特殊情况 30g	
伸筋草	苦、辛，温	舒筋活络，祛风除湿	风湿痹痛，筋脉拘急关节屈伸不利，久风顽痹，肌肉顽麻不仁	治风湿痹痛，关节屈伸不利，筋脉拘急不易伸开，配羌活、独活、当归、白芍、木瓜、生薏苡仁、红花、桃仁、桂枝、鸡血藤、海风藤	一般 9 ~ 15g，重症 30g	

续表

药名	性味	主要功能	主治	配伍应用	剂量	使用注意
透骨草	辛，温	祛风除湿，活血止痛	风湿痹痛，筋骨拘挛，肢体麻木	❶治风湿疼痛、筋骨拘挛、肢体麻木，可配独活、羌活、附子、伸筋草、千年健、海桐皮、红花 ❷治较深痼的风湿疼痛、筋骨拘挛、屈伸不利，可配川乌、伸筋草、骨碎补 ❸配自然铜、焦神曲以代虎骨强骨壮筋	一般9～15g，特殊情况30g，外用量可适当加重	孕妇忌用
追地风	酸、涩，温	祛风除湿	风湿痹痛，筋骨酸痛，足膝酸软麻木	❶治风湿痹痛、筋骨酸痛、足膝酸软麻木，可配独活、桑寄生、细辛、威灵仙、制附片、红花、透骨草、薏苡仁 ❷治风湿化热上攻的牙痛、咽喉痛，可配玄参、生地黄、地骨皮、丹参、山豆根	一般6～12g，特殊情况15～30g	

续表

药名	性味	主要功能	主　治	配伍应用	剂量	使用注意
桑枝	苦，平	祛风通络，利关节	风湿痹痛，四肢拘挛，中风半身不遂，外感风邪之肢体酸痛，尤其是上肢风湿热痹	❶治风湿引起的关节疼痛、屈伸不利，可配片姜黄、防己、海桐皮、络石藤、豨莶草、独活、桑寄生、续断、牛膝、威灵仙 ❷治中风半身不遂、四肢拘挛不利，可配防风、菊花、蒺藜、半夏、陈皮、竹沥、胆南星、红花、桃仁、赤芍、地龙	一般 10～30g	
松节	味，温	祛风除湿，活络止痛	风寒湿痹，筋骨关节拘挛疼痛较剧，或历节疼痛、骨节肿大者	❶治风湿痹痛日久关节、筋骨拘挛疼痛，或关节胀痛、屈伸不利，可配桂枝、伸筋草、透骨草、木瓜、防己、红花、威灵仙、羌活、独活、炙穿山甲 ❷治膝关节寒湿疼痛可配牛膝、木瓜、海桐皮	一般 9～15g，重症 30g	

续表

药名	性味	主要功能	主治	配伍应用	剂量	使用注意
丝瓜络	甘，平	祛风通络	风湿痹痛，经脉拘挛	❶治胸胁部攻窜疼痛可配香附、郁金、枳壳 ❷治胸胁部跌打损伤疼痛可配红花、桃仁、桔梗、片姜黄 ❸治闪腰岔气疼痛可配乳香、没药、荔枝核、延胡索 ❹治风湿性关节炎的关节疼痛可配独活、羌活、松节、威灵仙 ❺治崩漏可用丝瓜络炒炭配续断炭、艾叶炭、阿胶珠、棕榈炭 ❻治便血、痔出血可配地榆、槐花炭、防风、炙槐角、黄芩炭	一般6～12g	
		理气通络	胸胁部攻窜疼痛，产后气血壅滞之乳汁不通、乳痈肿痛			
		活血和络	跌打肿痛，妇女崩漏，大便带血			

续表

药名	性味	主要功能	主　治	配伍应用	剂量	使用注意
蕲蛇	甘、咸，温，有毒	祛风活络，定惊止痉	风湿顽痹，经脉拘挛，口眼歪斜，麻木瘫痪，半身不遂，小儿惊风之痉挛抽搐、惊痫、项背强直、角弓反张，疥癣、麻风、恶疮，皮肤瘙痒难耐	❶治风中经络配桑枝、防风、胆南星、天竺黄、竹沥、蒺藜、当归、红花、赤芍、炙穿山甲、地龙、桃仁 ❷治惊风、抽搐、惊痫，可配朱砂、石菖蒲、郁金、胆南星、天竺黄、远志、全蝎、蜈蚣、羚羊角、牛黄 ❸治痹证骨节疼痛明显、肢体麻木不仁，可配独活、羌活、荆芥、防风、威灵仙、薏苡仁、防己、秦艽、附子、红花、当归 ❹治一切皮肤风症（疥癞、白癜风、痒疹、癣疮），可配白鲜皮、苦参、连翘、海桐皮、红花、丹参、蝉蜕、薄荷、皂角刺	一般入煎剂 0.9～3g；炒研为细末随汤药冲服，每次 0.3～0.9g，每日二三次	无风邪者或属于血虚生风者忌用
僵蚕	咸、辛，平	熄风止痉，祛风止痛，消痰散结	肝风内动与痰热壅盛之惊痫抽搐，小儿急慢惊风，破伤风	❶治小儿抽搐、惊痫夜啼可配防风、全蝎、蜈蚣、胆南星、钩藤、天竺黄、蝉蜕、焦三仙 ❷治肝风上扰的头痛、头晕可配天麻、菊花、钩藤、蒺藜、白芍	一般 3～9g	

续表

药名	性味	主要功能	主　治	配伍应用	剂量	使用注意
			肝经风热之头痛目赤、迎风流泪，风疹瘙痒 头面受风、口面歪斜 颈部瘰疬、乳蛾、痄腮	❸治头面受风、口面歪斜，可配蜈蚣、全蝎、白芷、白附子 ❹治乳蛾可配桔梗、生甘草、锦灯笼、山豆根、射干 ❺治痄腮配板蓝根、牛蒡子、马勃、青黛 ❻治瘰疬配玄参、生牡蛎、贝母		
全蝎	甘、辛，平，有毒	熄风止痉 祛风通络止痛	惊痫抽搐，角弓反张，小儿惊风，中风面瘫，破伤风 顽固性偏正头痛，风湿顽痹，筋脉拘急	❶治各种抽搐、惊风、惊厥，可配蜈蚣、天麻、钩藤 ❷治颜面受风、口眼歪斜可配僵蚕、白附子 ❸治中风半身不遂可配桑枝、防风、半夏、陈皮、红花、桃仁、赤芍、炙穿山甲、地龙	一般 1.5 ~ 9g，病重可加量	

续表

药名	性味	主要功能	主　治	配伍应用	剂量	使用注意
蜈蚣	辛，温，有毒	熄风止痉	惊风抽搐，角弓反张破伤风，中风口眼歪斜	❶治癫痫可配天麻、钩藤、全蝎、天竺黄、胆南星、半夏、朱砂、远志、石菖蒲、川贝母 ❷治热极生风可配黄连、郁金、天竺黄、羚羊角、全蝎、僵蚕、钩藤、防风、蒺藜 ❸治破伤风可配防风、南星、全蝎、白附子、僵蚕、钩藤 ❹治风寒湿痹的筋肉疼痛、麻木、僵板不灵活，可配羌活、独活、秦艽、防风、威灵仙	一般1～3条或1.5～4.5g	
		祛风通络止痛	顽固性偏正头痛，风湿顽痹，筋脉拘急			
		解毒散结	瘰疬疮毒，肿毒恶疮，毒蛇咬伤			
地龙	咸，寒	熄风清热	热极生风之高热神昏、惊痫抽搐，热病狂躁癫痫	❶治热极生风可配黄连、郁金、远志、大青叶、石菖蒲、天竺黄、连翘、钩藤	一般3～9g	

续表

药名	性味	主要功能	主治	配伍应用	剂量	使用注意
		通络	风湿痹痛，关节红肿疼痛，屈伸不利，及中风后经络不利之半身不遂	❷治湿热积蓄于中、下二焦的腹水、下肢浮肿、小便不利，可配猪苓、茯苓、车前子、大腹皮、冬瓜皮、泽泻、川木通 ❸治四肢麻木、疼痛、屈伸不利，可配桑枝、桂枝、络石藤、红花、炙穿山甲、伸筋草		
		平喘	肺热喘息			
		利尿	尿闭水肿			
蒺藜	辛、苦，微温	平肝疏肝	肝阳上亢之头晕、头痛，肝气郁结之胸胁胀痛、乳房胀痛、乳汁不下	❶治肝风上扰的头晕、头痛、目眩，可配菊花、桑叶、天麻、钩藤、白芍、生牡蛎、羚羊角 ❷治外感风热或肝郁化热生风的目赤、目痛、流泪、眼花、羞明、多眵，可配栀子、黄芩、木贼草、荆芥、桑叶、菊花、草决明、石决明、密蒙花	一般6～9g	血虚气弱者及孕妇慎用
		祛风明目	肝经风热上攻之目赤、多泪、翳膜遮睛			

续表

药名	性味	主要功能	主治	配伍应用	剂量	使用注意
天麻	辛，平	熄风止痉，平肝潜阳	肝风内动之惊痫抽搐，肝阳上亢或风痰上扰之眩晕头痛，中风半身不遂、言语不利、半身麻木	❶治肝风内动，风痰上扰的头痛、眩晕、眼黑、走路不稳、手足麻木，可配钩藤、蒺藜、菊花、川芎、赤芍、胆南星、桑叶、生地黄、泽泻 ❷治中风口眼歪斜、口角流涎，可配僵蚕、全蝎、白附子、荆芥、白芷、南星、半夏、苏木 ❸治中风半身不遂、言语不利、半身麻木，可配桑枝、半夏、制南星、红花、防风、桃仁、赤芍、地龙、蒺藜、钩藤、鸡血藤、川芎 ❹治惊风、癫痫可配全蝎、蜈蚣、钩藤、天竺黄、黄连、黄芩、郁金、石菖蒲、远志、香附、陈皮 ❺治风湿痹痛、肢体麻木不仁，可配羌活、独活、防风、秦艽、威灵仙、桑枝、当归、陈皮	一般3～9g	血虚者慎用

续表

药名	性味	主要功能	主治	配伍应用	剂量	使用注意
钩藤	甘，微寒	熄风止痉，清热平肝	热极生风之惊痫抽搐，肝风上亢之头痛、眩晕、耳鸣、失眠、头重脚轻，肝风内动之筋惕肉瞤	❶治肝风内动可配菊花、天麻、防风、半夏、茯苓、蒺藜、泽泻、生石决明、生赭石 ❷治热极生风可配菊花、全蝎、蜈蚣、黄连、郁金、天竺黄、桑叶、连翘、胆南星 ❸治肝风内动、风痰上扰的忽然昏倒、口面歪斜、半身不遂、言语失利，可配半夏、陈皮、茯苓、菊花、桑枝、桑叶、蒺藜、红花、赤芍、地龙、炙穿山甲	一般6～15g，重症30g	
石决明	咸，凉	平肝潜阳，清热明目	肝阳上亢之头痛、眩晕、急躁易怒 肝火上攻之目赤羞明、目生翳障	❶治肝肾阴虚而致肝阳上亢诸症，可配生赭石、生地黄、白芍、黄芩、香附、夏枯草、菊花、天麻、钩藤、桑寄生、牛膝、泽泻、蒺藜 ❷治肝经有热而致目赤肿痛、羞明或目生障翳配生地黄、熟地黄、地骨皮、石斛、菟丝子、山萸肉、五味子、枸杞子、菊花、夜明砂、知母	一般生者9～45g，煅者9～20g	

续表

药名	性味	主要功能	主　　治	配伍应用	剂量	使用注意
赭石	苦、甘，寒	平肝潜阳	肝火上攻或肝阳上亢之头痛、眩晕	❶治肝阳上亢的头痛、眩晕可配菊花、蒺藜、钩藤、黄芩、天麻 ❷治胃气上逆的呕吐、噫气，甚至反胃、噎膈，可配旋覆花、半夏、生姜、大枣、槟榔、公丁香、紫苏梗 ❸治血热妄行的鼻衄、吐血、咳血配生地黄、牡丹皮、栀子、玄参、阿胶、白茅根、大小蓟，便血再加槐花炭、地榆炭	一般生者9～30g，重症60～90g；煅者6～15g	肠胃虚寒者及孕妇忌用
		降逆	胃气上逆而致呕吐、噫气、呃逆反胃			
		清肝火，降血热，凉血止血	火热迫血妄行而致的鼻衄、吐血、咳血以及便血、子宫出血			
夜明砂	辛，寒	肝经血分之热，散瘀血，明目，消翳障	肝热所致的目昏、夜盲、青光眼，目生内障、外翳	❶治肝热所致的目昏、夜盲、青光眼，可配决明子、生地黄、枸杞子、菊花、谷精草、密蒙花、生石决明、蒺藜、黄芩 ❷治目生内障、外翳而致的目盲、羞明久不愈、小儿疳眼，可配朱砂、密蒙花、决明子、望月砂、木贼草、蕤仁、羊肝、鸡肝	一般2.5～9g	

续表

药名	性味	主要功能	主　　治	配伍应用	剂量	使用注意
大蓟	甘、酸，凉	凉血止血，散瘀消肿	血热妄行之衄血、咳血、吐血、尿血，妇女崩漏，血热、毒火壅结不散之疮毒痈肿	❶治血热妄行的血证，可配侧柏叶、茜草根、小蓟、白茅根、栀子、大黄、牡丹皮、棕榈皮、薄荷，共烧炭 ❷治妇女崩漏，可配棕榈炭、艾叶炭、阿胶、桑寄生、续断炭、白术、仙鹤草、当归炭、蒲黄炭	一般3～15g，重病30g。鲜者一般60～90g；炒炭后量稍小	
地榆	酸、苦，微寒	清下焦血热而止下部出血	大便出血，尤其是下焦湿热性的便血、痣血、血痢、尿血	❶治大便出血可配黄芩、槐角、槐花炭、当归、白芍、阿胶、黄柏炭 ❷治尿血可配川木通、生地黄、泽泻、猪苓、茯苓、瞿麦、黄柏炭、白茅根炭、小蓟	一般6～15g，重病量可大些	止血宜炒炭用，治痈肿、烧伤宜生用；虚寒性出血者慎用
		解毒疗疮	外用于痈肿疮疡及烫伤			

续表

药名	性味	主要功能	主　　治	配伍应用	剂量	使用注意
侧柏叶	苦、涩，微寒	凉血止血	各种出血，尤其是血热妄行之出血	❶治衄血可配生地黄、大蓟、小蓟、白茅根 ❷治咳血可配生藕节、白及、苦杏仁、炒栀子 ❸治吐血可配白及、地榆、生赭石、旋覆花、乌贼骨、茜根炭 ❹治尿血可配生地黄、川木通、小蓟、黄柏、知母、白茅根 ❺治妇女崩漏配桑寄生、续断炭、益母草、仙鹤草、艾叶炭、棕榈炭	一般 6 ~ 12g，重症 15 ~ 30g	久服、多服会影响中焦温运的功能
白茅根	甘，寒	凉血止血	血热妄行之各种出血，尤其止尿血	❶治衄血、咳血、吐血、尿血可配小蓟、藕节、芦根、黄柏炭、牡丹皮炭、生地黄炭 ❷治湿热淋可配合车前子、川木通、萹蓄、瞿麦、猪苓、茯苓、黄柏	一般 6 ~ 18g，鲜者 30 ~ 60g，单味使用 100 ~ 200g	
		清热利尿	热淋，血淋，水肿，小便不利			

续表

药名	性味	主要功能	主治	配伍应用	剂量	使用注意
棕榈炭	苦、涩，平	收涩止血	衄血、咳血、吐血、尿血、便血、血崩等各种出血，尤多用于崩漏	治各种出血可配侧柏叶、大蓟、小蓟、白茅根、茜草炭、牡丹皮炭、荷叶炭、阿胶	一般6～12g，重症30～60g	血证初起不可用之过早，有瘀血或瘀阻未尽者不适用
三七	甘、微苦，温	止血活血，止血不留瘀	内外各种出血	❶治咳血可配沙参、炒栀子、黄芩、白及、苦杏仁、生藕节、枇杷叶 ❷治吐血可配生赭石、竹茹、黄芩炭、白及、焦神曲、乌贼骨、仙鹤草、灶心土 ❸治鼻衄血配白茅根、大小蓟、炒栀子、荷叶炭、血余炭、金银花炭 ❹治尿血配黄柏炭、瞿麦、白茅根炭、小蓟炭、灯心草炭、生地黄 ❺治崩漏或月经过多可配阿胶、艾叶炭、棕榈炭、莲房炭、当归炭、续断炭、桑寄生 ❻治跌打损伤、瘀血青肿可配乳香、没药、骨碎补、续断、血竭	每次0.6～3g（止血）或3～6g（治外伤、筋骨折伤等），1日2次	
		散瘀消肿而定痛	跌打损伤之瘀血肿痛			

续表

药名	性味	主要功能	主　　治	配伍应用	剂量	使用注意
白及	苦、甘、涩，微寒	收敛止血 消肿去腐生肌	内外各种出血，以肺胃出血为佳 疮痈溃后脓水清稀、久不收口，溃疡，水火烫伤	❶治咳血可配生藕节、黑栀子、苦杏仁、沙参、生地黄、百合、玄参 ❷治肺结核咳血可配杏仁、百部、紫菀、麦冬、百合、瓜蒌、生地黄、黄芩、生藕节 ❸治吐血可配炒黄芩、知母、乌贼骨、蒲黄炭、茜草炭 ❹治溃疡病出血可配乌贼骨、贝母、甘草	一般3～9g水煎服；如用粉末吞服，每次1.5～4.5g，1日2～3次	不可与附子、乌头同用
仙鹤草	苦，凉	止血 治热痢	咳血，吐血，崩漏 热痢便血	❶治咳血可配白及、生藕节、黄芩、炒栀子、阿胶珠 ❷治吐血可配炒黄芩、知母、白及、乌贼骨、焦三仙、焦槟榔、茜草炭 ❸治崩漏配益母草、桑寄生、当归炭、生地黄炭、白芍、阿胶、艾叶炭 ❹治热痢便血可配地榆、槐花炭、白芍、木香、黄连、黄柏、白头翁、马齿苋 ❺治血小板减少性紫癜可配生地黄、玄参、白芍、当归、白茅根、阿胶、茜草炭、鬼箭羽、牡丹皮炭	一般15～30g	

续表

药名	性味	主要功能	主　　治	配伍应用	剂量	使用注意
藕节	甘、涩，平	鲜用凉血止血	咳血、吐血、尿血、便血		一般9～15g，鲜品30～60g	热证出血宜生用或用鲜品绞汁饮服，虚寒证出血宜炒炭用
		晒干生用收涩止血兼能瘀血				
		炒炭用止血力更强				
石菖蒲	辛，温	开心窍，除痰浊，醒神志，益志聪耳	痰浊蒙迷心窍志神昏谵语，痰热癫痫、癫狂；痰气上迷心窍或中风卒倒导致耳聋、目瞀、目花、舌謇难言或言语不利	❶治热入心包或痰迷心窍的神志昏迷，或中风的耳聋、目瞀、目花、舌謇难言或言语不利，可配远志、胆南星、天麻、全蝎、蜈蚣、天竺黄、郁金、茯苓、朱砂、川贝母 ❷治痰浊、气郁影响心神而致心悸、善忘、惊恐、精神不安，以及痫症、癫狂，可配远志、香附、郁金、琥珀、朱砂、僵蚕、全蝎、胆南星、防风、龙齿、茯苓	一般3～9g	心气散者忌用
		祛湿开胃	中焦湿浊阻滞或气郁妨中焦而致的胸腹胀闷、腹痛吐泻、食欲不振			

续表

药名	性味	主要功能	主治	配伍应用	剂量	使用注意
麝香	辛，温	开窍醒神	中风痰厥，热病神昏	治中风、热入心包、痰迷心窍等的神志昏迷，可配苏合香、檀香、丁香、石菖蒲、朱砂、郁金、牛黄、珍珠、犀角(现已禁用)	一般0.06～0.1g或用至0.6～1g，多研末入丸、散剂	孕妇忌服
		活血通经	跌打损伤之血瘀肿痛			
		消肿止痛	经络气血阻滞之疼痛、痈肿、结核、癥瘕、痃癖			
冰片	辛、苦，微寒	散郁火而开窍醒脑	中风痰厥及中恶，卒然昏倒，舌红脉数	❶治痰热迷心、热极生风、癫痫、中风卒倒等的神志昏迷，可配牛黄、胆南星、雄黄、麝香、天竺黄、全蝎、蜈蚣、防风、黄连、郁金、石菖蒲、远志 ❷治火热上攻的咽喉疼痛、口舌生疮、牙龈肿痛，可配黄连、黄芩、牛黄、生大黄、玄参、生地黄、连翘、防风、山豆根 ❸治风火上攻头目的目赤疼痛、睛生云翳，可配炉甘石、朱砂、硇砂、麝香、珍珠、熊胆	一般0.09～0.3g	很少入汤药，多作于丸、散剂
		外用清热消肿止痛，防腐生肌	咽喉肿痛、目赤肿痛，口舌生疮，疮疡痈肿			

续表

药名	性味	主要功能	主　　治	配伍应用	剂量	使用注意
神曲	甘、辛，温	健脾开胃、化食消积，炒焦用效力更强	饮食积滞而致脘腹胀痛、不思饮食，脾胃虚弱之食欲不振、消化不良	❶治饮食积滞的胃胀、腹痛、食欲不振，可配麦芽、山楂、炒莱菔子、藿香、陈皮、枳实 ❷治脾胃虚弱、食欲不振、消化不良，可配党参、白术、茯苓、炙甘草、陈皮、谷芽、麦芽	一般3～9g	
麦芽	甘，微温	健脾开胃，行气消食	食积（尤其是米面果实、薯类积滞）不消，胃呆食少	治饮食积滞可配神曲、半夏、炒莱菔子、炒鸡内金、焦山楂、槟榔、枳实、苍术	一般3～9g	无积者久服反伤正气
		用大量兼能回乳	产妇欲回乳			
山楂	甘、酸，微温	生用消食化积，炒焦后力强	食积停滞，脘腹胀满，尤善消肉食积滞	❶治肉食积滞可配炒鸡内金、神曲、麦芽、炒槟榔、莱菔子 ❷治中焦痰湿阻滞，久生积块，可配白术、枳实、半夏、陈皮、神曲、	一般3～15g	多服、久服反伐脾胃生发之气，脾胃虚弱无积者慎用
		行气散瘀	产后瘀滞疼痛			

续表

药名	性味	主要功能	主　治	配伍应用	剂量	使用注意
				麦芽、三棱、莪术、红花、桃仁、炙穿山甲 ❸治产后下腹部瘀血疼痛可配桃仁、红花、炮姜、川芎、当归 ❹焦山楂、焦神曲、焦麦芽合称焦三仙，消食导滞		
鸡内金	甘，平	健运脾胃，消积化滞	脾胃虚弱之食积不消、小儿疳积	❶治消化力差而致的饮食停滞可配藿香、紫苏、焦神曲、焦山楂、焦麦芽、枳实、半夏、陈皮 ❷治小儿疳积、消化不好，可配紫苏、焦神曲、焦山楂、焦麦芽、枳实、半夏、陈皮、胡黄连、银柴胡、使君子、焦槟榔 ❸治泌尿系结石可配冬葵子、车前子、瞿麦、萹蓄、茯苓、猪苓、牛膝、泽兰、金钱草、川木通 ❹治胆结石疼痛可配枳实、半夏、川楝子、柴胡、白芍、郁金、川木通、生大黄、金钱草	一般3～9g	
		通淋排石	小便淋漓疼痛，尿中有砂石			

续表

药名	性味	主要功能	主　治	配伍应用	剂量	使用注意
昆布	咸，寒	软坚散结，消痰消积	痰气结聚而生瘰疬、瘿瘤，痰食、瘀血积久成块而生痞、癖、癥瘕	❶治痰气结聚的瘰疬、瘿瘤，可配玄参、生牡蛎、夏枯草、贝母、黄芩、赤芍、红花、百部、海藻 ❷治痞癖癥瘕可配炙鳖甲、生牡蛎、生香附、草红花、炙穿山甲、焦神曲、山楂核、当归、桃仁、三棱、莪术	一般6～9g	脾胃虚寒及寒痰积聚者不宜用
海藻	苦、咸，寒	软坚散结，化痰消积	瘰疬，瘿瘤	❶治瘰疬可配连翘、陈皮、青皮、半夏、夏枯草、胆南星、黄芩、玄参、生牡蛎、牛蒡子 ❷治瘿瘤可配昆布、川芎、夏枯草、当归、白芷、细辛、官桂、生牡蛎、香附、胆南星	一般6～12g	脾胃虚寒者不宜用；不可与甘草同用
使君子	甘，温	杀虫消积	蛔虫病、蛲虫病	❶治小儿疳疾、虫积配胡黄连、焦三仙、鸡内金、槟榔、白术、茯苓 ❷治蛔虫可配苦楝子、芜荑、甘草、猪胆汁 ❸治钩虫配榧子 ❹治蛲虫配百部、大黄	一般3～9g	大量服用可引起呃逆、腹胀、头晕、恶心等副反应
		健脾疗疳	脾胃虚弱所致乳食停滞、小儿疳积			

续表

药名	性味	主要功能	主 治	配伍应用	剂量	使用注意
苦楝皮	苦、寒，有毒	清热燥湿，杀虫止痒	虫积腹痛；湿热蕴结之湿疮疥癣、皮肤瘙痒		一般3～9g	身体虚弱及有心脏病、活动性肺结核者慎用，孕妇不用
芜荑	辛、苦，温	杀虫消积	虫积腹痛，蛔虫、蛲虫病	❶治蛔虫、绦虫的面黄肌瘦、腹痛、腹胀、泄泻、低热，可配大黄、鹤虱、槟榔、诃子、木香、干姜、附子、乌梅、神曲、麦芽 ❷治心腹寒湿疼痛及冷痢可配肉豆蔻、高良姜、砂仁、诃子	一般4.5～6g	脾胃虚弱者禁用
鹤虱	苦、辛，平，有小毒	燥湿杀虫	虫积腹痛，阴道滴虫	治肠寄生虫的腹痛、腹胀可配苦楝皮、槟榔、使君子	一般2.5～6g	

续表

药名	性味	主要功能	主治	配伍应用	剂量	使用注意
雷丸	苦，寒，有小毒	消积杀虫	绦虫、钩虫、蛔虫病	治脑囊虫病可配干漆、雄黄、炙穿山甲	一般 9～20g	入丸、散剂，不适用于煎服
紫硇砂	咸、苦、辛，热，有毒	消积，破结，软坚，散瘀消肿	痃癖癥块，噎膈	❶治过食肉食而伤脾胃，影响中焦运化，气血瘀滞，痰食互结，渐生痃癖癥块，可配阿魏、焦山楂、焦神曲、白术、牵牛子、丹参、炙鳖甲、莪术 ❷治噎膈、反胃可配槟榔、丁香、厚朴、苍术、黄丹	一般 0.2～1g	服药时忌食羊血
常山	苦、辛，寒，有毒	消痰、引吐	胸膈间痰浊、痰饮停留结滞		一般 3～6g，重症 9g	虚弱患者慎用
		截疟	疟疾			

续表

药名	性味	主要功能	主治	配伍应用	剂量	使用注意
草果	辛，温	芳香燥湿，辛温祛寒	寒湿中阻之胃痛、腹胀、腹痛、呕吐、泄泻、中焦满闷、食欲不振	❶治寒湿困阻中焦的胃痛、腹胀、腹痛、呕吐、泄泻、中焦满闷、食欲不振，可配藿香、砂仁、木香、生姜、半夏、吴茱萸、高良姜、香附 ❷治湿邪盛而致的疟疾，或疟疾兼有中焦寒湿阻滞，或山岚瘴气、秽浊湿邪所致的瘴疟，可配合柴胡、黄芩、半夏、苍术、佩兰、草豆蔻、槟榔、常山、厚朴	一般2～6g，重症9g	脾胃无寒湿者忌用
		截疟	疟疾，尤其是瘴疟			
山慈菇	甘、微辛，寒，有小毒	清热解毒，消痈散结	疔痈恶疮，瘰疬结核，蝎螫虫咬	治疔痈恶疮、瘰疬结核、蝎螫虫咬，可配金银花、连翘、蒲公英、紫花地丁、苍耳子、五倍子、朱砂	一般3～9g	

续表

药名	性味	主要功能	主治	配伍应用	剂量	使用注意
半枝莲	苦，凉	清热解毒，活瘀消肿，抗癌	各种肿瘤	治各种肿瘤配半枝莲、山豆根、露蜂房、山慈菇	一般15～50g	
白花蛇舌草	甘、淡，凉	清热解毒，活血消肿，利尿，抗癌	肠痈，咽喉肿痛，癌症	❶治肠痈可配紫花地丁、野菊花、蒲公英 ❷治湿热淋（包括急性泌尿系感染）可配白茅根、海金沙、川黄柏 ❸治咽喉肿痛、急性扁桃体炎配玄参、锦灯笼、金银花、黄芩、射干 ❹治各种肿瘤配山慈菇、半枝莲、莪术、山豆根	一般20～50g	

附二　中草药名索引

五　画

六　画

七　画

八 画

九 画

十二画

十三画

十四画

十五画

十六画以上